中医名师讲课实录书系

朱文锋中医辨证学
讲课实录

（第二版）

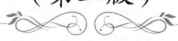

朱文锋　著

中国中医药出版社

·北　京·

图书在版编目（CIP）数据

朱文锋中医辨证学讲课实录 / 朱文锋著 . — 2 版
. — 北京：中国中医药出版社，2019.11
ISBN 978-7-5132-5692-6

Ⅰ.①朱…　Ⅱ.①朱…　Ⅲ.①辨证论治　Ⅳ.
①R241

中国版本图书馆 CIP 数据核字（2019）第 186678 号

中国中医药出版社出版
北京经济技术开发区科创十三街 31 号院二区 8 号楼
邮政编码　100176
传真　010-64405750
保定市西城胶印有限公司印刷
各地新华书店经销

开本 710×1000　1/16　印张 20　字数 317 千字
2019 年 11 月第 2 版　2019 年 11 月第 1 次印刷
书号　ISBN 978 - 7 - 5132 - 5692 - 6

定价　78.00 元
网址　www.cptcm.com

社 长 热 线　010-64405720
购 书 热 线　010-89535836
维 权 打 假　010-64405753

微信服务号　zgzyycbs
微商城网址　https://kdt.im/LIdUGr
官 方 微 博　http://e.weibo.com/cptcm
天猫旗舰店网址　https://zgzyycbs.tmall.com

如有印装质量问题请与本社出版部联系（010-64405510）

再 版 序

　　辨证论治是中医学的精髓，是中医学诊疗疾病的基本原则和方法，包括"辨证"与"论治"两部分内容。最早形成于东汉张仲景的《伤寒杂病论》，由于病证类别之不同及医家流派的各异，历来即有八纲辨证、脏腑辨证、六经辨证、卫气营血辨证、三焦辨证、气血津液辨证等多种辨证方法。

　　辨证是论治的前提与基础，只有准确辨证，才能有效施治。2008 年 2 月由中国中药出版社出版的"中医名师讲课实录书系"之《朱文锋中医辨证学讲课实录》一书，即是一本以"临床思辨过程"为灵魂，指导中医人如何精准辨证的力作。该书乃《朱文锋中医诊法学讲课实录》的姊妹篇，凡二十七讲，涵括八纲辨证、病性辨证、脏腑辨证及其他诸如六经辨证、卫气营血辨证、三焦辨证等辨证方法及其诊断思路、方法等。朱老集几十年"中医诊断学"教学、科研之经验，将其主编的国家级规划教材《中医诊断学》中系统、条理、经典讲解中医辨证学的知识，结合自己临床中的辨证实例，还原为真切、实用、原汁原味的中医课堂，内容翔实，多真知灼见，且生动有趣，极富创意，堪称中医辨证学之经典而誉为圭臬。

我早年有幸拜师于朱老门下，跟师左右，耳濡目染，先生耳提面命之教诲，言犹在耳，让我受益终生；先生做人、做事、做学问之典范，历历在目，至今仍鞭策我奋力前行。

遗憾的是，朱老已于2009年仙逝。出版社基于该书在中医学界的广泛影响及广大读者孜孜以求的愿望，决定予以再版，嘱我作序。作为朱老的弟子，我怀着对先生的敬仰与缅怀之情，乐观其再次付梓，并冀其在弘扬专业、惠及后学和造福患者中发挥更大的作用。

爰以为序。

后学　黄惠勇

2019年1月

编辑前言

从"中医课堂"到"临床实用"的直通快车

——我们为什么出版"中医名师讲课实录书系"？

中国中医药出版社　刘观涛

众所周知，阅读大学教材和倾听名师讲课，其效果有着天壤之别。对于中医学子而言，中医名师的讲课，能够把"系统、条理、经典"的大学课本，转化为"实用、真切、生动"的中医课堂，并由此带领大家登上"临床实用"的直通快车。

以"当代临床常用"为要旨

"中医名师讲课实录书系"，包括《中医基础理论讲课实录》《中医诊断学讲课实录》《中医辨证学讲课实录》《伤寒论讲课实录》《金匮要略讲课实录》等。作者为大学教科书的主编（如《中医基础理论》教材主编李德新教授、《中医诊断学》教材主编朱文锋教授）、著名临床家（如伤寒临床家、中日友好医院冯世纶教授）和国家中医药远程教育示范课程主讲人（如金匮要略课程主讲人王雪华教授）。

对于"中医名师讲课实录书系"，我们的编辑宗旨是：根据当代临床实际，侧重进行"临床常用重点、难点"的深入生动讲述，不求面面俱到，但求说深说细。作者尽可能以"当代疾病谱系"为参照系，使得所讲述的内容能够直面临床实际的疾病谱系。主讲老师除了论述教材上的经典案例，还大量列举自己或其他老师诊治的实例，还原当时诊治的实际过程，给学生们更多真切、生动的"真实再现案例"。

以"临床思辨过程"为灵魂

大学教材的论述，特别讲求清晰、严密的"条理性"，这特别适合学生们进行学习。而到了实际临床，则除了教材所提到的典型情况，还会出现大量"相互矛盾、似是而非"的非典型症状。在实际临床思辨中，即便是名师名医，也会经历困惑犹豫、可能性分析、概率值分析，甚至误诊误治的情况。所以，"中医名师讲课实录书系"特别强调：老师们要让学生们感同身受地体验"临床思辨过程"，通过列举实际案例，向学生讲述怎样进行"综合化思考"，而不只给学生一个标准答案。"中医名师讲课实录书系"通过文字，还原老师在课堂上和学生们的坦诚交流、还原其临床思考的"真切过程"，甚至还有名师会真实地讲述自己如何在"左右为难、顾此失彼"的时候，进行"利弊分析、多种尝试"，甚至对疑难病症进行"冒险一搏"。

对中医界而言，很多临床大家精于临床而疏于著述，而亦有中医学家擅长理论而不精临床。所以，选择"临床、教学、理论"三合一的中医名师，为中医学子奉献"言传身教、声情并茂"的讲课实录，是中医出版人义不容辞的职责。

编写说明

　　"中医诊断学"可分为两部分：前半部分主要是讲四诊，可以称为"中医诊法学"；后半部分主要是讨论辨证，可以称为"中医辨证学"。

　　本书是 2003 年 10 月受国家中医药管理局科教司委托，由 21 世纪中医药网络中心举办的《中医诊断学》示范教学师资培训班上讲课的后半部分——《中医辨证学》的讲课实录，自然也是我从事中医诊断学教学讲稿的一次整理。

　　此次讲课所用的教材，是《中医诊断学》普通高等教育"十五"国家级规划教材，也是新世纪全国高等中医药院校规划教材（简称"新一版"）。这本教材及普通高等教育中医药类规划教材《中医诊断学》（简称"六版"）、全国高等教育自学考试指定教材中医学专业《中医诊断学》，都是由我主编的。由我来担任主讲，自然可以保证教学内容的一致性和准确性。

　　我从事中医诊断学的教学、科研工作已经有几十年的时间了，但要把这次课讲好还是有一定的难度。因为中医诊断学应该是以中医本科院校的学生为对象，本科院校的学生都是在一、二年级时开这门课，他们的中医学知识（包括中医诊断学知识）都是有限的；而师资培训班听课的基本上都是教员，对中医诊断学应该是比较熟悉的，我讲的同志们可能都知道了，而同志们希望我讲的又不一定能够面向本科学生讲。所以在教学内容、教学形式，以及教学氛围上，都会有一定的差距。同时，讲课与编书在形式上毕竟有所不同，教材要非常严谨、内容准确、条理清晰，而讲课除应对教材进行准确阐释以外，要求突出重点、讲清难点、剖析疑点、生动有趣、启发互动、举例说明，以加深印象，有助于理论的理解、知识的掌握和技能的训练。

　　我将尽力克服这些困难，争取把"中医辨证学"讲好。如有错误之处，请批评指正。

朱文锋

2008 年 1 月

目　录

第一讲　辨证概说 …………………………………………… 001

第二讲　八纲辨证（一） …………………………………… 013

第三讲　八纲辨证（二） …………………………………… 023

第四讲　八纲辨证（三） …………………………………… 033

第五讲　八纲辨证（四） …………………………………… 043

第六讲　八纲辨证（五） …………………………………… 054

第七讲　病性辨证（一） …………………………………… 066

第八讲　病性辨证（二） …………………………………… 076

第九讲　病性辨证（三） …………………………………… 087

第十讲　病性辨证（四） …………………………………… 099

第十一讲　病性辨证（五） ………………………………… 110

第十二讲　脏腑辨证（一） ………………………………… 121

第十三讲　脏腑辨证（二） ………………………………… 132

第十四讲　脏腑辨证（三） ………………………………… 144

第十五讲　脏腑辨证（四） ………………………………… 155

第十六讲　脏腑辨证（五） ………………………………… 166

第十七讲　脏腑辨证（六）　··　177

第十八讲　脏腑辨证（七）　··　189

第十九讲　脏腑辨证（八）　··　200

第二十讲　脏腑辨证（九）　··　211

第二十一讲　脏腑辨证（十）　···　223

第二十二讲　其他辨证方法概要（一）　································　235

第二十三讲　其他辨证方法概要（二）　································　247

第二十四讲　其他辨证方法概要（三）　································　259

第二十五讲　诊断思路与方法（一）　···································　271

第二十六讲　诊断思路与方法（二）　···································　284

第二十七讲　诊断思路与方法（三）　···································　297

第一讲
辨证概说

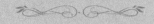

讲到辨证，我们首先要了解一些基本概念。

一、"证"的概念及与"病"的关系

第一个是"证"的概念，以及证与"病"的关系。

中医学特别强调辨证论治，辨证论治是中医学的特点、特色、精华。那么，这个"证"讲的是什么？"证"是中医学对病变中机体整体反应状态的阶段性病理本质的概括。请注意，"证"强调的是现阶段的整体、动态、邪正反应状态。这个整体、反应状态是什么？就是病变当前阶段的病位和病性，如肝胆湿热证、脾肾阳虚证等，这就是当前病变的病理本质。

感冒、麻疹、痢疾、消渴、痛经、红丝疔、内痔、股骨骨折、鼻渊、喉癌、乳痈等，这是病。"病"也是对病变本质的认识。"病"与"证"有什么不同？相对来说，每一个病名及其定义，是对该病全过程的特点与规律所做的病理性概括与抽象，讲的是全过程的特点和规律，如病因、病机、主要表现、发病条件、演变趋势、转归预后等，强调的是特殊的病因、特殊的病理改变。比如麻疹，是由麻疹病毒引起来的，这种毒邪只引起麻疹，不会导致痢疾，也不会形成其他的病，它以皮肤出现疹点为突出症状，出疹是它的特征性、关键性表现，这种病是有传染性的，多发生在小儿，这些就是麻疹全过程的特点与规律，强调的是特殊的病因、病理。

可以看出，"证"与"病"的概念有所不同。"证"强调的是机体当前阶段的整体反应状态，不管是什么病、什么邪，就看病人当前的整体反应状态，是正邪剧烈相争、阳气亢盛、血瘀水停，还是正气不足、气血亏虚、心肾阳微等。辨证论治是从整体上揭示人体生命活动的规律，形成了研究人体复杂体系的理论和治疗方法。对于复杂性疾病、多因素疾病、疑难性疾病，要特别注重诊察机体的整体反应状态，注意对整体状态的调整，所以辨证论治是中医学的优势。由于"病"与"证"对病变本质认识的角度不同，一种病可有不同的证，不同的病也可有相同的证，于是就有了同病异治、异病同治的说法。

肝胆湿热、脾肾阳虚等这些"证"的概念是怎么形成的？也就是说这个"证"到底讲的是什么？"证"的内涵、实质是指的什么？要回答这个问题，可能要讲得远一点了。我认为，中医讲的证，实际上是临床实践和医理、哲理的一个结合，也就是说证的这个概念，是哲学理论、医学理论和医疗实践的结合。表现出这种病情，这是个医疗实践，用中医学理论、用中国东方哲学的道理去进行解释。比如说 20 世纪 60 年代刚开始办中医院校的时候，那个时候高中毕业的学生来到中医学院学习，第一门课就是"伤寒论"，或者有的是开"内经"，就没有上过什么"中医学基础"，没有讲过这些概念。老师一上来，"仲景曰，太阳之为病，脉浮，头项强痛而恶寒"。同学原来都是学的物理、数学、化学这些东西，他突然听到"太阳之为病"，就把脑袋望着窗外，这个太阳怎么生病了？他一点中医基础理论都不懂吧，他不知道"太阳之为病"太阳为什么会生病的？"太阳"生病了还头项强痛，太阳的头在哪个地方？项又在哪个地方？搞不清。他就没有理解中医讲的这个"太阳之为病"，其实有它的医理和哲理，他没掌握这个理论。实际上就是说，在临床实践中，有脉浮、头项强痛而恶寒这样一类表现的病人，被认为是属于太阳病。你如果懂得了什么是中医讲的阳、什么是阴、什么是太阳，当然你就可以理解这个问题了。你不懂这个问题，脉浮、头项强痛而恶寒，是一个医疗实践，是一个临床实践的问题。那么这个实践，为什么要把它叫作太阳之为病？而不叫作月亮之为病？也不叫星星之为病？因为它是根据了东方的理论、中国的文化、东方的文化、东方的哲学背景而形成的。我们现在都知道，什么是阳、什么是阴，阳代表动、热这样一方面的问题。实际上，"太阳之为病，脉浮，头项强痛而恶寒"，是个表证。这个表证，按阴阳来分，人体的体表是阴还是阳？应该是阳吧。太阳就是最大的阳吧，比大还要多一点，最外面这个地方生病，叫作太阳，这不就懂了嘛。这就是因为中国有阴阳五行这样的道理，有主表主里这样的医学理论，因此它是哲理、医理和临床实践的一个结合。我们中医讲的这个证，是在医疗实践基础上的理论升华。不仅太阳之为病是这样，其他讲的七情，也是这样。我们现在讲七情指的是什么问题？是由于受了精神刺激，如喜、怒、忧、思、悲、恐、惊，七情就是完全属于外界的刺激。中医的理论就认为，它虽然是外界的刺激，但一定还要通过内因发生作用，同样一件事情，他一看到以后就非常气愤，另外一个人看到以后感到很高兴，暗暗地在那里高兴。同样一件事情，就有人高兴有人愁，这都是有内在因素在里面起作用。六淫同样是这样，受了寒就得寒证，受了热就得了热证，不是那样，一定是有内在因素在里面起作用，这就有中医的理论在这里面了，这就是我们讲的病变中机体的整体动态反应。两个人或者三个人吧，同样的年龄，昨天晚上同样穿那么多的衣服，第二天一个就不生病，一个可能生的是寒证，一个可能生的是热证，条件都差不多，为什么？内在因素不一样。受寒以后有发热头痛那些表现，这就是医学基础，但是除了这个医学基础、医学实践以外，它又有理论、又有哲学的东西在里面。所以像这样的问题，它就带有中国的人文哲学思想在里面，我们在理解、看中医的证的时候，既要考虑它是一个医疗实践，是可以实践的，又要看到它有人文哲学思想在里面，人文哲学思想的东西，你要从实验室来获取就比较难一些。所以为什么有的人讲中医的证没办法证实，或者做一个动物实验，那动物并不能完全反映人的问题，为什么？因为人是有思想的，所以人文这些问题很重要。以上是关于对证的认识，怎么样看待中医的证、怎么样研究证这个问题。

二、辨证的概念

第二个是辨证的概念。什么叫作辨证？"证"是一个客观存在，有一个认识分析的问题，有一个头脑在里面，即医生的头脑起作用。辨证就是根据症状、体征等临床资料，甚至包括气候、环境、饮食、老幼、男女等，这些有关信息，在中医学理论指导下进行综合分析，一定是在中医学理论指导之下进行的综合分析，认识病变现阶段的本质，当前是处于一个什么状态，按照中医的观点、按照东方哲学的理论来认识这样一个实践。症状、体征、临床资料都是属于临床实践的问题，一个病人有发热头痛，他有腹痛、有咳嗽、有气喘、有腰痛，这都是实际存在。按中医学理论对这些问题怎么样来认识？这就是一个辨证的过程。中医认为腰痛、腰酸、耳鸣一般是肾虚，为什么不说它是肝虚？为什么不说它是脾虚呢？就是因为根据中医学的理论。因此我们强调，它一定要在中医学理论指导之下。认识当前的本质是什么？这个本质我们把它叫作证素，并且根据这个证素做出一个具体证名诊断的这样一种思维认识过程。"证素"这是个新概念，证素就是构成这个证的要素，是它的本质。证素，一个证，如心脾气血两虚，那它的证素是什么？心、脾、气虚、血虚。肝胆湿热，它的证素是什么？那就是肝、胆、湿、热。我们学了辨证，学了诊断，讲来讲去，我们天天讲的都是什么气虚、阳虚，什么心、肝、痰饮、血瘀、气滞，总是讲这些东西，这些就是我们要辨的证素。无论什么病都是由这些证素组成的，所以由证素可以组合成各种各样的证名。这个病人一看，面色白，指甲白，脉细，舌质也淡白，这是个什么证？它是血虚。还有心悸，还有失眠，还有健忘，那是什么问题？病位在心。这个病人的证素涉及几个？一个心、一个血虚，由心和血虚构成一个证名，就是心血亏虚证。

我们看看这幅示意图（图 1-1）：

从这幅示意图可以看得出来，辨证是根据病人反映出来的各种证候，医生头脑中按照中医学的理论进行分析，辨别它的病位在什么地方、病性是什么，并且把病位、病性证素组合成一个完整证名，就是中医给病人的病情做出一个诊断。

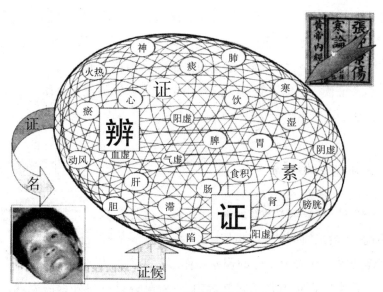

图 1-1　辨证示意图

　　所以辨证是"根据证候（就是各种症状、体征等），辨别证素，组成证名"这样一个思维认识过程，由症状到证素，由证素组合成证名，这就是辨证的过程。"根据证候，辨别证素，组成证名"这三句话，既是辨证的原理、辨证的过程，也是辨证的三个认识台阶、三个层次。看看下面这幅示意图（图 1-2）：

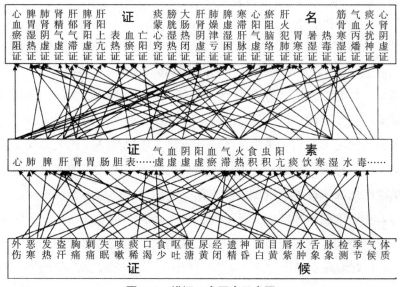

图 1-2　辨证三个层次示意图

发热、咳嗽、口渴、舌红、苔黄、脉数，以及季节、气候、体质等，统称证候，通过这些证候而辨别出证素，心、肝、脾、肺、肾、气血、阴阳、虚实、寒热、痰饮、水湿等，这些就是证素，知道证素以后，就可由证素组合成证名。证候、证素、证名，这是不是辨证认识的三个台阶、三个层次？应该很清楚了。

三、证候的辨证意义

第三个就讲这个"根据证候"。证候，就是症状、体征，以及情绪、气候、环境、饮食、体质等这些临床信息，这些"证的外候"，"证"是本质，症状、体征等是证表现于外的现象。你怎么知道他患的是什么"证"？病变的木质是什么？方法就是"司外揣内"，就是通过诊察外部的表现，搜集症状、体征等证据，来测知内部病变。"证"字的本义就是证据、证验。虽然"证候"只是病变的现象，但要认识病变的本质，就必须以证候为依据，离开证候就辨证无据。因此，辨证必须根据证候。以证候为依据，从症辨证，是辨证思维的原则。

证候是辨证的第一个台阶，是辨证的基础。你想辨证准确，那么首先就要打好基础，"证候"这个基础主要有三点。

1. 证候要全面、丰富

"证"是病变中机体的整体反应状态。怎样才是整体？从什么地方体现整体？全面地看、从各方面看，才能体现整体。病人的体温凉热、呼吸心跳、精神睡眠、饮食口味、大小便排泄、月经、性爱、体力、情绪、面容气色、舌象脉象，以及气候环境、社会状况等，这些方面的信息都要收集。只有对这些方面的状况都进行了考察，才能从整体上做出判断。病人表现出来的痛苦不适、神色形态、舌脉变化等，就是认识、揣测内在病理变化的依据。这就是望闻问切四诊合参，这就是"十问"的内容。问诊不全、不望舌、不切脉，病人在那里高声呻吟你充耳不闻，病人两颧部明明有一片红晕你视而不见，那能收集到证候吗？证候会丰富、全面吗？证候不丰富、不全面，能辨出证来吗？有的同学说："老师，我奶奶经常头晕，请你给她开个药方。"还有哪儿不舒服？"不知道，没有啦。"你说怎么开药？我能辨出证来吗？除了头晕，其他什么信息都没有，由于无症，我就无法进行辨证，你不知道，我也就不知道，没有辨证怎么开药！开的药能有效吗？现在经常有人说"无证可辨"，其实是对中医辨证所需要的临床资料没有认真诊察收集，有的只知用手表数脉搏的快慢，脉之浮沉、虚实、洪细、弦缓等全然不辨，舌苔的黄、白、润、燥不辨，寒热、睡眠、饮食、二便等一概不问，或者丢三落四、问之不全，辨证的依据必然不充分，自然就由"无症"而变成了"无证"。中医辨证的症状很不完整，面色、舌脉不察，或者一带而过，这怎么能辨证呢？难怪张仲景批评说："省疾问病，务在口给。相对斯须，便处汤药。按寸不及尺，握手不及足，人迎趺阳，三部不参……明堂阙庭，尽不见察，所谓窥管而已。夫欲视死别生，实为难矣。"

中医采集的病理信息，大多是病人的主观感觉和医生直观发现的体征。中医辨证不是依靠个别精确资料作为判断的根据，更没有什么"金指标"。中医诊法建立了从症状、神、色、形、态、声、脉、舌等多个维度的"象"，有获取内脏生理和病理信息的四诊方法，以求达到对机体的全面系统观察。西医诊病强调疾病的特征性病理改变，依靠有特异性的精确资料作为判断的根据，而对反映机体整体状况的主观感觉、一般病情资料重视不够，不注重综合分析。比如时令节气、气候环境、情志状态、恶寒发热、有汗无汗、失眠眩晕、胸闷腹胀、饮食、口味、食欲、大便的干稀秘泻、小便的清黄长短、面色的红白紫暗、舌苔的润燥厚薄、脉象的浮沉滑涩等，这些都不是精确指标，西医认为对诊病无特殊价值，因而一般未引起重视，更不会对恶寒的新久、轻重，是四肢凉还是全身冷，恶寒与发热的轻重及关系等进行研究。而中医则认为这些都可能是辨别寒热虚实、痰湿瘀滞等的依据，如气候干燥多导致外燥，环境潮湿容易产生湿邪，恶寒重发热轻为表寒证，发热重恶寒轻属表热证。为了寻找、掌握辨证诊断的依据，中医学特别注意自觉症状的发现与辨别，如仔细区分疼痛的性质，有胀痛、刺痛、闷痛、隐痛、空痛、酸痛、灼痛、冷痛、喜按、拒按等，这些对辨别病情的寒、热、虚、实、气滞、血瘀等具有重要意义。又如，属于饮食引起的不良刺激因素，就可有嗜食肥甘、长期嗜酒、暴饮、嗜冰饮冷、辛辣、香燥、过饱等，提示有导致食积、痰湿、热、寒、气滞等的可能。自觉手足心发热提示阴虚内热；气下坠感、时常呵欠，是气虚清阳不升的指征；外感新病的有汗或无汗是辨别表疏与表实的关键；耳暴鸣、按之尤甚者属实，经常耳鸣、按之减轻者属虚；痰色的白、黄、绿等，对于辨别病性的寒热有一定的意义。这些往往被西医诊断所忽略，却是中医辨证的重要资料。临床上每个症状都有一定的诊断价值，即使某些阴性症状，如口不渴、大便正常、手足温、舌淡红、脉缓等，也常具有鉴别诊断的意义，如口不渴说明津液未伤，大便如故说明病不在肠胃。辨证是"以症为据"，强调病情资料的完整、丰富，就是在收集临床资料时，要从整体审查、四诊合参的原则出发，不能只凭一个症状或体征便仓促做出诊断。所谓"但见一症便是，不必悉具"，唯独在《伤寒论》中有此一说，它只不过是突出"往来寒热"是辨别少阳半表半里证的特征性表现，并不是说其他病情资料对辨证没有意义而可以舍弃，并不是否定全面、综合的思维特点而寻求"但见一症"的金指标。

2. 要能够"识症"

医生首先必须对每个症状、体征有正确的认识和理解，症状的确认本身就是一种辨证。

病人的痛苦不适，腰痛、头晕、胸闷、咳嗽、烦躁等，自己可能讲得清楚，但一般不会说我盗汗、心悸、耳鸣、潮热、脘痞，更不会说我头项强痛、余溺不尽、便溏、壮热。医生对这些症状不能正确认识，便谈不上辨证。病人说："早晨起来感到有点怕冷、打喷嚏，做早操时觉得有点发热，早餐后好了，但十点多钟的时候又感到怕冷，到医务室量体温38.3℃，自己也觉得有点烧，还有咳嗽，吃了一包银翘解毒丸，好像没什么效，现在（下午3点）又怕冷起来了。"这是个什么症状？ "往来寒热"啊。病人会说我寒热往来吗？ 不会的，这是你医生说的，这就是识症。有人说"往来寒热"这个症状从来没有见到过，那就说明他从来没有诊治过少阳病证、从未用过小柴胡汤，即使用过也不是据辨证而论治。胃脘嘈杂、纳呆恶食、里急后重、身热不扬、夜热早凉、汗出不彻、惊悸、怔忡、谵语、郑声、筋惕肉瞤……这都是医学术语，病人感觉到的种种痛苦，对各种具体病情的描述，需要变成统一的医学术语，病人自己不会说这些术语的，你能不能识别？ 能够认识并准确地叫出这个症状，就为辨证奠定了基础，因为这些症状的辨证意义、什么原因、可能的病机，在中医书上都是明确了的。如果你能确定这个病情表现属于五心烦热，或者是自汗，或为消谷善饥、大便溏结不调、五更泄、循衣摸床等，则其辨证可以分别提示有属于阴虚内热、阳气虚、胃火、肝郁脾虚、脾肾阳虚、邪闭心神等的可能，所以我说症状的识别本身就是一种辨证。对于头项强痛、里急后重、循衣摸床、瘛疭、齿龂、鼻翼扇动、半身不遂、角弓反张、瘿疬、肌肤甲错、丝状红缕等，你不知其所云为何，甚至连自汗、谵语、疼痛拒按等症都不能理解，那怎么能够进行辨证？对症状表现的理解模糊，表述不准，概念混淆，必然难以正确诊断。

望诊、闻诊、切诊的内容更不用说了，面色黧黑、面色晦暗、面黄如橘、面黄色暗、面色萎黄、满面通红、面红如妆、颧红，你识别得了吗？病人面色白，面部还有些肿，白得有点反光，这叫什么？这叫"面色㿠白"。面色㿠白提示什么问题？阳虚水泛的可能性较大吧。面色淡而无华——称为面色淡白，面色白而带青——称为面色苍白。面色淡白多为气血虚，而面色苍白则多属亡阳、气血暴脱。这是不是识症？是不是辨证？所以识别症状是辨证的第一个台阶。

再看，脉象的浮——把手放在脉动的地方不加压力，就能明显体会到脉的跳动，"轻取即得"，一般见于表证；沉——轻取不应，重按明显，多见于里证；迟——一般指成人每分钟脉动少于60次，多见于阳虚的寒证；数——成人每分钟脉动在90～130次，多见于热证，但阳虚、气血虚亦可出现脉数，但必数而无力；虚——举按皆无力，主虚证；实——脉搏充实有力，主实证；洪——脉来滔滔满指，宽大有力，主实热证；细——脉体细小，但仍能应指，多见于气血虚。这八纲脉的脉象、所主病证，应该知道吧，八纲脉你都诊不清，那还辨什么证！八纲脉能分清，那么浮细无力为濡脉；沉细无力为弱脉；极细极无力、若有若无的是微脉，这也应该诊得出来。脉来有歇止、中间停顿了一下，根据其快慢、停顿有无规律，而有结脉、代脉、促脉之分，脉来迟缓而止无定数者为结脉、止有定数者为代脉，脉来数而止无定数者为促脉。弦、紧、滑、涩，这四个脉，如按琴弦、牵绳转索、如盘走珠、轻刀刮竹，就难体会一些了！但是这是临床上常见的几种脉，不会诊也不行。怎么体会呢？我讲过，弦脉形容它是"从中直过""挺然指下""端直以长"，指下好像能摸到一条管子，脉搏跳的时候当然知道里面有血管在跳动，没有跳动的时候指下还感觉到有一条管子存在，这就是弦脉，要这样去理解它。紧脉主实寒证，注意啊，实寒证一般是现紧脉，并不是迟脉。我们知道，"寒"性收引，它可使脉道处于绷急紧束的状态，同时，实寒证正气并不虚，阳气亢奋、血行旺盛，因而脉势冲击有力，这样，有力的脉势冲击着绷急紧束的脉管壁，就像高压水管一样，于是指下感觉脉体虽然不大，但脉势却弹指有力、状若转索。"滑"，是圆滑的意思，脉管里面气血充足，像个打足了气的皮球似的，血液也流动得快，脉搏显得很流畅，这是滑脉的特点，非常流利、圆滑，所以滑脉可见于气血旺盛的正常人、孕妇，或者是痰湿、食积、实热这些实证。涩脉就不同了，气血亏虚加瘀滞，就像老牛拉破车走在烂路上，必然是艰涩不畅、参差不齐，能理解了吧。位、数、形、势、律（节律）各方面都比较正常——不浅不深，不快不慢，不大不小，从容和缓，节律整齐，没有明显改变的脉就是缓脉，也就是有胃、有神、有根的正常脉象。前面我们复习了19种脉，在28脉里面还有长、短、散、芤、伏、牢、动、革、疾9种脉，这9种脉比较少见，辨证意义也不是很大，可以忽略一点。我们的目的是要从位、数、形、势、律等方面全面考察脉象，全面获取脉象信息，为辨证提供依据。

舌诊也是这样，望舌时要全面观察舌的神、色、形、态，淡红舌、薄白苔是正常舌象，也可能是病变比较轻，或者病变没有对舌象造成明显影响。淡白舌、红舌、绛舌、青紫舌，都是舌色的异常；舌形有老嫩、胖瘦、点刺、裂纹、齿痕等病理改变；痿软舌、强硬舌、歪斜舌、颤动舌、吐弄舌、短缩舌等是舌态异常；有时还要观察舌下络脉，尤其对诊断血瘀有较大帮助。察舌苔主要有苔质、苔色两方面。厚苔主痰湿、食积、里热等实证；舌苔的润、燥主要反映津液的盈亏；腐苔、腻苔虽然都可主痰湿、食积，以及痈脓，但二者的舌象各有特征，要注意鉴别；剥苔、少苔甚至无苔，多属气阴亏虚的表现；还有偏苔，常提示所候的脏腑有邪气停聚。要注意发现假苔，也就是无根苔，假苔多是胃气匮乏的表现，预后欠佳。苔色，苔白而薄可以是正常舌苔，白厚苔多属寒、湿；黄苔主热证，并且是黄色越深，热势愈甚、越深；灰黑苔一般病情较重，要结合苔质的润燥辨寒热。

讲了这么多，都是为了说明在临床诊病的时候，要能够抓住、识别这些症状、体征。能够全面识别症状，面色、舌象、脉象等都能准确诊察，辨证就有了好的基础。

3. 症状要规范

由于病情表现的多样性、复杂性，以及中国文字的丰富多彩，因而中医学对症状的描述极其生动、精彩，不少症状为模糊性语言，甚至是一个症状多个名称，或者多个症状用同一个名称。这说明症名不够规范，因此，要对症状进行规范化处理，克服症名不规范，内涵、外延欠明确，症状表述模糊，症状间的质、量差别不明显，症状诊断意义的认识差异等，从而有助于提高诊断的准确性。症状规范的内容主要包括：

（1）症名要求规范。将实际含义相同的症，选定最恰当者作为正名，其余作为别名，尤其是可作为主症的症名，更应当使用规范症名，如选嗜睡为正名，则多寐、多眠睡等为同义词。同一症状，如四肢倦怠、不耐疲劳、倦怠、肢体疲倦等，不能有多种描述。对似是而非的症状，应当加以区分，不得混同。如约定将经常怕冷称为畏冷（畏寒），新起怕冷称为恶寒。呕恶、眩晕、口苦咽干等，均是2种或2种以上表现，不宜合并为1个症，否则难以正确反映病情，如只有头晕而无眼花就无法判定是否。

（2）要有利于反映病情本质。如新病不欲食的临床意义不大，久不欲食则常提示脾胃虚弱，因此笼统地称不欲食不利于对病情本质的认识；新病气喘与久病气喘，其意义有在肺、在肾、属实、属虚之别，所以应当区分是经常气喘还是新起气喘。所谓"寒厥""热厥"都是有肢厥的主症，当与反映寒热本质的胸腹冷热结合则更具辨证意义，因此可将肢厥分为肢厥身灼、肢厥身凉、肢厥身温。病人有四肢不温的症状未发现，或虽已发现且知其为"肢厥"，却不按胸腹作为对比，就不知道它对辨证结论所造成的影响，若肢厥而胸腹灼热者，为"热深厥深"的真热假寒证，肢厥身凉则属典型的阳虚证候。面色的淡白、㿠白、苍白，其表现、临床意义是不相同的，如果你不加辨别，只简单称为面白，或随意乱用，将淡白称苍白，将面色苍白称面色少华；本来是淡红舌、薄白苔，而随便写上舌红、苔白；甚至有的将"嗳气"（是胃中气体上出于咽喉所发出的一种长而缓的声音——"哎""嗳"）称为"呃逆"，呃逆是什么样子？呃逆是从咽喉发出的一种不由自主的冲击声——"呃""呃"作响，声短而频，或者将呃逆叫嗳气的。这些都是症状辨识的错误，势必影响辨证的准确性。

（3）对症状的含义要有正确理解。比如已经约定不欲食是指不想进食，或食之无味，食量减少，又称食欲不振、纳谷不香；纳少是指实际进食量减少，常由不欲食所导致，常提示脾胃气虚；纳呆是指无饥饿、没有要求进食的感觉，可食可不食，甚至厌恶进食，多见于食滞胃肠的病人。因此，不能将久不欲食称为纳呆、纳少，也不能将新病而进食减少称为食欲不振。

（4）症状轻重的区分。症状有主、次、轻、重之分，其诊断价值不相等，因此对症状应尽可能进行程度分级。少数症状已有程度描述，如微热、壮热、口微渴、口大渴、口渴引饮，脉迟、脉缓、脉数、脉疾等。对多数未做程度刻画的症状，一般可按无、轻、中、重区分。如对于"夜尿多"，如果夜间不小便或仅一次，恐怕不能算夜尿多；如果每晚解 2 次小便是较轻；每晚 3～4 次算中等；每晚 5 次及以上则为严重。

（5）客观指征的选择。对临床上的某些体征，应尽可能使之客观、量化，避免主观因素的干扰，使病理信息尽量真实。因此，可适当选择一些体格检查及实验室指标，如肺部干湿性啰音、心脏杂音、胸腔或心包积液，以及超声、心功能、肺功能、阻抗血流图、X 线、血常规、大便常规、小便常规等检测手段，对四诊进行补充，为中医辨证服务，增强病情资料的可靠性。

总之，症状等病理信息的完整、全面、真实、客观，准确识症，证候规范，是准确辨证的基础。

第二讲
八纲辨证（一）

首先讲一下八纲辨证的概念与源流。

一、八纲的概念

什么是八纲？同学们应该知道了，八纲是讲的表、里、寒、热、虚、实、阴、阳这八个字。那么八纲辨证呢，是不是一回事？八纲就是八纲辨证吗？不是一回事。为什么？八纲是讲八个纲领，八纲辨证有一个思维辨别的问题、分析思考的问题。什么叫八纲辨证呢？是对病情资料，就是对症状、体征等临床资料，在中医学理论的指导之下，用八纲来进行分析，就是用表、里、寒、热、虚、实、阴、阳来分析一下这个病人，他到底属于哪方面的问题，这样一种辨证归类的方法，所以概念不完全相同。就像我们看人，有男的、女的、老的、少的、好人、坏人。强、弱、老、少、男、女、胖、瘦，假设这就是八纲。那么辨证就是看这个人到底他是个好人还是个坏人，是老人还是小孩，是胖子还是瘦子，就是用这个去辨别。所以概念不完全相同，八纲和八纲辨证不完全相同。

八纲是中医学的概念。表、里、寒、热、虚、实阴、阳，不仅仅是用在辨证上，还体现了它们之间的辩证法，矛盾相互关系。八个纲就是表和里、寒和热、阴和阳、虚和实，它们之间有什么辩证关系，这个辩证就是相互之间发生一些什么关系，要注意这些问题。八纲在中医学里面，在辨证里面也只是中医辨证的方法之一，中医不仅仅辨八纲就了事，还有其他的辨证方法，不是辨八纲就够了，所以八纲辨证也只是中医辨证的一个部分。它的纲领是什么？生理上讲不讲八纲？脏器要不要分表里？肺与大肠相表里，要不要分阴阳？心有心阴、心阳，肝有肝阳、肝阴，左升右降，这都是生理上也用到了八纲的概念吧。治疗上要不要用八纲的概念？治疗上也要用，解表、攻里、祛寒、清热，它也用这个概念。所以八纲在辨证里面用了这八个字的概念，并且中医的辨证不仅仅是只讲八纲，还有其他的病性辨证、脏腑辨证、卫气营血辨证。中医辨证的内容不仅仅是辨八纲，还要辨其他的内容。从这些方面而言，八纲和八纲辨证不是一个概念，多了"辨证"这两个字，它就有其实质含义了。

八纲辨证是辨证纲领，是辨大类，说明属哪一个类型，就像马是分为白马和黄马、黑马，人分为男人、女人、老人、小孩，是辨大的类型。而任何病证都是可以用这八个方面来进行归纳的。病变的位置，从大体上来说，有表和里，就像我们人来说，有男人、有女人，只分男女，当然也还有阴阳之人；性质大体是分寒和热；邪正关系，大体的关系是虚和实；病证归类要么就归属于阴，要么就归属于阳。这是从大体上说，基本上把疾病的主要问题做了一下概括。要请大家注意的，八纲辨证不是一个或者不限于一个具体的证，也就是说不是临床上辨证的最后诊断，它只是从一个大的方面区别了，不是区别得很细，不是到了最基本的诊断。辨证，你说虚证，虚有好多的虚，气也是虚，血也是虚，气虚、血虚这才是比较具体的，那气虚、血虚还能够分吗？不能分了，最多只有程度上的差别，血虚、血脱，这血虚就到最后的了、具体的了。只讲虚，那下面还可以分成很多虚，实还有很多的实，不具体。但它是辩证法，是核心、是纲领，要了解这么一个概念。

二、八纲辨证的源流

源流上，《内经》已经有了表、里、寒、热、虚、实、阴、阳这些概念，这些词都有了，但是没有把八个字连在一起，在这里讲阴阳，在那里讲表里，在《素问·通评虚实论》中又讲了虚实，它们是分开来说的，但已经有这几个字了。张仲景用到了八个字，用表、里、寒、热、虚、实、阴、阳这几个字进行辨证，但是也没有把八个字连在一起用，张仲景在八纲的问题上用到了这些概念。除了这些以外，还有其他的东西，上下、标本、缓急等，中医哲学上的概念还有其他的，把这八个东西捆绑在一起是在什么时候？是在明朝，阴、阳、表、里、寒、热、虚、实是在明代出现的，很多的书，我们教材上已经写了的，其中最典型的是哪个呢？是张景岳的《景岳全书》里面专门有一个"阴阳篇""六变篇"，并且用阴阳来统六变，就是我们讲的表、里、寒、热、虚、实六变，并且用阴阳去统表、里、寒、热、虚、实，即所谓二纲六变，已经完整地形成了八纲的概念。两个加六个，并且用两个去统六个，用阴阳统其他的表、里、寒、热、虚、实，但没有提八纲这个名词。真正提出"八纲"的概念是哪个地方呢？是中华人民共和国成立前，有一个叫祝味菊的人，写了一本《伤寒质难》，里面就提到了八纲。"所谓'八纲'者，阴、阳、表、里、寒、热、虚、实也。"这是第一次正式把阴、阳、表、里、寒、热、虚、实合在一起，称为八纲，这是第一次提出来。而八纲的推广应用是我们中医学院的教材，把它编成了四诊八纲，四诊和八纲平起平坐，这样就把八纲这个概念在全国推广了。

第一节　八纲基本证候

这是我们要讲的主要内容。

一、表里辨证

八纲的基本证候，第一个是表里辨证。我们现在是分开来讲，第一节是把表、里、寒、热、虚、实、阴、阳八纲，分开来一个一个地讲，它的基本证候，如表的基本证候是什么？里的基本证候是什么？到了第二节的时候，我们就要讲它们之间的关系了，如表和里、表和热、表和虚、表和实，里和热、里和虚、里和实、里和表，它们之间是什么关系？我们现在分开来讲，就像我们前面学脉诊一样的，浮脉、数脉、迟脉、沉脉分开来讲。实际临床上，一个病人来了以后，都是要合起来运用的。

表里是干什么的？是辨别病位外内浅深和病势进退的纲领。请同学们注意——病在里面还是在外面，在外面当然就轻一点、浅一点，在里面就深一点。病势进退，除了外内浅深的含义以外，还有一个是疾病的发展趋势，是慢慢地退缩了、消失了，还是好转了。表里不仅仅是看病位的问题，还要看病势，疾病的发展趋势是一个什么趋势，表和里是这样一对纲领。

"表、里"，不仅仅是辨证上用，在解剖上、生理上、治疗上，都用到了这个概念。比如说解剖上，中医的大体解剖，分皮肤、腠理、肌肉、筋骨、脏、腑，如果按这些器官来分的话，到了脏应该说病就深一点了，应该属于里；在皮毛，应该是浅；皮毛相对于筋骨来说，皮毛属于表，肌肤、腠理就属于里；腠理和肌肉相比较的话，应该是腠理属于表，肌肉就属于里。表和里两个区分起来，是不是有这么一个过程——越向外边越是表，越向内部越是里，所以表里是一个相对的概念，是讲的一个位置上的概念，这是解剖上说的。作为病位来说，广义的表是指躯壳、三阳经，里是指内脏、三阴经，这都是一种区分，把体表的问题说成是表、外，把脏腑的问题说成是内、里，可以，这都是相对的概念；从病势上看，外感病，从表入里当然是病势发展、加重了，如果邪气从里跑到外面来了，正气能够把邪气从里面赶出来，这应该是好的现象，这是顺，应该说病势就会减轻，所以它是辨病势进退和外内浅深的纲领，这个病势进退就是看疾病向什么地方发展，是病势进退的一个纲领。

（一）表证

首先辨表证。中医讲的"表证"是什么？给表证怎样下定义？表证是"指六淫、疫疠等外邪"。外邪是什么？中医讲的外邪不是讲的葡萄球菌、感冒病毒、冠状病毒，不这样讲，中医就是讲六淫——风、寒、暑、湿、燥、火。疫疠，你说是沙门菌也好、白喉杆菌也好、伤寒弧菌也好、冠状病毒也好，我们都可以说是疫疠，就是因为这些因素引起的。从外面，我们人体的外面是哪个地方？皮毛，还有一个是口鼻，"经皮毛、口鼻侵入机体的初期阶段"，这里有一个初期阶段，"正（卫）气抗邪于肤表浅层，以新起恶寒发热为主要表现的轻浅证候"。这是一个完整的定义，包括了好多内容。因此，这个定义不是简单地说体表的病就是表证，是不是这样说的？不是的，表证的定义广得多。怎么定的？它有邪气，有致病因素；有进入的途径，从外面侵入的。处于什么阶段？初期阶段。正气和邪气处于一个什么状态？开始抗邪的阶段。在什么地方抗邪？浅层。主要表现是什么？新起恶寒发热等。病情怎么样？轻浅，比较轻。从六七个方面来给它下的定义，不是简单地说表证就是皮肤的病、肤表的病，不是这么简单定义的。这几句话，讲得很清楚了，有这样一个完整的认识过程。表证，这是一个非常特殊的证，八纲中，表、里、寒、热、虚、实，唯有表证是一个比较有特征性的证，其他的都是笼统的，泛泛而谈，只有表证是一个非常典型的，甚至是一个具体的证。

表证有什么表现？我要仔细分析给大家听，你一定要掌握。必有症——必须有恶寒，这个病人一点恶寒的感觉都没有，不是表证，表证必有恶寒。或有症——或者有，或者没有，发热对表证来说，是一个或有症，可以有也可以没有，但是恶寒是必须有的。诊断表证，恶寒发热是一个非常重要的依据，所以表证的定义里面讲的就是"以新起恶寒发热为主要表现"，新起，并且是必须有恶寒，诊断表证一定要有恶寒，或者是恶寒发热同时存在，这一点在《伤寒论》的太阳病篇第3条里面就明确地说了，"太阳病，或已发热，或未发热，必恶寒，体痛"，恶寒是必须有的，或者说单纯地恶寒，或者是恶寒和发热同时存在，或已发热，病人有发热的感觉了。所以后人这样体会说，"有一分恶寒，就有一分表证"，病人还有一点怕冷的话，就有一点表证存在的可能性，那么一点表证都没有了，一点恶寒的症状都没有了，应该说他不存在表证了。还有特征性症——其他的病证不容易见到的、不属于里证的症，如脉浮、鼻塞、喷嚏、流清涕，患表证的时候，除了脉浮——是医生可以诊察到的外，其他都是病人自己的感受。有的要么就是鼻子塞，受了寒了；鼻子有点塞，不通气了，突然起的；或者打喷嚏，或者是流清涕。这几个症状，都是表证的一些特有症状，有特征性的，当出现这些症状的时候，一般要考虑这个病人是不是有表证呢？有表证，古代对这个问题写得不多，《伤寒论》里面就没有讲什么鼻塞、流清涕，只讲了一个鼻鸣干呕的鼻鸣，那鼻鸣是怎么鸣？不是像牛一样地叫。鼻鸣是讲的什么呢？打喷嚏，我的理解。"鼻鸣干呕"，那个鼻鸣是什么问题？就是打喷嚏，鼻子里面不通气，说话带鼻音，鼻子不通气，或者打喷嚏。我理解鼻鸣是讲这个表现，就是讲的鼻塞、流清涕、打喷嚏这种表现。有人会问，打喷嚏、鼻子有点不通气、流清涕，这还算是特征症吗？是的，算，因为病情轻浅嘛，症状发生在鼻子，它能说明病位在肤表浅层，是因为外邪侵袭引起来的嘛。常见症——经常见到的，有表证的时候，一般都有头痛、身痛的表现。还有一般症，这个一般症是指什么问题？是表证可以见到，但是并不是表证的特征性症，比如说舌淡红、苔薄白或者薄黄，这是表证的特征性症吗？不是的，正常人就可以见到嘛，舌淡红、苔薄白是正常舌象，所以它是一般症，这个证候出现的时候，它可以是表证，可以说它是表证的依据之一，但是不能凭这个来定它是表证，有它不多，无它不少，是这么一种状态的证候，是不是这样一个问题。还有一种偶见症——偶然可以见得到的，咽喉痒、痛，或者稍微还有一点咳嗽，或者感到有一点出气不爽、有一点气喘，或者喉咙稍微有点痒、咳嗽，这是偶见的，有的病人见得到，有的病人见不到。

　　表证的症状详细地说，有这么一些，我们把它分一下，可以分出必有症、常见症、特征症、或见症、一般症，还有否定症等一些概念。这些概念不同的症，对于诊断的贡献度，就是说我们要诊断是表证的话，到底最主要的是根据哪一个症状，那就根据证候属性的这个提法了。必有症是必须有的，所以如果说表证打100分的话，恶寒说不定就占了30～40分。就像考试，这道题是必考无疑，每次我们都要考这个题目，必须要有这个。还有特征症，有这个症状对诊断表证是很有价值的，这一个症状如果出现了的话，那也要占好多好多分，份量就比较重。常见症，经常见到，这个病人出现了，那可能分数又高一点。舌淡红、苔薄白，这对诊断表证有多大贡献？可能就很小了，100分里面，它可能就只有2～3分或3～5分，它占的份量很轻；咽喉肿痛、发热，这些症状，有的有，有的没有，有了它有诊断价值，没有这个症状的，不能说它不是表证，可能也就是10分、8分。所以根据证候的属性，就可以对每个症状的诊断贡献程度进行一下分配，视其对表证诊断的重要程度，确定它的比重。别看一个表证很容易辨，但是临床上，有好多医生他就是不会辨，表证都辨不出来！他抓不住要害，他不按照我们这个东西来辨，他一看到发热，一量体温高起来了，不把它当作表证了，就当作里证了。有好多医生，确实就是病人一来，什么恶寒发热、鼻塞流涕等，通通不闻不问，不诊脉、不望舌，只要看到有点发烧，马上就是青霉素、进口的什么抗生素都上去了，结果对这个病来说，它不是细菌、不是病毒引起来的，打那么多抗生素起什么作用？没起作用，表证没有解。我们诊断表证的根据是什么？就是根据他必有恶寒，或者有鼻塞、流清涕、喷嚏、脉浮、头痛、身痛，然后就是可能还有发烧，也可能有咽喉痛，有一点咳嗽，或者是舌淡红、苔薄白，根据这些症状的重要程度，逐步诊断表证的。我们诊断表证也不完全就只根据症状，它的可能性里面，还不完全，刚才讲的那些症状都具备，当然可能有八九不离十的把握了，实际上还应该看一看，有什么原因没有。有外因，这种表证的病人，它有外邪的侵袭，你要注意询问一下：是不是受了寒？是不是受了风、昨天是不是衣服穿少了？是不是在外面受了热？外面是不是有 SARS 病毒在流行？你要了解一下病因。有的人知道是因为昨天着了凉，这为表证的诊断多了一份依据，而有的人是不是感受了外邪，他不清楚，甚至说没有受凉，能不能说就不是表证呢？如果表证的那些症状存在，同时起病比较急、是突然起的，病情总的来说比较轻，病的时间不太长，那么辨证仍然是表证，并且从理论上认为是感受了外邪，只是病人没有意识到。根据证候，并且把这些因素都考虑进去，有病因，受了寒、受了热，又是突然起的，病情又比较轻，时间又只有 1～2 天，又加上前面那些症状，我看辨证就百分之百地有把握了。表证的特点就是这样一些，要注意这些东西。

分析一下：应该说分析得够透彻的了，反正是外邪侵袭，正气和邪气相斗争，出现于体表。为什么会恶寒？为什么会发热？头痛、身痛，都是正邪相争于肤表浅层，症状表现于躯体；鼻塞是堵住，不让邪气内侵；打喷嚏、流清涕，是要把邪气驱赶出去，正气不虚才打得喷嚏出来；脉浮亦说明邪在肤表、脉气鼓动向外；鼻塞、流涕、喷嚏，以及咽喉痒或痛，或有轻微的咳嗽、气喘，这些都说明肺系（鼻、喉、气道）与外界接触密切，肺主皮毛，外邪侵犯肺系，肺气失宣。这些症状，它既是一种病情表现，又要看到这是人体正气抗邪的一种反应，恶寒也好、发热也好，都是正气抗邪的一种反应，一种能动的反应，为什么会怕冷、发热呢？是正气抗邪，聚集能量，把毛窍闭合起来，不让阳气发散出去了，增加能量。所以怕冷也好，发烧也好，疼痛也好，打喷嚏也好，这些症状都是一种正气抗邪的反应，是邪正相争的反映。

辨证要点：怎么辨别表证？表证，刚才讲它有感受外邪的病史，有外因可查，受凉、淋了雨、受热、感受了邪毒，所以张景岳讲（我特别崇拜张景岳，理论比较到位，不像其他人讲的那些理论，讲起来我们很难解释，张景岳讲得很到位），"表证者，邪气自外而入者也"，有邪气从外面进来，"凡风寒暑湿火燥，气有不正，皆是也"。这个气候不正，风寒暑湿燥火都是的，

"……病必自表而入者，方得谓之表证"，必须有外邪侵入，才能称为表证。如果里面有病，我头痛，我身痛，你说这是表证？头痛、身痛是表证的常见症嘛，病人现在也头痛、身痛，但没有感受外邪的病史，就不能称为表证，必有自表而入的才是表证，有外感病史，有新、急、短、轻这样的特点，再加上它的症状，必恶寒，或发热、脉浮、苔薄白等。我还讲过有特殊的症状、有特征性的症状，鼻塞、流清涕、喷嚏，像这样的症状出现，那要诊断是表证一般就比较容易了。反复讲了这么多，如果你现在连表证都还辨不出来，那就有问题了！

举个病例，有位熟人的女儿在美国，是美籍华人了，天气热，生小孩，产后发烧，最高的时候烧到40℃，已经1个多星期了，做了好多检查，冰敷、打抗生素、输液都做了，就是不退烧，家属很着急，没有办法，打电话回来，找到我，问有什么办法能退烧。隔这么远，又没有见病人，我就问："病人怕冷吗？"她妈妈在电话里面讲："怕冷。""病人自己不感到发烧吗？""有一点。""家里开空调了吗？""开着的。""病人出过汗吗？""没有。""头疼不疼，身上疼不疼？""疼，疼得厉害，喉咙也疼。"怎么样？心里有数了吗？什么问题？这是不是个表证？对，是表证，并且是表寒证。你想，咱们中国人对生小孩是很讲究的，生小孩以后，不能着凉，不能被风吹着，甚至要把头用个毛巾包起来；但是美国人，火气足得很，饮水要加冰，生了小孩家里还开空调，当然"发烧"了可以开空调！但是为什么会发烧？发烧是机体对邪气的一种反应，是为了积蓄热量驱散寒邪，你跟机体对着干，开空调、用冰敷，好心办坏事，她怕冷、感到有一点烧，这是恶寒重发热轻吧，加上头痛、身痛、咽喉痛、无汗，明明是一个表证嘛，虽然没有切脉，但我想也应该是脉浮紧。西医不理解，不知道什么是"表证"，他不按表证来治，所以用抗生素不能解决这个问题。怎么治？关掉空调，下碗面条，多放点生姜、葱、辣椒，趁热吃，然后盖着被子，让她出点汗。第二天来电话了，果然，吃了姜辣面，又盖着被子，开始觉得很热，接着出了一身汗，汗一出，烧就退了，头也不疼了，你说神奇不神奇！没有什么神奇的，很简单，辨证论治对了而已。但是，如果像这样典型的表寒证你都辨不出来，治疗时南辕北辙，当然就解决不了问题。

怎么样来理解表证？不管是风寒表证、风热表证，或者是风湿表证等，凡是表证，都是一个客观存在。一个病人来了，问他哪儿不舒服，头痛、身痛、恶寒、有点咳嗽等，他有这些症状，这是属于客观存在。我们开始讲什么叫辨证、什么叫证的时候，它有一个临床实践，这个是不是临床实践？病人来了，有客观表现在这里，恶寒、发热、头痛、身痛、脉浮，昨天受了凉，或者受了热这样的病史，这是客观存在；这个客观存在，我暂且不说是一个什么病证，反正我给你开药吃，恶寒重发热轻、头痛、身痛、脉浮紧，你给他开桂枝、麻黄吃，可能效果就好，你如果给他开黄连、黄柏、黄芩、栀子、金银花、连翘，可能就不会有效，吃这个药有效，吃那个药就没有效，这是不是一个实践？是一个医疗实践，吃了这个药可能有的就好了，有的就没有好，因此这是一个实践。这个实践我们是可以证实的吧，作为研究来说是可以证实的，是有实践的，应该说几千年来中医一直在这里做实验，这样的表现吃这个药就有效，这样的表现吃另外一个药可能就没有效，这是不是做试验？拿人体做试验，这就是个实践。我们把这些东西总结出来，病人现在恶寒发热、头痛、身痛、脉浮，诊断为表证，或者说是太阳之为病，这变成了一个什么问题？这是我们医生人为地对这个实践的一种认识。这个人的表现怎么样？说这个人思想太不对劲了，甚至是个坏人，这是你对这个人的一个认识，把他形成一个坏人的概念、一个好人的概念，这就是一种理论上的升华吧。根据病人的这些表现，我们按照中医学的理论，把它抽象出来，形成表证这么一个概念，这就是我们的辨证。所以表证是对六淫等外邪侵袭机体的初期阶段，卫气抗邪于肤表浅层的一种反应状态。这就是一种理念，就像打仗一样，来了这么一个病人，他有恶寒发热、头痛、脉浮，为什么？我们怎么认识？这可能就像发生了战争，敌人从边境、国境上进来了，我们的自卫部队就要到前线去打敌人，两个在那里拼斗，但是这个战争还处于刚开始的阶段，这样一个阶段，我把它归属什么？在国境线上、在最外面，所以形成了这么一个概念，是这样的理论升华来的。也就是说，这一个表证的概念，是一种理论上的抽象，是一种人为的判断，它是有证候为据，有原因可查，有趋势可辨，我先讲了六七个方面的因素，这个表证的概念，有因可查，即六淫外邪；有邪入的途径，是从外面进来的，皮毛或者是口鼻，病位的空间是在肤表，时间是刚开始阶段，病势是向外，有症状作为根据，有全身的反应，不是凭一个症状来的，不是凭一个指标来的。所以表证这个概念的形成，是综合了这么多的因素，是根据这样一些道理来进行认识的。

有这么完整的道理，并不是简单地讲病位在皮肤、在腠理，从整体认识上它应该是在皮肤、在外面，不是在内脏、不是在心肝脾肺肾，但是按照现在西医的观点，可能它的病位实际上是在胃、在肺、在肾，在这些地方，按照西医诊病的观点来说，没有"表"这个概念，可能是到了内脏，但是按中医的理论来说，有个特殊的"表"的概念，应该是在体表，这样一个认识。所以我们讲的这个肤表，在肤表浅层，这个肤表就不等于、不要用机械的解剖上的肤表去理解，它是综合了几个方面的因素，不是单纯只讲病位在肤表，是综合了原因、途径、空间、时间、病势、症状等得来的概念。如果认为，中医讲的表证的病位在肤表，那就在皮肤上去找吧，看看有没有表证？你拿着放大镜，甚至把这个组织搞点切片、把皮肤搞点切片，切下来看，能找得到表证吗？你这样机械地来理解肤表就是这个地方、就是皮肤上，这就是肤表的表证。如果这样，那诊病就好办了！凡是皮肤上有了什么改变的，都是表证，皮肤上没有什么改变的都是里证，是这样辨证的吗？我们中医辨证不是这样辨出来的。但是为什么又说它是在肤表呢？就是说从整个疾病状况看，中医认为它应该是在表，因为邪气我们看不到，说细菌就是从这个地方进去了，看不到！只能从理论上整个这样推理，它是这样来的，不能机械地理解，不能把皮毛的病、皮肤科的病，就等于是表证，那样的话，皮肤科天天就看表证的！内科疾病，对不起，我们是看内脏病的，所以不看表证，表证在皮肤科！不能这样理解。我们要反复强调这个问题，离开了临床实践，你是辨不了证的。比如辨表证，离开了整个这样的理论认识，离开了它的症状表现，起病急、突起的、感受外邪、病情轻浅等这样一些临床实践，你能辨出表证来吗？就是说在实验室里面去辨表证，是辨不出来的，为什么？表证是一个过程、一个比较短暂的过程，是一种状态。按照你的想法，在实验室里面刮风、淋雨，淋雨了以后你到皮肤上面、组织上面去看它有什么细菌、有什么病毒？把皮肤、血管什么东西，用显微镜来看一看，皮肤上有了什么改变没有？你这样做出来的试验是表证吗？表证能够从这地方辨得出来吗？中医辨证怎么研究、怎样发展？我就是说反对离开临床实践、单纯从实验室里面研究辨证，这样去研究中医的辨证，是研究不出来的，说严重一点，甚至会把中医引到邪路上去的。

第三讲
八纲辨证（二）

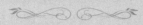

（二）里证

前面已经讲了表证，接着讲里证。

定义：里证的概念是什么呢？是讲病变的部位在里面，或者说是脏腑、气血、骨髓等发生病变以后出现的一些证候表现。

临床表现：里证的概念很抽象，它有什么表现？里证、表证，最主要的是根据它的表现来定的，辨证就是要有症状可辨。我们讲表证有特殊的表现，有它一组特定的证候，是哪些？必恶寒……应该记住了，我不重复了。那么里证的表现是什么呢？里证可以提这么三句话。

第一句话叫作"非表即里"。什么叫"非表即里"？刚才把表证讲得非常详细了，能够辨得出表证来了吧。临床来了个病人，是不是表证你辨不辨得出来？刚才讲了半天的表证你还辨不出来，那你没办法学下面的里证，你能够把表证辨得出来的话，这个病人你一辨，是表证，那就不是里证，是不是啊。当然我们以后还会学，也可以是表里同病的。这仅仅是从表和里这个位置上，他是表证，就可以判定不是里证，或者说这个病人没有表证，生了病了、确实有病，表证必恶寒，但他没有恶寒，没有这个症状，也没有脉浮、鼻塞、流清涕、喷嚏这些表现，头痛、身痛那是次要的了，特别是前面这几个，没有那种特殊表现，这应该就不是表证，既然不是表证，剩下来的全部是里证，就是除了表证的特定证候，我们前面已经讲过了吧，一个一个讲，哪个是必有症、哪个是或有症、哪个是特征症、哪个是常见症、哪个是一般症，分析得很详细了，那么，你能够把这个表证辨得出来的话，剩下来的都是里证。如果是外感病的话，多见于外感病的中后期，如果不是外感病，是内伤的疾病，那都是里证，范围广吧，这是一个。

第二句话叫作"症状繁多"。什么叫症状繁多呢？表证，我们讲来讲去，讲了多少个表证的症状啊？一必恶寒，或有发热；二脉浮；三特征性症鼻塞、喷嚏、流清涕。这三组症状不一定每个病人同时存在吧，可能就是其中的一个，那么舌淡红、苔薄、薄白或者薄黄，头痛、身痛，或者有点咽喉痛，或者有点咳嗽，或者有点气喘、微微气喘，讲来讲去就这么十来个症状吧，我们全身的症状是多少啊，我估计是不会少于 1000 个，那剩下来的可以说都是里证。实际上表证的那些症状，头痛、身痛、恶寒，可不可以是里证呢？也可以是里证，发热更是里证，你说哪个症状是里证的症状呢？症状繁多，没办法来举例了，我说发热就是里证，那也可以说是表证，除了发热以外，便秘呢，是不是里证呢？口渴、头痛、咳嗽，什么症状都可以是里证，因此不好举症状，表证我们是详细列它的症状，里证是列不出症状来的，不好用哪几个症状来说明这就是里证，原来教材上列的里证的症状，都是什么发热、口渴、脉数，这就是里证的表现，当然不完全，它是里证，可能是里证，但是它绝没有包括里证的所有症状。怕冷呢、口不渴呢，是不是里证？脉迟呢、脉弦呢、脉紧呢，是不是里证？都可以是里证，因此不能用哪几个症状去概括。

第三句话叫作"脏腑症状为主"。你怎么知道是里证呢？"非表即里"是说除了表证剩下的都是里证，"症状繁多"是说里证的症状多得难以枚举，这都没有讲出具体的症状。那么里证到底有什么特征表现呢？里证的特征，是以脏腑症状为主要表现。脏腑症状，咳嗽是肺的问题吧，心悸是心的问题吧，胃脘痛是胃的问题吧，腹泻、便秘这是肠的问题、脾的问题吧，腰痛、耳鸣、头晕、失眠等，都是脏腑的症状为主，至于说是哪个脏腑的症状，我们暂时不管它，就说它的症状是以脏腑症状为主，同时不是突然起的恶寒、发热并见。怎样诊断里证？就是用这么三句话——非表即里、症状繁多、脏腑症状为主，来说明什么是里证。

分析：里证的原因，为什么会形成里证，外感病——表证的原因可以说只有一个，即外邪是直接的原因。那么现在里证呢？它可以因为外邪，表证没有解而向里发展，这是一个。第二个是外邪直中，在我们教材上都有的，直接跑到里面去了，比如说寒邪，饮冷水或者是腹部受寒，它可以直接到胃肠道，或者食物没有吃好，直接就到胃肠，不是经过皮毛而入，病位不在表，这是外邪直中。第三个是情志内伤、饮食劳倦、脏腑气血功能紊乱等，它所表现的证候都可能是里证，原因主要有这么三个方面。里证的机理，由于形成的原因、性质不同，所以它的证候、机理都不一样，原因不一样，证候不会相同，性质不相同，它的机制不会相同。比如说一个气虚和一个阴虚，它的表现不一样，它的机理会不一样吧；一个痰饮和一个瘀血，它的机理也不会一样，它们各有独特的机理，各不相同。

辨证要点：怎么辨证？辨证的要点，我们前面讲了，辨表证怎么辨？第一个，有外邪，感受外邪，第二个，它有新、急、浅、轻的特点，第三个有必恶寒等的表现，能够辨出表证，应该比较容易辨了。里证讲了那么多，这个也是里证，那个也是里证，而症状又没有讲出哪几个来，除了表证都是里证，讲得很笼统，到底怎么辨证呢？我说这样辨：第一点，病情比较重、病位比较深、病程比较长，一定要加上"较"字，这是相对来说长一点、重一点、深一点，到底长到多久？没有一个严格的时间界线，不能说表证就只能够3天，最多到5天就不能是表证，到了第6天、第7天就是里证了，不是这样说的，相对来说，有的病也可能没有很长，比如说受了精神刺激，很强大的刺激，他一下子昏死过去了——气厥了，这是里证吧，你能说刺激几天了吗？很可能就是一句话就把他带发了，能说他病程长？可能并不长，是不是呀，这都是相对来说的。第二点，没有表证及半表半里证的特征性表现。半表半里证以后讲，没有这种特殊的表现。第三点，以脏腑的症状为主要表现，你哪儿不舒服啊？我咳嗽、吐痰，或者是腹痛、腹泻，或者是腰痛、耳鸣，以内脏的症状为特殊的表现，他的主症和主诉就是这样。

怎么理解里证？里证的症状可以表现在肤表，我们现在还要讲这个问题，不等于皮肤的病都是表证。皮肤上的病，外科的、皮肤科的，生疮、生疖子、癣、斑疹、麻疹等，都是表证？！不能那么理解，表证一定有那组特殊症状。那么里证应该说是脏腑有病吧，脏腑有病它的症状是不是一定只出现在脏腑呢？当然不是，脏腑有病可以在外面反映出来，"有居内者，必行诸外"。如斑疹，或者说阳斑、阴斑，它的病位是在里还是在外？它的症状就是斑，阳斑、高热、昏迷，那病位还能说是在表吗？阴斑，局部出血和血小板减少形成紫癜，它的症状主要表现就在皮下呀，你说它是表证！所以里证的症状是可以见于体表的、见于皮肤上的，但是体表、皮肤不等于就是表证，一定要有恶寒、发热、头痛、脉浮这些表现。所以前人张景岳讲过，表证必须是从外而来的，里证是由于内在的那些原因导致的，饮食不慎、情志失调、劳倦等，那才是里证。里证的病位虽然在里，但也有浅深之别，里证的范围太广了，通俗一点说，把这层皮剥掉以外，就是最外面那层剥掉，其余通通的都是里，肌肉、筋骨、脏腑都是里，我们切忌不能这么简单地理解哦。开始就讲过，八纲辨证，除了表证以外，都不是一个具体证，是一个笼统的范围，很抽象，因此我们辨证的时候就绝不能满足于这是"里证"呀，不行，还要进一步了解里是哪个层次的里？哪一个脏腑的里？这个里是在筋骨上，还是在肌肉上？是在腑还是在脏？在上还是在下？要进一步辨，要辨出那个具体的证来。

（三）半表半里证

定义：半表半里证是讲既非完全在表，又未完全入里，处于表里进退的证候。我这个地方用的是"既非完全在表，又未完全入里"，而原来是说半表半里证的病位"既不在表，又不在里"。不同吧，我是说表也有一些，里也有一些，并且处于一个邪正进退、表里进退的一种状态。这是半表半里证的定义，是这样下的，半表半里证在《伤寒论》里面基本上是讲的少阳病证。

临床表现：半表半里证的证候表现是什么呢？往来寒热，这是一个必有症，也是特征性的症状。半表半里证必须有往来寒热，见到了往来寒热，病位一般就是少阳，其他的症状都是可有可无的，胸胁苦满、嘿嘿不欲饮食、心烦喜呕、口微渴等，口苦、咽干、目眩等，还有好多的症状。比如《伤寒论》96 条里面讲："伤寒五六日，中风，往来寒热，胸胁苦满，嘿嘿不欲饮食，心烦喜呕，或胸中烦而不呕……"说心烦喜呕吧，心中是烦，但是并不呕，或者是渴，不欲饮是吧，不欲饮就是不渴吧，但是"或渴，或腹中痛，或胁下痞硬，或心下悸、小便不利，或不渴、身有微热，或咳者，小柴胡汤主之"。《伤寒论》少阳病就讲到这么多个"或"，都是或有症。因此，少阳病的证候表现是哪些呀？往来寒热是很重要的、必有的、特征性的。病人是不是只有"往来寒热"一个症状？显然不是的，还有其他或有症。半表半里证是不是凭一个往来寒热就够了？应该还不够。还要凭什么呀？还有胸闷、不欲食、心烦、恶心、喜呕、口渴、腹痛、胁胀、心悸、小便不利、咳嗽、口苦等，但这些症状都有一个"或"字，所以大家要理解，《伤寒论》里面讲小柴胡汤"但见一症便是，不必悉具"。什么叫但见一症便是，不必悉具？我的看法：一种理解，但见一症，要但见哪一个症？往来寒热，其他的，刚才讲了好多，可能讲了一二十个症状吧，它还没有讲完呢，实际上还有好多"或"呢。又如说，或大便有点稀，可不可以呀？或胃脘有点痛，可不可以呀？或者有点身痛，可不可以呀？都可以吧，不必悉具。另外一种理解，但见一症是指什么呢？除了寒热往来以外，或有症里面总要有一个"或"，不能一个都不或，其他所有的症状都没有，既不胸胁苦满，又没有心烦喜呕，又不是嘿嘿不欲饮食，又不口苦，又不咽干，又不目眩，又不口渴，又不小便不利，又没有胁下痞硬，又没有腹中痛，所有的症状一个都没有，那是不是半表半里证呢？我觉得也不是，因为病人不可能只有一个症状，但见一症，其他或有症里面总要有一个，除了寒热往来以外，总还有一个里证，刚才讲到的那些症状是什么证呀？你看，心烦喜呕是表证还是里证呀？不欲饮食、口苦咽干、目眩、口渴、小便不利、胁下痞硬、心下悸、腹中痛、咳嗽，这是什么证呀？实际上都是属于里证吧，广义说因为没有恶寒发热、头痛、身痛、脉浮同时存在的那样一个表现，所以它是里证。

分析：分析一下，为什么会出现这些问题呢？病邪由表入里的过程，正邪分争，少阳枢机不利。就像门槛一样，我们讲少阳如枢，什么叫"枢"呀？就是门斗，这个门既可以关上，也可以打开，邪和正这两个，一个正气一个邪气，两个在这个门槛地方，一只脚在里、一只脚在外，正和邪两个在这里推推拉拉，它既有表的一些证候，又有里的证候，既有向外的表现，又有向内的表现，有进有退，可能进了一步，也可能退了一步，就出现了往来寒热。所谓邪气盛，就出现恶寒，正气盛，正气抗邪，就出现发热，古人是那样表述的。我以为不管怎么样，寒热往来，反正也没有说寒盛、热盛，就是邪和正两个势均力敌，因此它的病位既非完全在表，又没有完全入里，是处于表里进退的这么一个活动阶段。如果是完全在外面、在体表，那是表证；如果完全都到里面去了，是里证；处于脚踏两只船的这么一种状态，因此是半表半里证。至于说为什么会有这些症状，外邪侵犯，正气抗邪，如果是发热、恶寒，恶寒发热同时存在的话是一种表证的表现吧，所以寒热往来有恶寒发热，虽然不是同时，它是一阵寒、一阵热，但应该说它还是偏于表这方面。其中有口苦、脉弦、胸胁苦满等，都是里证的表现吧，所以，我认为半表半里证实际是一个表里同病。寒热往来，加上一部分里证的表现，比如说胸胁苦满、嘿嘿不欲饮食、口苦咽干等，这就是半表半里证，也就是但见一症便是，是讲的寒热往来还加上一个或有症，不必悉具，这个意思。实际上它是表里都有，但是它不是一个典型的、单纯的，完完全全的表证、完完全全的里证，而是处于一个过渡的阶段，为"出入"而不是"同时"，什么意思呢？这个病人不是同时表现为表证明显，或者是里证明显，是邪气在门槛这个地方进退的这么一个状态，这是我对半表半里证的理解。

（四）表里证鉴别

根据表证、里证的特点：相对的，我这都是说的相对的，起病急、病程短、病位浅、病情比较轻的多半是表证；而起病缓，病程长、病位深、病情重的是里证。

在寒热这个症状上，恶寒、发热并见，或者单独恶寒的是表证；但热不寒、但寒不热的是里证，在何梦瑶的《医碥·问证》里面，有这样两句话："外感则寒热齐作而无间，内伤则寒热间作而不齐。"这话是什么意思呢？表证是寒热并作而无间，内伤是寒热间作而不齐，一个病人既有恶寒又有发热，同时新起出现的，这是一个表证；单独的只有发热，是里证，只有恶寒，我们讲恶寒、必恶寒，表证可以单独恶寒，但是还有一个条件，那个恶寒、表证的恶寒，它迟早会发热的，或已发热或未发热而已。如果只怕冷不发烧可以是表里俱寒证，或者是里实寒证；也可以是阳虚，那是里证。从全身表现、舌象、脉象上，也可以鉴别表证和里证。鉴别表证和里证，里证是内脏的症状明显，表证是没有明显的内脏症状；半表半里证，除了有往来寒热以外，它有一部分里证的表现，要么胸闷咳嗽，要么腹中痛，要么嘿嘿不欲饮食，要么心烦喜呕，要么胁下痞硬，它总有一部分里证的症状存在，是这样鉴别的。

这就是讲的第一个大点，表里，辨表里，我们特别强调的是表证，为什么特别强调表证？两个理由：一个理由就是表证在临床上是一个具体证，我讲过八纲基本上不是具体证，里证范围太广了，虚证、实证范围太广了，只有表证是一个非常具体的证，它有具体的临床表现、具体的特征，其他地方不可能再仔细地讲表证了，所以我强调表证。里证，以后我们讲的什么心气虚、心阳虚、肝阴虚、肾阴虚、痰饮停肺等，那都是里证，会一个个详细地讲，唯有表证其他地方不会再仔细讲了，所以要把表证掌握好，这是一定要掌握的。第二个理由，能够区别得了表证，剩下来的就统统都是里证（当然还有半表半里证），你能够把表证掌握了，把这个特殊的问题划出来了，就像只要把那一个坏人抓出来，其他的百分之九十九都是好人，只要能识别表证，就可以区别里证，因此特别强调表证。

　　表里是辨别病位浅深和病势轻重、趋势的纲领，表和表证、里和里证，从概念上区分，表不等于表证、里不等于里证，加了一个证，这个"证"是根据临床表现辨出来的，概念有区别、有联系、有相对性。病位，强调对病位不能够机械地、简单地理解，特别是表证不能简单地理解是肌肤、肤表。表证、里证的特征和成因应该要掌握。

　　外感病辨表里意义重大。外感病一般往往有一个从表入里的发展过程，要么表证解除了、病好了，要么不好，它就会从表发展到里面去。前面已经讲了，"非表即里"，除了表证就是里证，因此我们要能够把这个表证区分开来。内伤病不必辨表里，一般来说它就是个里证，当然有的不等于都是单纯的里证，比如饮食不当，病在肠胃，可能是个里证吧，但如果有恶寒发热、头重身痛，那可能是表里同病。内伤病一般没有必要辨表里，没有这个发展的过程，一个情志的病，一个心血亏虚、肝阳上亢，还要分表里吗？不必分表里，就是个里证。

二、寒热辨证

　　第二对纲领，寒热辨证。寒热是辨别疾病性质的纲领。这个地方要解释一下，为什么要把寒热作为辨别疾病性质的纲领？寒、热是疾病的性质，而原因不只有寒邪和热邪，比如食积、伤食了，情志刺激，它是一个寒证还是热证呢？不一定吧。这样的话，各种病因都有它的性质，湿有湿的性质、燥有燥的性质、暑有暑的性质、气滞有气滞的性质等，虚和实也是一种性质，虚和实是不是性质呀？我们讲虚实是邪正斗争的纲领，实际上虚和实也是种性质吧，虚了、力量太少了，实了、停留在里面了，也是性质吧，其他的证素，就是除了寒和热以外，湿、风、瘀、痰等，是不是都可以用寒热去概括呢？概括不了。如果说寒热是鉴别疾病性质的纲领，那么湿，是归属于寒还是归属于热呢？风，是归属于寒还是归属于热呢？瘀，是归属于寒还是归属于热呢？痰，是归属于寒还是归属于热呢？提这么多问题是什么意思呀？是对"寒热是辨别疾病性质的两个纲领"这句话提出了质疑，就是认为，疾病的性质不是寒热就能够全部概括得了的，也不是每一个病因、每一个证素（辨证要素）都有寒热可分的，每一个病人来了都要分出是寒证还是热证，每种病情表现都要分出寒和热来，不一定吧！分表里主要是辨病位，不是表证，统统的都是里证，我们不能说寒证是什么，剩下的统统都是热证，不能这么分吧，有些就是分不了寒热。这段话的意思是对这句话提出了不同的看法、有分歧，或者值得商榷。那么为什么还要把寒热作为辨别疾病性质的纲领呢？我们现在可不可以推翻这句话呢？也不能推翻。为什么？因为寒热作为疾病性质的纲领，主要是反映机体的阴阳盛衰，疾病的性质主要是阴和阳的盛与衰。疾病性质的阴和阳，还有气滞、血瘀、阳虚等，从阴和阳来说，什么东西都可以归属于阴和阳，阴阳是无所定指、无所不指，什么东西能说它既不属阴又不属阳，讲不过去，它总是要么阴、要么阳，总是可以分的。而寒热呢，最能够体现阴阳的盛衰，阴和阳，盛了或者少了、虚了，怎么体现啊？关键是从寒和热上面来体现。《素问·阴阳应象大论》说："水火者，阴阳之征兆也……寒热者，阴阳之化也。"为什么有寒和热？是阴阳变化的结果，《类经》里面讲："水火失其和，则为寒为热。"水和火代表阴和阳，是不是？则为寒为热，由于寒热突出地反映了疾病中阴阳的盛衰、病邪的属阴属阳，所以阴阳是决定疾病性质的纲领。阴阳可从多方面反映出来，而最能反映阴阳的或阴阳盛衰最有代表性的反映是什么？寒和热，在我们人身上，阴多了还是阳多了，阴少了还是阳少了，怎么表现出来呀？最典型的表现、最能说明问题的是寒和热。所以我们就说，寒热是辨别疾病性质的纲领，是最主要的性质，当然还有其他的性质，但最典型的、最有代表性的、最能反映阴阳盛衰的是寒热，前面提出了问题，现在回答为什么还要这样说，为什么没有改、不把寒热代表疾病性质的纲领这句话改过来，就是因为这个道理。刚才讲到，虽然寒热是代表疾病性质的纲领，但不等于任何病证都是寒证和热证，病人确实没有什么寒和热的表现，你非得要给他分出来不是寒证就是热证，分不出来呀！他没有怕冷，又不发热，脉不迟又不数，舌质不红又不白，你说这是寒证还是热证呢？分不清，就是说不是每一个病人都要分寒热，疾病的性质也不是只有寒和热，还有很多，如气虚、血虚、气滞、血瘀、痰、饮等，不等于只有寒和热，也不等于任何病、任何病性都要归属于寒和热。比如说痰，一定要归属于寒和热，那么又有寒痰又有热痰，湿有寒湿又有湿热。怎样分辨疾病的寒热性质呢？从病邪来说，有阳邪和阴邪，从正气来说，机体内部有阳气和阴液。辨证的时候，如果是阳邪致病，感受了火热之邪或者是烧伤，或者是在高温作业下劳动等阳邪致病，会导致人体出现什么问题、导致什么后果呢？就导致阳盛伤阴，这是一方面；或者是阴液亏虚，人体本身的阴液不足，阴液不足了以后，阳气就显得偏亢，这两种情况都可以出现热证。阴邪致病，受了寒、淋了雨、衣服穿少了、在冰天雪地里面等，阴邪致病，就会导致机体的阴盛而伤阳；或者由于人体的阳气、机能活动减退，热能不足，就能够导致阴盛，阴寒过盛，阳虚生寒，从而形成寒证。恶寒、发热这是两个症状，它同寒证和热证是什么关系呢？寒证、热证是辨证的结果，与恶寒、发热不相等，不等于恶寒的病人一定都是寒证、发热的病人一定都是热证，当然恶寒经常可以见于寒证、发热经常可以见于热证，但是不等于、不能完全等于，如果是等于的话那就好办，凡是恶寒的病人都是寒证、凡是发热的病人都是热证，那辨证就容易了，因此它不相等，相关但不相等。

（一）寒证

表现： 刚才已经讲到了，为什么出现寒证呀？是由于感受了寒邪或者机体的阳气亏虚所导致的。什么特点啊？特点是以冷、凉为特点的证候，具有冷和凉为特点的证候。它的证候表现归纳为五个字：第一个是"冷"，有冷的特点，表现为恶寒、畏冷，恶寒是讲新起的，畏冷是讲长期的，新起的怕冷厉害，或者是长期的畏冷、肢凉、冷痛、喜温、不渴等。第二个是"白"，白包括了青。什么白呀？寒冷的情况下，物质不腐败，所以家里面要将没有吃完的东西都把它放到冰箱里面去，为什么呀？不腐败，没有腐败会显出什么样子啊？白的、清的，什么白呀？面色白，舌苔白，分泌物是清的、白的，排出物是清稀的，白的如小便清、痰涎清稀、呕吐物清稀、白带清稀等。第三个是"痛"，这是寒证的一个很突出的表现。特别是实寒证，疼痛比较厉害，由于寒性凝滞、收引，经脉、肌肉处于挛急、痉挛的状态，所以身痛、腹痛、腰痛、关节痛等，痛得厉害。第四个字叫作"迟"，就是讲脉迟，实际上这个迟只是一部分寒证的病人见迟脉，有相当部分寒证的病人不见迟脉，我们在讲脉诊的时候讲过，紧脉的紧就有数意，表实寒证可以吧。里虚寒证有的是显迟脉，比如说瘿瘤，就是甲状腺机能减退，他的脉搏可能就只有50～60次，但是阳气不足的时候，心功能为了起代偿，很可能脉数而无力，这是对这个迟字，一般来说，和热相对，迟主寒证。第五个字叫作"蜷"，寒证有些什么蜷呢？第一个，紧脉是不是蜷曲的呀？挛急，脉紧。第二个，睡觉的时候，寒证的病人是什么表现？手足是弯曲，抱在一起的，所谓蜷卧。第三个，出不出汗啊？寒证的病人，是不出汗的，真正的寒证不出汗，毛窍是闭合的，所以蜷。冷、白、迟、痛、蜷，我们以后经常用五个字来概括，寒是用这五个字来概括的。冷、白、迟、痛、蜷，这是寒证的表现。

分析： 分析一下它的原因，可以有多种原因，感受外寒，过食生冷寒凉，或者是阳气亏虚、机能不足，阳虚生寒、阴寒内生，原因有这样一些。寒证的原理就是由于寒性凝滞收引，寒的时候，阳气就不足，机体得不到温煦，寒对物质没有腐败作用，不消谷、不腐烂物质，津液没有损伤，物质不会腐烂，所以往往是清的、稀的、白的，这样的表现。

分类： 寒证分为几种呢？分为实寒、虚寒、表寒和里寒。这些内容，我们以后逐步要讲到的。虚寒，阳气不足；实寒，感受寒邪、生冷等导致的。病位在表是表寒；病位在里是里寒。

第四讲
八纲辨证（三）

（二）热证

含义：寒证是感受了寒邪，这里是感受了热邪，或者是阴虚阳亢，阴少了阳气偏亢，也就是阴虚火旺，它具有火热特点。

证候表现：同样是五个字：一是"热"，什么热？发热、恶热、喜凉、灼痛等，发热，恶热——讨厌，穿衣服就厌恶，喜欢凉的地方、喜欢凉的食物，疼痛有种灼热的感觉。二是"黄"，因为热，火大了以后，物质往往就会腐败，就会被烧焦，因此它会变成黄，或者变成红色，如面色红（当然不是面色黄），舌质红，舌苔黄，舌苔就不能叫红，黄痰不叫红痰，红痰那就是有血了，鼻涕是黄的，小便黄，大便应该也是黄，臭气很浓。第三个是"干"，消耗了水分，所以口渴、大便干燥、舌体干燥、舌苔干燥、皮肤干燥等，口渴欲饮，干燥的表现。第四个字是"数"，主要讲脉数，脉搏跳得快，脉数，当然数脉不等于都是热证，有时候阳虚或气血虚也可现数而无力的脉，但是常见到的，凡是阴虚火旺、实热证，一般都会见数脉，而不像寒证是迟脉、数脉都可见。凡是热证、阴虚阳亢的病人，一般来说都会见数脉。《伤寒论》提到阳明腑实、燥屎内结的时候，个别也可以见到脉迟，但也不是绝对的迟，可能是相对地迟一点，体温39℃、38℃多，脉搏可能没有达到100次，就说脉不和它的体温成正比。第五个是"乱"，寒是冷、白、痛、迟、蜷，热是热、红、干、数、乱，乱是指的什么呢？因为热了以后可以导致神昏，热闭心神，这是乱了吧，神智错乱、神昏吧。可以出现动风，神志昏迷，以后热极动风，那是乱了吧。出血，热邪迫血妄行，还可以腐烂气血，形成痈脓，气血腐烂，那也是乱了吧。"乱"有这样一些特点，包括这么几个乱，脉数是不是乱呢？也是乱，跳得快，主要是讲神，病情严重的时候可以出现神志昏迷、抽搐，或者出血，或者是外科的痈脓等，形成这样一些表现。这是热证的证候表现。

分析：热证很容易理解，热盛能够伤津，阴虚阳亢以后阳气偏亢，这是热证的原因。热证的机理，实际上我们刚才已经讲过了，阳亢耗津，扰乱心神，热盛动风，损伤血肉，可以出现吧。

分类：热证分为实热证、虚热证、表热证、里热证，有这样的区别。实热证是火热炽盛，脉数有力；虚热证是阴虚火旺，脉细数无力；表热证是发热重恶寒轻；里热证就是没有表证，纯粹都是里证的发热，不是表热证。

寒热证的鉴别：还是从寒热、面色、口渴、大便、小便、舌象、脉象，都可以去鉴别，二者具有对立性，大家应该鉴别得了，不讲了。寒和热讲这样一些内容。

三、虚实辨证

八纲辨证我们已经讲过了表里辨证、寒热辨证。现在讲基本证候里面的虚实辨证。

虚证和实证。虚和实主要是辨别邪正盛衰的纲领，邪气和正气二者之间的关系。对于邪正盛衰的确定，主要是根据《素问·通评虚实论》中"邪气盛则实，精气夺则虚"这两句话而来的。张景岳的《景岳全书》提到："虚实者，有余不足也。"《素问·调经论》里面讲到百病皆有虚实，"百病之生，皆有虚实"。说明虚实是任何疾病都有的。我们讲寒热辨证时曾经讲过，并不是每一个疾病都一定是要分出是寒证还是热证，不一定。我觉得虚实更重要，每一病情都必须分出它的虚实，每一种病证都有虚实之分。"万病不出于虚实两端"，《沈氏尊生书》里面就是这样说的。虚和实是从邪和正这两个方面相对而言的，所谓实，主要指的是邪气盛，重点是强调的邪气；所谓虚，重点是强调的正气，正气的不足。实是强调邪气的过盛，虚是强调正气的不足。但是，真正构成一个虚证和实证，必须包含有邪气和正气两个方面的条件，是既有实又有虚，绝对不是一方面的问题，至少主要方面是邪气盛，那就形成实证；主要方面是正气不足，就形成虚证，而虚和实都涉及了邪和正两个方面。就像我们平常所说的，两个人吵起来了、打起来了，总是说一个巴掌拍不响，就是邪气再强盛，如果正气一点反应都没有，那也形不成实证。正气太虚弱，邪气虽然不盛，但是正气挺虚弱，它也可以形成虚证，所以，它是两方面相互作用的结果。比如就像一个铁砣、一个铅球，铅球应该是很实吧，如果铅球掉在一个棉花堆上，下面是一堆棉花，再重再硬也打得不响，没有产生那种反应，也形不成一个实证。假如这个铅球打在水泥地上、打在钢板上，它可能就会弹起来，声音就会很响，这个反应就很激烈，必然是实证。所以这个邪和正、虚和实，实际上是牵涉邪和正两方面的原因，既有正的方面，又有邪的方面。辨虚实应该说也是辨别疾病的病性，也是一个性质问题。辨寒热是一个性质问题，辨虚实也是性质问题。辨寒热，应该说寒热是阴阳盛衰的表现，而阴阳盛衰本身也是一个虚和实的问题。阴盛那就是实吧、阳盛也是实，阴虚、阳虚是虚，因此，万病不离虚实，任何病都要辨虚实，而不是任何病都要辨寒热，这就是虚和实的基本概念。

（一）实证

含义： 什么是实证？是感受了外邪，一个方面，是外邪，或者是病中阴阳气血失调，产生了病理产物。一个是有外邪的侵袭，风、寒、暑、湿、燥、火、疫疠、食积等，有外邪的刺激；另外一个方面，有病理产物，体内产生了病理产物，这样所形成的证候，我们称为实证。强调的是邪气，是这种病理产物的停留，重点是这个方面。

证候表现： 因为邪气的不同、病理产物的不同，以及邪气所在的位置不相同，所以实证是各有各的表现，证候非常复杂，很难用几个症状来概括所有实证的表现。那我们怎样掌握实证呢？主要是根据两个方面：一个方面，邪正斗争很剧烈。我们讲实证是邪气盛，这个时候正气也是不虚的，一定是有邪和正两个方面，正气并不虚弱，由于正气不虚弱，两个才斗争得很剧烈，因此，临床上的表现就会明显、剧烈。不像虚证，如果疼痛的话，隐隐地痛、时痛时止，寒热也是不太明显，其他的症状，也没有实证那么明显、剧烈。同样是一个症状，比如说疼痛、寒热、口渴等，实证的症状就反应得明显、剧烈，而虚证的反应不明显、不剧烈，不管是寒、热、呕吐、腹泻、咳嗽、气喘等，实证的症状都表现为明显、剧烈，二便不利经常出现，特别是脉象一定是有力的，舌质老、脉实等。对这些表现，在《素问·玉机真脏论》里面就讲到了"五实"。哪五个实呢？它说"脉盛（脉搏有力）、皮热（寒热明显）、腹胀（说明肚子里面有气滞或实邪停聚）、前后不通（就是大小便不利）、闷瞀（胸闷，甚至神志不清楚）"这样的一些表现，称为五实。这是指这五个方面的症状、五个方面的表现，实际上我们掌握它就是各种症状明显、剧烈，脉搏有力，或者兼有大小便不通畅，它是这样的表现，这是诊断是不是实证的一个重要根据。第二个方面，就是体内有实邪内阻。现在我们考查里面有没有实邪，比如说痰、饮、水、湿、脓、气滞、血瘀、宿食、结石，甚至是燥屎，像这样一些，说明里面有实邪。这些物质停留在里面，这就是一种实邪，这是实邪的证候。

　　分析：实证的形成，一个是外邪入侵，或者是内部有邪气充盛——痰、饮、水、湿、瘀血、宿食等，形成实证。脏腑失调，阳热亢盛、阴虚阳亢、气滞气闭、痰瘀等这些实邪壅滞，可以导致脏腑失调。在疾病过程中的当前阶段，实邪是主要矛盾，强调邪气盛，而正气应该是不虚的。有的同学可能会提出问题来，这是邪气盛，如果邪气不很严重，是不是一定就不出现实证呢？邪气盛是实证，它的条件是正气不虚，如果现在邪气不盛、正气不虚，会表现什么证呢？邪气虽然不盛，若正气反应很强烈，也可以表现为实证，比如我们讲的过敏，大家都能吃鸡蛋、吃虾子，化妆品可能很多人都能用，但是有的人他就不能用、他就不能吃，就邪气而言，应该说都是一样的邪气，都是同样吃的鸡蛋，同样吃的虾子、海鲜，有的吃了很正常、很好吃，而有的根本就不能吃、吃不得，过敏，像这种情况下，不能说邪气特别强大。漆家具用的生漆，有的对漆非常过敏，为何有的人不过敏、有的过敏？就和他的正气有关系。因此，邪气虽然不是很盛，但是我们的正气反应异常强烈，也可以出现实证。所以，实证的条件，强调的是邪气盛，正气没有虚，并且强调的是斗争非常剧烈，邪和正两个斗得非常厉害，实证多见于疾病的初中期。

　　辨证要点：很难举一两个症状，你说实是哪个症状？大便秘就是实？也可以因为虚引起大便秘。呕吐就是实？那也不好说。所以，不能够举哪一个症状。辨证主要是根据什么呢？根据发病的特点。发病特点上，在《难经·四十八难》里面有这样的说法，它说"入者为实""急者为实"，《素问·调经论》里说"有者为实"，这是什么意思呢？就是"入者"，有邪气侵入的，风寒暑湿燥火，有邪气的侵入，它强调了邪气，所以为实。"急者为实"，实证的病变一般比较急，来得快，病程不长。"有者为实"，就是有实邪，痰饮、水湿、瘀血、脓毒等，有实邪在里面。所以，我们是根据这些来判断是不是实证的，而不是根据一两个症状，你说头痛是实还是咳嗽是实？不好根据哪个症状，是根据发病的特点来判断的。张景岳的《类经》里面又讲，"凡外入之病多有余，如六气所感、饮食所伤之类"。六淫所感、饮食所伤，经常是得实证，容易形成实证，因为它是外入的、急起的、是"有者"，属于这个范围。因此，我们判断实证的根据，一个是新病、暴病、有感邪病史；第二个是病情急剧，就是前面讲到的，邪正剧烈斗争，症状是明显、剧烈，剧烈的疼痛、呕吐、咳嗽、气喘，寒热非常明显，特别冷或者是发高烧等；第三个，正气未衰，体质壮实，从整体上一看这个人的身体好像还蛮健康、蛮结实，并不是像疲惫不堪、虚弱得很的那种情况，看整个全身。全身望诊的时候讲过，一看，这个人的形体还不显得虚，再者发病又是新起的、突然起的，病情又反应激烈，根据这样的条件来判断是实证，不是根据哪一个症状来定的。

（二）虚证

含义： 虚证是讲正气虚弱、不足、虚衰所表现的各种虚弱证候。它强调的是正气，正气不足所反映的各种虚弱证候。正气，人体有些什么正气呢？最常见的起码有四个：气、血、阴、阳这四个。除了这四个以外，还有肾精，这是个物质，肾精的亏虚，津液的亏虚，当然津液亏虚也可能是属于阴虚，但是阴虚和津液亏虚虽然密切相关，我们以后还要讲，但也还有一定的区别，还有的称卫气虚、营气不足，营卫虚。虚，是笼统的，正气不足、正气虚弱，可以分的话，包括了气、血、阴、阳、津液、精，气里面还有营气、卫气等这样一些虚，虚证的内容有这样一些。虚的程度，有的虚到了极点，有的稍微有一点点虚，经常用不足、亏虚、虚弱、虚衰、亡脱来形容或者分级，这其中可能有一些互相交叉、衔接，比如说衰亡可以吧？衰亡，虚脱，有这两个连在一起了，虚衰可以吧？亏少、虚弱到虚衰，这是大体上的模糊区分，我们中医没有严格地定量，不足到什么程度叫不足呀？虚了20％叫不足，虚了40％叫亏虚，虚了60％叫虚弱，80％叫虚衰，100％就叫亡脱！没有这么严格地定量关系。但是从文字描述上它体现了虚弱的程度。在用词的时候，虚弱到什么程度，要注意一下文字的使用，它只一点点虚，你不要说阳气衰亡，要是出现亡阴，那就非常严重了，你只是说正气不足、正气亏虚、气血亏少，这个话又说得太轻描淡写一点了。虚证怎么判断？就是根据它的表现、严重程度，有人举例子，他说就像给球、单车打气一样的，球打完气要按一按，指头按不下去了，那是很充实的，正气是强盛的；这个球按上去还有一点软，甚至按上去还可能凹陷一点，这叫作不足；亏虚就是弹力没有了，里面的气不多了；虚弱可能就有点瘪了，一个球已经不是圆形了，那就虚得更重一些了；到了亡脱，可能里面就没有一点气了，这个球两边可能就合在一起去了，一点气都没有了。这是形容程度，我们说虚有什么虚？虚到了什么程度？是用这种形容词来描述的。

特点：虚证的特点是正气不足为主要方面，邪气可有可无，有的话也不是主要矛盾，在这里是正气不足为主要矛盾，邪气本身是不严重的，即使有邪气，它也不是占主要地位，主要的是由于正气不足。所以，虚证的病势比较沉静，斗争不是那么剧烈。如果邪盛而反应很弱，邪气虽然很强大，反应却比较低下，那也形不成实证。邪气很强大，正气很虚弱，是不是实证？一般难得形成实证。比如说感染，有的感染了某种病菌，虽然细菌、病毒很严重，但是人的正气很虚，没有反应能力，所以体温也不高、白细胞也不高，仍然主要表现为虚的症状，可以出现这种情况。所以，邪气虽盛，正气虚、反应弱的话，仍然表现为虚证为主。邪气，如果邪到了极点、邪特别盛，而正气又特别地弱，那会反映什么问题呀？邪极其严重，正气已经到了极其虚弱的地步，就会出现什么问题呀？就会出现亡脱、衰亡、亡阴、亡阳。比如说亡阴，热得很厉害，但是大汗，汗出如油，仅有的那点水分都被烧掉了、挤出来了，出的汗像油一样，就出现亡阴。如果正气虚，没有邪，可不可以生病？我们讲的是邪和正两个方面的作用，单纯就是正气虚，一点邪气都没有，可不可以生病？按照中医的观点，应该说，实际上还是有的，找邪气，一点邪气也找不到，它既没有六淫外感，也没有饮食所伤，又不是因为情志刺激、跌打损伤，里面既没有痰，也没有饮、没有瘀血，也没有什么燥屎、砂石，没有什么邪气存在，他就是极度虚弱。比如说一个人长期生病、体质已很虚弱、饮食进得很少，这个时候如果要出现证候的话，是什么证候？虚弱证，没有邪气，正气虚了，也可以成为虚证，这是虚证的特点。

证候表现：和实证一样，实证有很多的邪，邪气的不同、所在部位的不同；虚证，因为有气虚、有血虚、有阴虚、有阳虚、有精亏、有津液亏虚、有营虚、有卫虚等。有这些性质的不同，又有各个脏腑的虚，有心的虚、肝的虚、脾的虚、胃的虚等，所以症状表现不会相同。那根据什么辨虚证呢？在《素问·玉机真脏论》里面，讲到了五实，也讲到了五虚。五虚讲的是什么呢？是讲的"脉细（脉细代表什么问题？血虚，最首先考虑的是血虚）、皮寒（什么问题？肌肤凉，那是阳虚吧）、气少（就是气虚吧）、泻利前后（排泄得太多）、饮食不入（进得少，出得多），此谓五虚"。《素问·玉机真脏论》里面举了这么一些表现，"脉细，皮寒，气少，泻利前后，饮食不入"，实证讲的是二便不利、前后不利，虚证讲的是泻利前后——腹泻、尿频量多等，往往是可以导致虚的。

分析：我们来分析一下虚证，精气夺则虚。为什么？精气夺，是讲的所有的正气，不一定就是讲的肾精之气。有什么原因可导致呀？先天不足，后天失养，疾病损伤，治疗不恰当等，耗损得过多了，病人的正气，由于汗出过多，大吐、大泻，泻利前后，又进入得少了，饮食不入，吃得太少，这是导致虚证的常见原因。还有一种是在邪气特别暴盛的时候，可以突然导致正气的衰亡，前面是讲的不足、损伤、亏少，没有得到补充，消耗掉了，这一种，是邪气突然把正气一下就消亡掉了，比如说在严寒的情况之下，一下把你丢到冷库里面，让你呆一晚上，零下多少度，穿的衣服不多，那种严寒之下，一下就可能导致阳气衰亡。烧伤，严重烧伤，可能很快就导致亡津液、亡阴。外伤，因为邪气太强大了，可以导致突然地衰亡。这是说虚的原因，可以是这些原因形成的。

辨证：辨证怎么辨？仍然是不好举哪个症状。能说发热就是虚吗？不行，阳虚的人就不发热，说低热就是虚？那也不对，要看是什么虚，气虚可以低热，阴虚也可以低热，因此，症状不好举，怎么办呢？主要是根据发病特点。前面讲实证的发病特点是"入者""急者""有者"为实，和它相反，就是

"出者""缓者""无者"为虚。"出",排泄得太多,消耗得太多,大汗不止,呕吐腹泻等,消耗得太多了,"出者";"缓者为虚",病情慢慢起的,时间拖得长,一般是虚证;还有一个"无者为虚",什么叫"无者"?里面没有发现明显的邪气,没有湿邪,也没有痰饮、瘀血、食积等,这就是判断虚证的主要根据,是根据发病的特点来判断。所以,张景岳讲,"内出之病多不足,如七情伤气、劳倦伤精"等。判断虚证的根据就是久病势缓,病的时间久,病势缓慢,慢慢起病,不是突然起的;耗损较多,就是"出者为虚",消耗得太多了,呕吐、腹泻、伤精、汗出等,消耗得太多;第三个, 一定要看整体状况,整个体质我们一望,望全身的时候,望这个形体,一看病人形体不是强壮而是虚弱,很虚弱、又瘦小、精神特别不振等。这就是判断虚证的主要根据,按照《难经·四十八难》的说法,就是"出者""缓者""无者",我们现在归纳, 个就是久病势缓,第二个是耗损太多,第三个体质虚弱,从这几个方面来确定是属于虚证。

(三)虚实证鉴别要点

虚证和实证的鉴别,从特点上来看,虚证是讲的不足、衰退、松弛,实证是讲的邪气明显、邪气有余、体质强盛,这是一个方面。从它的特点上看,我们用"出者""缓者""无者","入者""急者""有者"来区别。辨证的时候就要根据什么呢?根据它的病程、病势,病程缓慢,病势不急,虚弱体质,这是虚证;新病突起,病势剧烈,有邪气停聚而体质未虚,是为实证。并从具体症状表现、舌象、脉象等来全面地进行鉴别。这是虚证,还是实证。

四、阴阳辨证

第四对纲领,阴阳辨证。阴阳是归类病证的纲领,既归类疾病,也归类证候,归类病证的纲领,是八纲里面的总纲。本来八纲就是纲了,而八纲里面的表里、寒热、虚实,可以用阴阳进行概括,所以它是一个总纲。阴阳比那六纲更高级一些、更抽象一些、更广一些,其他的六纲——表里、寒热、虚实,不能够互相概括,表里不能概括寒热、虚实,虚实也不能概括表里、寒热,不能互相概括,只有阴阳可以概括。为什么阴阳可以概括呢?阴阳是无所不指、无所定指。这应该是《中医基础理论》讲的，阴阳是无所不指，什么东西都可以分阴阳，一件东西里面都可以分出若干个阴阳，无所不指。无所定指，是什么意思呢？就是说，比如钢笔是阴还是阳？手表是阴还是阳？阴阳无所定指，不是指哪一件具体东西，但是每一件具体事物里面都有阴阳，无所不指，关键就是看它和什么相对，凡是有对立统一的东西，都可以用阴阳概括。单究一支笔，不能说它是阴还是阳，但笔本身外面为阳，里面为阴；手表，上面是阳，下面是阴。所以它是无所不指，又无所定指。阴阳辨证的时候，主要根据阴阳的基本属性，用以概括疾病的症状、病位、病性、病势，都可以用阴阳来进行分类。症状，比如说恶寒，当然应该属于阴；发热，应该属于阳，是不是呀？有汗和无汗相比较，应该也是可以分阴阳的，有汗一般是排出来了，毛窍是疏松的，从这个角度可以说它是阳；无汗的毛窍是闭塞的，相对而言应该属于阴。各个病位，心肺为阳、肝肾为阴，体表为阳、体内为阴。病理性质，热、实为阳，虚、寒为阴。病变发展的趋势，向内发展是阴，向外突发出来是阳。什么东西它都可以用阴阳来分，所以阴阳是总纲，是归类，疾病、证候、症状等，都可以用阴阳归类，所以它是一个总纲。

（一）阴证

阴阳是总纲，我们就要看看阴证。阴，概括哪些方面的问题、哪些属于阴呢？指阴的范围，不是具体讲哪一个症状，是讲它的范围。阴邪致病，受了寒邪，淋雨、下水、寒湿侵袭等，应该是阴；阳气虚当然不是邪，但是阳虚以后可以生寒，所以阳气虚也属于阴的方面。慢性的久病，病势缓慢的，属于阴，这个应该容易掌握。凡是属于抑制状态的、沉静的、虚衰的、晦暗的，属于阴。兴奋与抑制，兴奋属于阳，抑制属于阴。热能产得多属于阳，热能产得少属于阴等。沉静、衰退、晦暗，症状表现在内、向下、难得发现的属阴。内部的属于阴，外面的症状属于阳。向下、向内的属于阴，向外、向上的属于阳，呕吐应该说就属于阳，汗从身体里面冒出来，是向外，应该是阳。难以发现的属于阴，隐晦的属于阴。

六纲里面的里证、寒证、虚证属于阴，这是广义的。表里、寒热、虚实已经把病位、病性都概括了，现在再把里面的里证、寒证、虚证归属于阴的范畴，这就更广了，概括更高了。广义阴证的范围太广了，阴邪致病，向内、向下，里证、虚证、寒证、沉静、抑制等，都可以是阴证。症状包括很多，不好说哪一个具体症状是阴证，举例也举不成，虚有好多种，气、血、阴、阳等各种各样的虚，不好说哪一个症状属于阴证；寒虽然没有很多，只有一个虚寒、一个实寒；里证的范围非常广，症状更不清楚，不好说哪些是里证，什么症状都可以是里证！实证的症状、虚证的症状也讲不清吧！这是广义的阴证。

还有一种阴证，是指什么呢？是指狭义的阴证，就是讲的虚寒证，阳气亏虚。过去的书上一般讲的那些——面色苍白或者晦暗，精神萎靡，身体困重蜷卧，畏冷肢凉，倦怠无力，声音低怯，食少，口淡不渴，小便清长，大便溏泄，舌淡胖，脉沉迟或者微细，所举的这个所谓"阴证"，实际上是讲的狭义的阴证，阳气不足的证候，虚寒证，应该属于阴证或者说是最典型的阴证，又虚又寒，里虚寒证，这是典型的阴证，这是一个很具体的证、狭义的证，它属于狭义的阴证范围，但它并不能代表所有的阴证。

（二）阳证

第二个讲阳证。阳证的范围和阴证相反，就是阳邪致病，如六淫里面的风、火、暑、热；正气如果亏虚了的话，阴虚可以阳亢，当然它不是一个邪，那往往形成什么证？形成阳证。具有急起新病，病势急和快的特点，和阴证是相对的。突发的、暴病属阳，缓、沉静的属阴等这样一些区别。兴奋、躁动、亢进、明亮的属于阳。症状向外，表现于外的，向上、向外的、容易发现的属于阳。八纲辨证里面的表证、热证、实证属于阳，这么一个范围。

狭义的阳证，指的是实热证，就是里实热证那样一个具体的证候。所有的表证、所有的热证、所有的实证，从概念上来说，它都属于阳证的范围。而现在讲的实热证，是讲的狭义的、具体的实热证。它的表现、特征上，过去所举到的那些例子——面赤，发热，肌肤灼热，烦躁不安，声音高亢，呼吸气粗，喘促痰鸣，渴欲饮水，小便短赤涩痛，大便秘结奇臭，舌红绛，苔黄黑生芒刺，脉浮数、洪数、洪大、滑实有力，这都是讲的什么问题呀？是讲的一个具体的实热证，所以它是狭义的，不是所有的阳证都是这些症状，阳证还可以见到很多其他的症状、其他的表现，因此，它不是一个全面概括。

第五讲
八纲辨证（四）

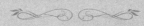

第二节　八纲证候间的关系

下面讲八纲证候间的关系。前面是分开来的，把表证、里证、寒证、热证、虚证、实证及阴证的范围、阳证的范围，作为纲领，把它分别地说了一下。实际上八纲之间并不是各自孤立的，而是必须要联在一起，表是什么？是表寒、表热、表虚还是表实，八纲之间的病理本质应该是互相联系在一起的。因此，要分析八纲之间的关系，不是仅仅了解一个表、里、寒、热、虚、实的概念及它的证候范围就了事了，应该进一步地了解，它们之间的关系有这样几种。

一、证候相兼

第一类是证候相兼。所谓证候相兼，有广义和狭义的不同。

广义的证候相兼：凡是表、里、寒、热、虚、实，它们之间，不管怎样结合在一起，凡是联在一起的，都是证候相兼。每一个病人可以说都是证候相兼，因为它不可能是一个孤立的表，表必须有表寒、表热、表虚、表实，可能有的病人，除了表以外，还表里同病，里面也有病，那么里面也有寒、热、虚、实，所以各种证候，都可叫作证候相兼。

狭义的证候相兼：狭义的证候相兼讲的是什么呢？讲的是寒、热、虚、实在性质上没有出现矛盾、没有相反，不是表为寒证、里为热证，表是虚证、里是实证，虚实寒热之间没有对立、相反的情况，这就是狭义的证候相兼。不说广义的，就是这个狭义的证候相兼也有很多，常见的如说表实寒证，太阳伤寒麻黄汤证，就是一个表实寒证；银翘散，就是一个表实热证的表现；里实寒证、里实热证、里虚寒证（阳虚证）、里虚热证（阴虚火旺证）等，都是很常见的。它们之间，没有讲到有矛盾，就是里面虚外面实之类，没有讲到这种特殊的矛盾。除了这一些以外，还应该有表虚寒证、表虚热证、表里虚寒证、表里虚热证等，这些提法都可以出现，没有必要一个个去记，我并不要大家举出有多少种相兼来，而是来了一个病人，你知不知道这是一个相兼，是什么兼什么？病位的表里，表或者里，与寒热虚实之间是怎样相兼？知道这个概念就行了，不要死记硬背地把名称记下来。

对证候相兼，进行一下分析。证候相兼的临床表现，实际上就是有关纲领证候的相加，比如我们讲过表的证候，恶寒和发热、头痛、身痛、脉浮、鼻塞、喷嚏等这些表现，这是表，要是它以寒为主，我们讲过寒是什么表现？冷、白、迟、痛、蜷，恶寒重、不出汗、舌苔白、脉紧、头痛身痛明显，那就构成表寒证；有的病人是热、红、数、干、乱，发热重恶寒轻、脉浮数、面色有点红，舌苔是黄白相兼或者有点薄黄苔，有热的那些特点的，当然是表热证。因此，它的证候就是有关证候的相加。同相兼脉一样，浮脉和数脉在一起就是主表热证，沉脉和迟脉、无力在一起，就是里虚寒证，意思是相同的，所以证候相兼，就是有关纲领证候的相加。但是有一个概念要注意一下，就是所谓"表虚"的问题。表虚这个概念，病位在表，性质属于虚，我们临床上，经常讲到的表虚有两种情况：一种情况是讲的卫表不固、卫阳不固，体表容易出汗、自汗（稍微活动就出汗），我们讲这个人是表虚了，是不是？表虚，是什么虚了？实际上它属于虚寒，卫阳不足、卫气不固，是不是？卫表不固，这是表虚，这是一个。除了这个以外，临床还有一种说法，将表证有汗的，称为表虚，这个所谓的"表虚"是指什么呢？表证无汗就称为表实，也就是太阳伤寒证；表证有汗称为表虚，也就是太阳中风证。一个是表实、一个是表虚，一个是伤寒、一个是中风，重点是指的什么？出不出汗，以出汗、不出汗作为辨别所谓表实、表虚的一个重要指标，为什么出汗、为什么不出汗？出汗时毛窍、玄府是张开的，没有闭塞；而不出汗是玄府、毛窍处于闭塞的状态，肤表闭塞，毛窍是闭合着的、不是开着的，主要是根据这个症状来说的。因为风邪中人以后，毛窍是开着的，有汗出，表证有汗，毛窍未闭，肤表疏松，所以称"表虚"，但这是不是等于真正的正气虚了呢？这个时候，并不等于疾病本质是虚，因此对这个表虚要辩证地看，它只是和那种表证无汗的表实相对来说的。作为"虚实"的大概念，虚证和实证，虚讲的是正气亏虚为主要矛盾，而太阳中风有汗的这种所谓表虚证，恐怕并不是说正气亏虚，仍然是强调有邪气，正虚不是矛盾的主要方面，只是认为风性疏散，风邪使毛窍处于张开、肤表疏松的状态，是从这个角度来讲的，当然桂枝汤里面也有红枣，要吃热粥，也有点扶正的意思，但它毕竟还是以祛邪为主的，主要方面应该以邪气为主。所以对这个虚要辩证地看，表证的有汗、无汗是机体的反应状态，不要绝对地理解就是虚了。表虚寒证、表里虚寒证，那是真正的虚了，容易自汗，汗出恶风，这种人不耐外邪，经常容易感冒，稍微一动就出汗，卫表是疏松的，整个体质是虚弱的，那种虚，多半是由里面的虚所导致的，由里面的虚导致的虚寒证。表虚热证、表里虚热证，这个表的虚，实际上都是由里面的虚所决定的，只是在外边的一种表现。

二、证候错杂

第二类是证候的错杂。什么叫错杂呢？前面讲的表里证候相兼，是讲寒热虚实之间没有矛盾，不是说表是实证、里是虚证，表是虚证、寒证，里是热证，寒、热、虚、实之间没有发生对立，我们叫作"相兼"。证候错杂是讲什么呢？寒、热、虚、实相反了，表和里在寒与热、虚与实的问题上出现了矛盾，掺和、错杂在一起了，可以造成很多的矛盾，可以组合成很多的错杂。

最常见的错杂，比如有寒热错杂。寒和热错杂在一起，病人身上既表现有寒证，又表现有热证，这是相反了。寒证和热证，按道理不能在一个人身上同时存在，但这个病人他同时存在了，既有寒，又有热，你不能说寒是假象，或者热是假象，都是真象，寒是真的，热也是真的。那是什么问题？这个时候的辨证，主要是分析它是寒为主还是热为主，分清寒热的多少。比如说表里寒热错杂，表实寒、里虚寒证，一个阳气不足的人，平常身体比较虚弱，畏冷、肢凉，这是什么证？平常就身体虚弱，畏冷、肢凉，里虚寒证，是阳虚，对不对？这个时候如果他感冒了，受了外邪，容易患什么证？容易患表寒证，这个表寒证，可能是表虚寒，也可能是表实寒，如果恶寒甚，不出汗，头痛、身痛，脉浮紧，可能吧！这说明本来是一个里虚寒证，现在感冒以后，又出现了表证，并且是一个表实寒证，这是不是发生了矛盾？虚和实好像矛盾，实际上并不怎么矛盾，不能说里面的里虚是假的，或者外面的表实是假的，都是真的，表实寒是真的、里虚寒也是真的，治疗时就要分清到底是里严重，还是表严重，是解表为主，还是要从根本上给他温阳。所谓里实热表虚热证，就是里面是一个实热证，若又有表证的话，病人现在有汗，有汗可以认为表虚热，实际上不是虚，已经讲过这个问题了。证候错杂就是讲虚、实、寒、热存在着相反的情况，这是一种。有一种常见证，俗称"寒包火"，如麻杏石甘汤证，什么问题？就是里面是热证，外面被一层寒包着。比如有个小孩，患肺炎什么的，已经发高烧，舌质也红了，口渴，尿黄，里面的这些热都存在了，咳嗽、胸痛，里实热证，很典型吧，但是病孩没有出汗，有的还可能知道说有点怕冷，说明表有寒，形成了一个寒包火证。临床用的方剂，比如麻杏石甘汤，那个麻黄就是解表寒、解表，石膏主要是清里热，因此，他属于寒包火。这就有一个矛盾了，是不是？里面是实热证，外面是实寒证，都是真的，是矛盾、错杂，又确实存在，寒把热包围在里面了，这是最典型的。

还有虚实夹杂。既有正虚的证候、又有邪实的证候，虚实夹杂在临床上也是很常见的。比如脾胃功能不好、长期消化不良的病人，脾胃气虚，这个病人稍微有点饮食不慎，多吃一点就伤食了，就出现腹胀、腹痛、腹泻，这种人他的饮食实际上还是很慎重的，饮食特别小心，主要是脾胃虚弱，虽然小心还是伤了食，出现呕吐酸馊，大便可能有腐臭，这是不是一个虚实夹杂？既有虚、又有实，虚实夹杂，不是真、假问题。证候夹杂的情况下，辨证仍然是要区分它的多少、主次、先后。还有所谓上下虚实——上实下虚、上虚下实，表里虚实——表实里虚、表虚里实等，甚至有寒、热、虚、实都相反了的，这些矛盾、这些情况都存在。

分析一下。总的说，证候错杂就是寒和热、虚和实出现了相反、不完全一致的情况，寒、热、虚、实有矛盾，辨证时要注意辨清哪一个是主要的、哪一个次要的，辨清主次轻重。第一点，这种表里同病、证候有错杂的情况，一般起决定作用的是在内部，是由内部决定的，要认识到这一点，为什么？比如刚才讲到的，阳气不足的人，他容易外感，外感以后，容易得寒证，就是因为阳气不足、机体从阴化，所以患寒证；如果内部是一个有热、阴虚的人，本来里面就有火，那么他得表证的时候，往往表证也是热证，是由内在决定的。第二点，矛盾的双方，都是本质，不可忽略，不要只看到主要是内部的问题，就只治内，阳虚为主，温阳是应该的，但表寒也不能不管，都反映了本质，它不是真假，因此两方面都要照顾到，只是有缓急轻重主次之分，要注意辨这个问题。

三、证候真假

第三类，证候真假。证候出现了真假，这是学习八纲的重点。

证候真假，往往出现在疾病的危重阶段，或者很重、或者有危险的时候，出现了一些与病理本质相反的"假象"，我把这个假象两个字打了引号，实际上严格地说也不是假象，仍然是真象，只是这个症状看起来好像不对、是假的。病人本质上是一个热证，他为什么还会怕冷呢？不能说病人怕冷是假的、怕冷就不对，就是那样的，怕冷也是一个真象，只是对热证来说，怕冷和它是相矛盾的，与病理本质相反，所以好像是一种假的症状。"真"是指的与疾病内在本质相符的那些证候，完全相符的；"假"是指与常规认识不相符的症状、不符合常规认识的症状，症状本身还是真的，要说"假"的话，那是医生没有认识它的本质，在理论上没有理解，你认为不应该出现这个症，而现在出现了，就认为是假的！假的就应该统统抛弃，这个症状能抛弃吗？我们辨证，每一个症状都是不可丢的，它仍然是病理本质的反映，只是不合常规认识而已，"脉数一定是热证，阳气虚证显数脉就是假象"！这是医生认识错了，要抛弃的应该是医生头脑中偏执的观点。对证候真假，历来重视，认为它是难点，实际上对"真假"的辨别也并不是很困难。难，主要是理论上没有通，认识上没有弄清楚，只有单方面的认识，如数脉不只是主热证，阳气虚的人，阳气浮动、虚性代偿，可以见到数脉。不知道阳虚的病人也可以见到数脉，碰到了就认为是假象、就弃而不顾！这实际上是理论上没有弄清楚。

如果只根据这一个症状、两个症状，这种表面现象，就下结论，那当然就会以假当真，就会出现错误。只要医生细心了，全面收集症状、掌握病情，明确里面的理论根据，就能够辨假识真，就能够把真和假辨别出来。

（一）寒热真假

寒热的真假里面又分为真热假寒和真寒假热两类。

1. 真热假寒

真热假寒证，是讲内部有热，外面见到一些"假寒"的表现，这个"寒"应该说也是带引号，好像是一种寒的证候，外面见到寒的一些热极似寒证候。

真热假寒证的主要表现，有恶寒，甚至寒战或者四肢厥冷，这是有"寒"的表现。而它的热、真热，重点是反映在哪里呢？胸腹灼热、小便短黄，还有很多，这是最典型的、最主要的。假寒比如说四肢凉，甚至有四肢厥冷，神识昏沉、望诊、望神志，躁扰妄动、烦躁不安，一般来讲是热证，沉静（不太想讲话、不动），多半是寒证、阴证。这个病人现在神志昏迷了、不躁动了，这似乎是一种"假象"，其实也是真象，是因为热闭心神了。神志昏迷，面色紫暗，脉沉，甚至脉伏，舌苔黑，好像是一些寒证的表现，是不是寒证呢？如果病人发热，特别是胸腹部灼热，呼吸出来的气息烫手、口渴引饮、尿黄、舌红、苔黑而焦干燥裂、脉实有力等，显然不是寒证，而是真热吧。

真热假寒证的机理。证候表现好像有寒的，又有热的，所以就搞不清哪一个是真、哪一个是假了！为什么会这样？本来是热证，为什么会出现一些好像是寒象的表现呢？这是由于邪热内盛，伤耗了津液，胸腹灼热，口渴引饮，脉数有力，这反映了邪热内盛，为什么外面有四肢厥冷、面色紫暗这些表现呢？由于阳气郁闭在里面、闭阻在里面了，气血运行不通畅，阳气不能够外达，于是就出现神识昏沉、面色紫暗这些表现，阳气不能够跑到外面来，所以外面四肢凉、厥冷、脉沉迟，好像外面是一种寒证。它的机制就是阳热内盛，阳气郁闭不能外达所导致的。这种情况，见于热极的时候，具有"热深厥亦深"的特点，既然里面那么多的阳，为什么都郁闭在里面、不跑到外面来呢？举个通俗的例子，过去看电影，或者开大会，人很多，散场的时候，每个人都想快出来，都挤在那个门里面，互相你挤我、我挤你，反而很慢、很难挤出来。就像现在汽车堵车，一堵车，你想往前挤，他想先过去，结果全部堵死，来来往往都不通了，汽车多得很，互相拥挤在那个地方，是不是"阳气郁闭，不能外达"，里面多得很，就是出不来，所以是"热深厥亦深"，热越严重，越郁闭得厉害，四肢、外面厥冷更严重。这种真热假寒证，有人又把它称为热极肢厥证，简称热厥证。古人叫作阳盛格阴证，阳气太严重了，把阴格在外面，这个提法不是很严格、很准确，实际上是阳盛，自己把自己格住了，并不是说把阴关在外面——我阳气在里面，阴你就别进来了，而主要是阳气太严重，阳气自己格自己，自己跟自己过不去。《景岳全书》《伤寒论》里面，有很多说法，厥深者热亦深、厥微者热亦微，应下之——采用下法，应该用通下的方法，白虎汤、承气汤之类。现在有人曾经做过这个研究，就是"肛指温差"。肛指温差是什么意思呢？一个是看肛门的温度，一个是看手指的温度，本来肛门的温度要比手指温度高一点，大约高1℃，但是高得很远，如果肛门温度到了39℃、40℃，而手指的温度可能只有35℃、34℃，相差4℃、5℃，那就够说明问题的了，肛门应该是里面，反映内部热深，手指的温度、脚趾的温度是反映末端、外面，所以相差很远的话，是热深厥深，相差得比较小，是热微、热不深，厥也不深，从温差来反映热和厥的关系。

2. 真寒假热

真寒假热证，是讲里面是真正的寒证，外面见到了一种假热的表现，"假热"——不是真正的热证，但是它见到了一些热的症状，是寒极似热的证候，寒到了极点，表现出了好像有热的证候——可能它有发热，或者咽干，还有面红等，好像是热证的表现。

真寒假热证，有些什么表现呢？自己觉得发热，身上热，烦躁，想把衣服脱掉、被子揭掉，躁扰不宁，或者面红如妆，而四肢是厥冷的，注意这个地方，四肢厥冷，应该加上、应该注意，身体也是凉的，"身凉"（胸腹部、腋下这些地方不烧），胸腹部这些部位穿了衣服、盖了被子，不一定凉，可能有35℃、36℃，但起码是没有发烧，没有38℃、39℃，不烧，"身凉肢厥"，说明里面不是热吧！但是病人自己觉得热，躁扰不宁，揭被子，面红如妆（什么叫面红如妆？戴阳的表现，整个面色是白的，但面部一阵阵的泛红，如涂了化妆品），这好像是热，有的病人可能还感到咽喉干燥，或者是喉咙痛、脉浮（散）而跳得快，或者是大便解不出来、大便秘，这些单独地看，都好像是热的表现。但是全面地看，病人有一派真正的、寒的表现——胸腹部不热，最关键的，如果面红好像是有热的话，摸一下胸腹部，如果灼热，当然是热证，现在胸腹部摸上去一点都不热，四肢又很冷，说明外面也是冷的，必然是真寒——阳虚、亡阳证。发热是病人自己的感觉，想把衣服解开，有时候又要盖被子，真正发热为什么要盖衣被呢？面红如妆，并不是满面通红；烦躁不宁、心烦，但是他动起来没有力，虚弱疲倦；说口干，但又不喝水；咽喉痛，一看咽喉，不红不肿；脉浮，或者脉数，但按之是没有力的；虽然两天不解大便、三天不解大便，但是大便并不干燥，甚至是下利清谷；或者有小便清长，舌淡苔白，脉搏无力。所有这些症状，从本质上看、全面地看，这个人是一个寒证、是一个虚寒证，阳气不足，阳气不足以后，逼着阳气浮越于外。所以，这是由于阳气衰，而阳虚生寒，所谓阴寒内盛，是因为阳气虚衰所导致的，由于机体没有得到阳气的温煦，气化不力，输布、运化失常，所以出现小便可能解不出来、口干，大便也解不出来，这都是阳气亏虚了的原因，阳气虚衰，阳衰阴盛，虚阳浮越。一个是浮、一个是越，什么是浮？浮是讲浮在上面，浮在水面；越是跑到外面，浮和越两个字，虚阳浮越很可能是同时存在，又浮又越，浮和越有一点区别，浮是讲在上，越是讲在外，这是真正的阳气被逼出来了，逼到外面、逼到上面，感到发热、躁扰不宁、口干、咽干等，浮在上面，叫作什么？戴阳证，好像头上戴了一顶红色的帽子一样，阳应该属于红色，阳气都跑到上面，整个下面都是阴寒，阳气就很少了，逼着阳浮在上面，像戴了一个帽子，"逼上梁山"了！所以叫作戴阳证。阴寒内盛，如果把阳气逼到外面来了，出现了面红如妆、口渴、脉浮大而数，或者是散脉，等等，到了极点的时候，甚至可以出现大汗不止，可能出现这些表现，这就是阳气外越，跑到外面来了，阳气外越，就好比红皮的萝卜，萝卜里面是白的，外面是红色的皮，红色代表阳，里面都是阴，仅仅外面一点阳，这是阳被真正地逼到外面来了，赶出家门，不让它在里面住，阳只好在外面游荡——阳气浮越，阳衰、阴盛，本质上都是阳衰所导致的，所以又叫虚阳浮越证，也叫阴盛格阳证、戴阳证、寒厥证。张仲景、张景岳等都有很多说法，"戴阳"就是《伤寒论》里面提到的，他说："下利脉沉而迟，面色赤（面红如妆），身有微热（好像还有点发热，好像是热证），下利清谷者（下面一派寒的表现，脉沉迟，下利，甚至下利清谷），其面戴阳，下虚故也。"什么虚？阳气虚，阳衰了。

注意！这个真寒假热证，按照虚实来说，应该是什么？虚寒证，本质上是阳气虚衰了，应该是虚寒证，虚阳浮越。可是也有人把阴虚阳亢叫作虚阳浮越、阳气浮越、阴虚阳浮的。但是虚阳浮越与阴虚阳亢，二者有本质的不同，机理也不同，因此，应该加以区别。阴液亏损，不能制阳，上面有热，而形成阴亏于下，阳亢于上或火旺于上，出现唇红、颧红、咽干、心烦、头晕头痛、牙痛、咽喉痛、舌红嫩小、脉细数等阴虚阳亢、阴虚火旺的证候。这种热，属于虚热，不是实热，与虚阳浮越的面红如妆、口渴咽干等表现有相似之处。这是阴虚所导致的虚火，如同灯里面的油很少了，而灯火尚旺，因而把这种证候称阳气浮越或阴虚阳浮，也不是绝对不可。但是，虚阳浮越、阴虚阳亢，虽然都是以虚为主，但前者为阳虚、后者为阴虚，病理本质有别。虽然不少症状都表现为是上部有"热"，但一为假、一为真，一曰"浮"、一曰"亢（旺）"，机理并不相同。下部的症状则完全对立，前者为肢厥、尿清长、大便稀溏，一派寒象；后者为手足心热、尿短黄、大便干结，一派热象。

3. 寒热真假的鉴别

怎么鉴别？朱良春，是江苏的、当代很有名的老中医，他说："上下不一，主从下；表里不一，主从里。"我看这种说法是比较好，就是说上面和下面有矛盾、不一致的时候，主要根据下面，体表和内部不一致的时候，主要从里面。也就是说本质上是由内部决定的，里面决定外面，这是讲的寒热真假。如果是寒热错杂，那就不一定了，它上也是真、下也是真，表也要重视、里也要重视，那是讲错杂。辨寒热真假的时候，他的话是说得很好的，反映真象的证候为先、为主、为多，假象的证候在后、为迟、为少。真的那些症状，真热或者假寒，它是先有热的症状；真寒证、真寒假热证，它一定有阳衰的那些症状在先，并且症状为主，多一些，临床表现上阳气虚衰的那些症状，表现得多一些，主要表现是先出现的，假象在后面出现。所以我觉得朱良春老先生的话说得很到位、很好。吴又可的《温疫论》，在论阳证似阴、阴证似阳的里面，讲到了这个问题。他说："捷要辨法（最简捷、最重要的辨法，怎么去辨？辨这个证的时候，寒热真假怎么辨），凡阳证似阴，外寒而内必热（真热假寒，外面虽有寒而内必有热，真热假寒的病人内部一定是热证，外边可以见到好像是"寒"的证候，有怕冷的感觉，四肢凉），故小便血赤

（真热假寒证，小便血赤，就是小便短黄）；凡阴证似阳者，格阳之证也（真寒假热证是把阳气格拒在外），上热下寒（他讲的是上热下寒，也就是外热内寒），故小便清白（真正的一个寒证，阳衰阴盛的病人，小便应该是清长的），但以小便赤白为据，以此推之，万不失一（据小便的多少、清黄，来辨寒热真假，则万不失一）。"讲得也非常好，经验之谈，小便确实是判断寒热真假最重要的根据。但是，吴又可老先生在现代的情况下，他也可能会犯错误，不会万不失一，为什么？确实是真热证，一定是小便短黄；真寒证，阳虚阴盛的病人，一定会小便清白，这是实事，常规应该是这样，这应该是个很重要的判断标准。但是大家注意，现在有这样一种情况，真热证经过输液以后，也可能尿清，高烧的病人，现在一天给他输上五六瓶液体，小便就不黄，你说小便清长了，那是寒证！这不就是千会失一、百会失一吗！一个真正的寒证，比如说"肾衰"的病人，肾气衰竭了，肾不能够气化津液、不能够气化小便，会出现什么问题？真寒证出现尿少色黄！肾的阳气亏虚，阳气亏虚不能够分泌小便，小便根本上就分泌不出来，解出来的小便一定很少，尿一少，它颜色就必然会黄，那你说这个肾阳虚、这个肾衰的病人，小便短黄，一定是大热证！所以有特殊的情况，可能不是万不失一，恐怕有个百分之几的会要失误。但是，确实小便的黄还是清，是判断真寒、真热的一个非常重要的指标，但是要注意有这些特殊情况，就说现在情况下有这个特殊情况，所以还是要全面地来辨证，那就是朱良春讲的，要以内部、中心的症状为准、为真，肢末、外部的现象，那是现象，为"假"，这个假都是带引号的，实际它也是有道理的，并不真正是一种假、不是真正的假，要抓住内部中心的症状为主。

　　给大家讲个病案，那是 1973 年的暑假期间，遇到株洲市委组织部的一名干部，姓欧阳，当时年龄刚过 40 岁。他知道我是搞中医的，就找我给他看病。他说患高血压已经快 5 年了，收缩压经常在 190 左右，舒张压总是在 100 以上，吃过西药没有明显的效果，最近半年还时常能感到心跳，胸部透视说左心室有些扩大，西医诊断为"动脉硬化""高心病"。我一看这个人似乎还比较健康，脸色红润有光泽，额头上稍微有点汗冒出来，但是又见他身穿长衣长裤，问他为什么还穿绒裤？他说下半身很冷，身上并不出汗，我就知道这是"但头汗出，齐颈而还"。仔细一按脉，寸关部脉弦而两手尺脉比较虚弱，望舌，舌质略显红胖，舌苔没有明显的变化。再问，你自己感觉有哪些不舒服？说：平时感到头痛头晕，走路轻飘飘的，胸闷，有时觉得心跳，喉咙干、想喝水，小便多，每晚要解两三次小便，睡得不实、经常醒，腰部有点酸痛。这是什么问题？寒在下面，逼着阳气上浮，虚阳浮越嘛。反正我是看准了，于是提笔就开处方，还只开了熟地黄、山茱萸、怀牛膝、枸杞、白芍、石决明这么几味药，我看到病人的脑袋就有点左右摇晃起来了，问他摇什么？他说这类药吃过不少，好像没什么效。我说：莫着急，还有两味"引经"药，可能没有用过。问是什么药？我说附片 10g，上肉桂、一定要上肉桂，含在口里噙化。听我这么一说，他马上连连摇手，说：我血压这么高，天又这么热，还吃附子、肉桂，这不是火上浇油呀！我一笑，说：你可算得上是"久病成良医"啦！我不知道附桂是大热药？如果没有看准我敢给你用？拿生命开玩笑！你现在是命门火衰，虚阳上浮，下面是真寒而上面是假热，如果真正是"火"的话，为什么下身那么怕冷，还穿布鞋、穿绒裤，小便又清又长？中医把这个叫作"龙火飞腾"，应当"引火归元"，附桂为关键药，不用不行。你如果不信，就试着吃吃看。吃了五剂药，病人来了，说头晕比原来还厉害一些了，怕是不行了，我问：测过血压没有？说今日已经测过了，152 降至 94。我笑道：这不是好事吗？不要紧，继续吃。又吃了五剂，头晕头痛都缓解了，血压几乎接近正常。他觉得很奇怪，特地来长沙，问是怎么回事？我就告诉他，这就是"龙"已经回到"海"里面去了！血压高可以引起头晕，但是时间一久，适应了，习以为常，现在血压突然降下来，反而又不适应，所以头晕可能反而厉害些，明白了吗？

怎么样？血压很高、盛夏季节用附桂，效果非常好。根据是什么？内部、下面、中心是寒，这就是根据。所以辨寒热真假，我特别强调要注意手脚的温、凉，病人有怕冷或发热的感觉，一定要注意他的胸、腹部是凉的还是烫手？胸腹部烫手肯定是真热证，那是反映内部温度的，它反映的是真象；如果肛门的温度不高，胸腹部又不烫手，虽然有脸色红、脉浮数等症，那可能是假象。所以要把内部、中心的作为主要根据，这对辨别寒热真假非常重要。

第六讲
八纲辨证（五）

（二）虚实真假

已经讲过了寒热真假，临床上我们只要抓住内部、中心、先见的是真，外部、末端、后见的为假，抓住这些特点，特别是胸腹部的温度，这是一个关键性的表现。再结合小便、舌质、脉象等来综合判断，真和假应该是可以辨别出来的。分不清，甚至辨错了！很可能是粗心大意，没有引起重视，或者没有全面掌握症状，对内部、下部的情况没有察觉。

虚实真假。《内经知要》里面讲："至虚有盛候，大实有羸状。"至虚，虚到极点，最虚的时候反而出现了盛候——充盛的表现；一个大实证反而出现身体消瘦、羸弱的现象——羸状。

1. 真实假虚

真实假虚是讲本质上属于实证，反而见到某些虚羸的现象。真正的一个实证，可以见到某些虚羸的现象，比如说疳积、鼓胀，或者是癌症的病人，都是里面有邪气结聚——瘀血、癌组织、寄生虫、水等结聚在里面，但是它可以见到某些假象，身体可能非常消瘦。

真实假虚表现些什么？疲倦、沉静、消瘦、脉细，应该说一个实证的病人，它不应该脉细，身体应该还比较强壮，应该是反应剧烈，不会疲倦、沉静，我们讲过实证的特点是反应明显、剧烈，证候明显、剧烈，而现在不是明显、剧烈，所以这些情况和一个真正的、单纯的实证不相符。它还有什么表现呢？又有声高、气粗、腹硬、脉搏有力。一些真正的实象，里面有实邪，腹硬满这是可能的，但也不一定是脉搏有力、声高气粗。所以，所谓真实假虚、真虚假实，实际上多半是虚和实夹杂在一起，并不是绝对属虚、绝对属实，实际上是内有积滞，经络阻滞，气血不畅，体内确实就有虚，只能说这种病可能是因实而导致的虚，不能说实就是真的、虚就是假的，也不一定就都会见到脉实有力，很可能就是无力，声音可能并不高，只是说有的病人由于实邪在里面，不愿意讲话，但是一讲话，哎呀！不鸣则已，一鸣就惊人，可能有这种情况。严格地说，这是一种虚实夹杂证，因实致虚，虚实夹杂的表现。

原因就是由于邪气积聚，内部有癥积，阻滞了气血，由于气血不畅，机体得不到濡养，所以表现出虚的证候。

2. 真虚假实

本质上是虚证，反而见到某些实证的表现，出现了一些实、好像属于实的表现。比如说肾气衰竭的病人，气化无力，不能泌尿，水肿严重，好像是实吧。肺胀，肺胀的病人，端坐呼吸，所谓"其形如肿"，端坐呼吸，把手撑着，张口抬肩，好像一个庞然大物，所以叫其形如肿，那不是真正的肿，是好像整个形体肿大，实际上是端坐呼吸，是因为"肺胀"起来了，你说这是实还是虚呢？肯定是虚。虚性的便秘，大便解不出来；闭经，好像是闭住了，月经不来了，那是气血不足；回光返照的时候，好像神志清楚了，想见亲人，要想吃点东西，把要说的话都给你交代清楚，那不是真相，是真虚假实。

真虚假实，"假"，可以表现为腹满、喘促、二便不利等，但是它有一些条件，就是腹满时减，气喘而短，不一定是呼吸很急促、加快，而是气接不上，一定还有疲倦，有脉虚等一派虚的证候。

为什么会出现这些问题？由于正气衰退以后，阴血亏虚，运化无力，气机阻滞。为什么大便解不出来？为什么会气喘？多半是正气衰退，运化不利。有的为什么小便不通呢？肾阳不化气、不能够化水。为什么大便不通呢？脾虚失运，或者是中气不足都可以导致。为什么会闭经呢？阴血亏虚，本身血就没有了。这些症状是由于正气衰退，运化无力，使气机阻滞而形成的。

3. 虚实真假的鉴别

鉴别虚实真假主要在什么地方？也有很多说法，一是脉的有力无力，这是很重要的方面，脉搏仍然显得有力，应该说或只能说主要是实，实际上有的病人可能不一定是有力、不一定是无力，力量中等，那种情况是有的。二是舌质的老和嫩，舌质老多半是实证，嫩多半是虚证，或者说主要是虚证。

我认为，真假虚实实际上是主和次的问题，因虚致实，因实致虚，只是先后、主次的区别，而不是真假的区别。体质的状况，全身的情况，病的新久，这都是辨别虚为主还是实为主的重要根据。虚实证候，实际上多为虚实夹杂，就是说不是真正的真假，是一种夹杂，既有正虚的方面、又有邪实的方面。因此，无论是真实假虚还是真虚假实，虚也是真的、实也是真的，实际上病人既有虚的表现、又有实的表现。所谓真实假虚，可能就是先有实、后才虚，实为主、虚为次；真虚假实可能是先是由于虚、后才出现实，虚为主、实为次。虚实夹杂与虚实真假很难区别开来。前面曾讲证候错杂，就包括了寒热错杂、虚实错杂，虚实错杂就是虚实的夹杂。现在讲的虚实真假，实际上是虚实夹杂，而不是所谓的真假，都是真的。临床就是要分辨它的轻重、主次和先后，孰轻孰重，因果关系，哪一个在先、哪一个在后，是因虚而致实、还是因实而致虚，是因果关系、主次关系。所以，虚实真假不是真正的真假，而是夹杂、错杂、主次、轻重、因果这么一个关系。

四、证候转化

第四大点，证候的转化。我们讲了：第一个是证候相兼，广义的指任何证候都可以兼在一起，狭义的是指寒热虚实上没有矛盾的证候相兼。第二个是证候错杂，证候夹杂在一起，出现了矛盾，两边都是真的，没有假。第三个是证候真假，本质上是热证、寒证，或者是虚证、实证，但可以见到某些与证的本质相反的症状——热证见到某些好像是寒的症状，寒证见到某些好像是热的症状，虚证见到某些实的表现，实证见到某些虚的表现，那是证候真假。

第四个证候的转化，是指由一个证转变为另外一个证，转成了它对立的那个证——原来是个实证，现在变成虚证了，原来是一个寒证，现在变成热证了。转过去了，不是错杂、真假，真假是有两方面的证候，错杂是两方面的证候都存在，这个完全是由这方面转到另一方面去了，本质和现象都发生了变化。证候真假、寒热真假，是讲本质和现象出现了不相应的情况，在同一时间出现了矛盾；证候错杂是讲寒热虚实从本质上在同一时间有矛盾；证候转化并不是同一时间的证候表现有矛盾，而是由这一个转到了另一个，一个先后的问题，现象和本质都已经变化了。

但是要认识到，在转化之前常常有一个量变的过程，有的时候一看这个证已经转过去了，实际上转过去有个过程，这个过程可能有时候慢一点、有时候快一点，转的时候可能正好被医生发现了，也可能医生没有发现，昨天看是个寒证，今天一看变成热证了，这个寒热转化的过程，可能没有看到，但实际上有一个量变的过程，这个量变的过程很可能就是证候的错杂、证候的相兼。

转化的后果、预后有两种情况：一个是由轻转重、由浅入深，这是发展；还有一种是由深而浅、由重而轻，当然是好转。寒证变成热证、热证变成寒证，虚证变实证、实证变虚证，变了，变到底好不好？有的好、有的不好。由深到浅、由重到轻，当然是好；由轻到重、由浅到深，当然不好。

（一）表里出入

注意啊，用的词是"出入"，不是用的表里转化。总的说是属于转化的范畴，这个范围之内用的词是"表里出入"。就是病位出现了变化，表邪入里了，原来是表证，邪气在肤表，现在表邪跑到里面、内部脏腑去了；或者是里邪外达，里面的邪气从外面跑出来了、跑到外面来了。

表里的转化有什么意义呢？不但是辨病位，更可以析病势。可以预测转归，可以改变治疗方法。比如说有一种治法叫作"截断、扭转"，最早是姜春华教授提出来的，截断、扭转病势，"截断"是什么意思呢？敌人朝某个方向进攻过来了，我在中间狙击，"黑山狙击战"，截断它，不让它打过去。"扭转"，扭转局势，不但不让他打过来，并且要他倒退回去。或者是"因势利导"，与截断扭转不同。跟搏斗的时候一样，你这一拳打过来，我这一拳给你顶回去，对着干，这是截断扭转；因势利导怎么样呢？你一冲过来，我这手顺势一拖，把你拖出去了，你再冲一下，我趁势一拉，让你往墙上冲吧！有这种打法吧，因势利导。它想解大便，邪气要通过大便排出去，就通它一下，让邪气随大便排出，这就是因势利导。

1. 由表入里

由表入里是说表证消除了，原来有恶寒发热、头痛、脉浮等症，是表证吧，现在不恶寒了，脉也不是单纯的浮脉了，表证的表现不明显了，而出现了里证，咳嗽、气喘，或者腹痛、腹泻，或胸闷、心悸等，里面的症状非常明显。曾经讲过里证有什么特点？脏腑、内脏的症状明显、突出。现在表证的特殊症状消失了，表证没有了，而里证突出了，这就标志着表证入里，说明邪气由浅入深，病势发展，一般见于外感病的中期，表证入里在临床上是很常见的。

2. 由里出表

由里出表，什么东西由里出表呢？是邪气由里出表，里面的病邪向外透达所表现的证候，所以又可叫"里邪出表"。邪气向外面透达出来了，虽然在外面出现了一些新的症状，但这是邪有出路的表现。邪气闭在里面没有出路，"闭门留寇"，不是好事，要给它个出路，现在邪气有从外面透出来的这种表现，应该是好事，对病情是有利的。可以举一些表现，比如说麻疹，小孩子发烧、流鼻涕、眼泪汪汪，烧了两三天以后，就应该要出疹子了，如果疹子出不来，还在那里烧，发热、咳嗽、气喘，当然不是好事。如果这个时候麻疹顺利地出来了、出了疹，好好的皮肤上出了这么多疹子，似乎不是个好现象，好好的一个人，为什么要出疹子呢！但是出了疹子说明邪气出来了，由里出表了。曾经讲过白㾦，白㾦也是这样，白㾦是湿热之邪向外透达的一种表现，出白㾦，比湿热蕴结在里面不外透为好。

我就曾经看过一个很典型的病人，湖南涟源人，诊病的时候他有50多岁，快60岁了，"尿毒症"，就是肾功能不好，已经基本上排不出尿来了，这么一种病。他说年轻的时候曾经上山打过老虎，真的打死过老虎的，不是说武松打虎用手，而是用枪打死过老虎，身体原来是很好的，后来得了肾炎、尿毒症，以后小便就解不出来，并且出现了一种特殊表现，他说皮肤上一痒的时候，隔1天左右，皮肤上，特别是腿上面就出现一种像白霜、像盐一样的东西，实际上就是氨、尿素，从皮肤表面出来了，这个时候他的所有症状就会减轻，小便也显得多一点、清一点，如果小便解不出来，而皮肤上又不出"盐"的时候就最难过。皮肤上出"盐"！按道理说皮肤怎么能够分泌这种东西呢！尿素怎么能够从皮肤上跑出来呢？这可是真的啊，病人他自己知道，皮肤上一痒是好现象，皮肤上就会有尿霜出来，这个时候症状就会减轻，说明尿毒已经通过皮肤排出来了。这就是一种里邪出表的表现。

温热病过程中，出现黄疸、斑疹、白痦等，应该说本来不是个好现象，一个好人、正常人不应该出白痦，也不应该出现黄疸。实际上胆红素留积在血里面，没有出来，我看对病情并不利，如果出现黄疸，症状反而会减轻一些，说明胆红素跑到皮肤上面来了，也是一种邪气外透的表现。也许有人会说，这是邪气扩散了，不是好现象，也有这样认识的。但是我的理解，凡是温热病、郁结在里的病，出了汗，出了白痦、黄疸，出了疹子，或者是发怒，实际上也是一种邪气外达，有一条出路的表现。如果出了以后身热减轻，烦躁减退，当然是很好的现象，但是出了以后，仍然在发高烧，甚至神志昏迷了，那当然是不好的现象，可能是邪气扩散。

为什么会出现这种情况？实际上是抵抗力抗邪外达、驱邪外出的一种表现，不等于里证转化成表证了。这种情况，称为由里出表，是讲邪气由里出表，不是讲的由里证变成了表证。为什么不是里证变表证呢？表里转化应该是什么意思？表证入里，是讲表证消失，而变成了里证。里邪出表，是不是里证消失了？里证并没有消失，还是有，减轻一点是可能的。是不是变成了表证？并不是出现表证，没有出现表证特征性的表现，如必恶寒、脉浮、流鼻涕、喷嚏、鼻塞。没有这种特征性的表现，所以不是变成了表证，不是由里证变成了表证，只是里邪从体表出来了，所以叫作由里出表、里邪出表。张景岳讲得非常好，"病必自表而入者，方得谓之表证"，只有从外面进来的，六淫外邪、疫毒侵袭引起来的，才叫作表证。"若由内以及外，便非表证矣"，症状由里面跑到外面来，病邪由里跑到外面来，便不是表证，为什么？因为它没有表证的那种特征性表现，所以不是里证变成表证。

（二）寒热转化

第二种，寒热转化。是真正的转了，寒证变成了热证、热证变成了寒证，转化了。寒热转化的关键，是阳气的盛衰。

1. 寒证化热

原来是典型的寒证，冷、白、痛、迟、蜷五个字吧，现在冷、白、痛、迟、蜷没有了，而变成了热、红、干、数、乱，变成热证了。

这种情况是有的，比如说寒痹变成了热痹。什么是寒痹变成热痹呢？原来关节冷痛，往往就用什么药呢？乌头、附子、苍术、干姜、桂枝等这些温热药，这些药吃了以后，好了，关节不冷痛了，好一些了，这药好，我还吃它20剂。哎呀！不行，关节又痛起来了，变成什么了呢？灼热了，热痛了，脉数了，口干、舌红了，这就是寒证变成热证了。冷哮变成了热哮，"哮"一般来说多半是寒，常规是温化寒饮，用热药太过，可能变成热证，原来吐一点白痰，现在吐黄痰了，原来口不干，现在口干了，那不是变成热了吧。痈疽，"疽"属于阴、很深，在里面化脓，在化脓的阶段，也可能表现为热证的证候。所以，寒证化热是常见的。

为什么会化热？主要是阳气旺盛，或者是用温燥药太过，病情转化了。反映里面的阳气还旺盛，阳气如果不旺盛是转化不了的，寒湿化热变成湿热，一定是阳气旺盛。

2. 热证转寒

热证转寒，就是原来的热证消失了，变成寒证了，完全变成寒证了。原来是热、红、数、干、乱，现在变成冷、白、痛、迟、蜷了。原来发热，现在不发热，反而怕冷了，原来是红，现在白了，原来是脉数，现在脉迟了等，变过来了，完全变过来了。

比如说常见的疫毒痢，急性的、爆发性的，有的小孩，还没有出现拉痢疾，一高烧，很快出现亡阳了。原来是热证的表现，由于病情很严重，邪毒很严重，出现亡阳了。我就曾经碰到过，在农村搞医疗队，一个小孩高烧、咳嗽、气喘，高烧当然应当用清热，我记得是用的麻杏石甘汤加味，药刚捡回去，一剂药还没吃完，小孩突然死掉了。马上一个电话打来，说小孩吃你的药吃死了！实际上我的药应该没有开错，是病情发展得特别快。那时候农民很老实啊！现在恐怕就要打人了，可能就跑不掉了！像这种情况，原来就是热证，后来死的时候，也是面色苍白、出冷汗，这就是由热证转化成寒证——亡阳了。热病久了以后，也可能出现阳虚之类的证候，为什么？邪气太严重了，可以导致阳气衰亡；邪虽然已经衰退了，但是正气已经虚到了极点。

热证转成寒证，一般来说是病情发展，说明阳气已经虚衰、不足了，它原来是热证，现在抵抗力、正气已经不足了，表现为寒证了。

　　请大家要注意，转化和真假的比较。首先出一个这样的问题——"重阴必阳、重阳必阴"是讲的什么呢？重阴必阳是讲阴到了极点，两个阴加在一起，必然转成阳，变成真热证；重阳必阴是讲阳证转成了阴证，变成真寒证了。我们讲寒热转化，这个寒和热，寒证化热是讲的真热证、热证转寒是真寒证。寒证化热不等于真寒假热，热证转寒不等于真热假寒，在概念上应该区别得了、理解得了这个问题。

　　转化和真假的区别，我举这样一个病人，要同学们辨一辨证。比如有一个病人，昨天或者是前天，咳嗽厉害，体温39℃，口渴，尿黄，最主要的症状是这些，应该是什么问题？显然是个热证吧。咳嗽、高烧、口渴、尿黄，应该是真热证、实热证，咳嗽为主要表现，或者称肺热证。现在出现了肢冷、面白、神昏、脉沉细，是什么证？好像是一个寒证吧，是不是真正的寒证呢？答案可能不一样。假设是脉微，体温37℃，原来是39℃，现在只有37℃，呼吸又微弱，胸腹部怎么样？胸腹部一定不灼热，这种情况是什么问题啊？原来是热证吧，转成了寒证，甚至如果一出汗，冷汗淋漓，就是亡阳了，是不是这种情况？如果是另外一种情况，脉搏仍然有力，体温是40℃，呼吸粗糙，而又有肢冷、面白、神昏、脉沉细，是沉细而有力；肢冷，面白，但是体温40℃，应该是胸腹灼热，又神昏，呼吸又很粗糙，这是什么问题啊？这是真热假寒证，这一种"厥"是什么厥？属于热厥。如果是脉搏沉细，体温是40℃，出冷汗，面白，肢冷，神昏，这又是一种不同的表现，临床有这种情况，这是什么问题呢？有亡阳、阳气虚衰的方面吧，但是体温40℃、胸腹部灼热，是真热吧，这种叫"内闭外脱"，热闭在里面，外面已经虚脱了，出现了肢冷、面白、冷汗淋漓，这实际上是夹杂，有阳衰的方面，又有实热的方面。

　　临床上的病情是复杂的，要根据不同的情况进行辨别。同样是病情发展，也有一些共同的表现，但是辨证结果截然不同。一个是寒厥、阳衰、亡阳、热证转寒；一个是真热假寒、热厥；一个是内闭外脱，既有实热又有阳衰、虚实夹杂。要特别注意，这种情况往往是发生在病情严重的时候，这时一不小心，很可能就搞错，就要出大问题。这个例子结论为什么不一样？为什么会错？首先是病情资料就不完整，只有肢冷、面白、神昏、脉沉细这四个症状，体温多少、胸腹冷热、小便赤白、脉搏有力无力、舌红或白等，这些最主要的信息都没有！你能辨准？病情资料一定要完整、准确啊！同学可以自己制一个表，从精神、神识、面色、舌象、脉象、呼吸、体温、脉搏、血压、出汗、口渴、胸腹部、口鼻等来区别寒热真假，它是真热假寒证还是个阳衰欲脱、亡阳证，要鉴别清楚，它的机理是什么？同学们自己回答。

（三）虚实转化

第三种，虚实转化。讲过了表里出入、寒热转化，还有虚实的转化。"邪气盛则实，精气夺则虚。"邪正间主次关系改变，不是完全转成了对方，也不是对方完全没有了。虚实转化有以下几种：

1. 实证转虚

原来是实证，现在变成虚证了，邪气盛不是矛盾的主要方面了，精气夺成为矛盾的主要方面了。这种情况是有的，疾病开始见到的是个实证，隔了一段时间以后变成虚证了，邪气可能没有了，或者不突出了，但是正气虚了，原来为实证，现在变成虚了。这是病情发展的必然过程，实证变虚，病久了以后必然会虚。

2. 虚证转实

原来是一个虚证，后来变成了实证。实际上不是完全的虚证变成了实证，应该说是正气慢慢恢复了，抵抗力强了，使邪正斗争的形势变得剧烈了，证候明显了、剧烈了，并不完全是虚证转成实证了。由正虚为主变成了邪实为主，矛盾的主要方面已经转过来了，这很可能仍然是一种虚实夹杂，既有虚的问题，也有实的问题，并且病情以实作为突出表现了。

比如说一个心阳气虚的病人，心阳气虚，心干什么的？心主血脉，能够推动血液运行，心阳气虚了，应该说血液运行就会不畅，血液运行不畅以后，可能在某个时候突然瘀血堵塞在某个地方，出现血瘀，这时出现了真心痛、厥头痛、真头痛，刺痛，痛得很厉害，甚至旦发夕死，原来是慢性的、虚弱的，现在变成了症状剧烈，疼痛明显，寒热明显等，可不可看作是虚证转实呢？可以的，但是它本质上还是有一个虚在那里，此时可能是以实为主了。原来一个脾肾阳虚的病人，不能够气化水液，水液气化失常了，水湿都停留在里面，小便不通，甚至大便也不太通，水肿明显，腹胀明显，这些症状很突出了，变成以实为主了。女同志生小孩以后，可能会出很多的血，出血以后不少的人就容易出现产后大便难，大便解不出来，这从本质上来说是虚证，但是现在大便难成为突出的矛盾，你如果还不给她解决大便问题，就肚子痛得很厉害，胀得很厉害，痛、胀成为主要矛盾，像这种情况，有人认为这是虚证转为实证，实际上是邪正斗争由原来的以虚为主，现在变成以邪实为主。

曾经有这样一个女病人，这个病人不是我治的，是我开始学医的时候的一个同学治的。什么病呢？肾结石，后来结石掉到膀胱里面来了，膀胱结石，请医生看了，石头嘛，就给她用化石通淋的药，金钱草、海金砂、滑石、琥珀等，吃了很多，长期吃这些药，石头还是在里面，出不来，并且越长越大了，因为长期吃那些利小便的药，人就吃得慢慢瘦下去了，后来就出现一派阴虚的表现，越治越厉害了，不但石头没有打下来，反而治出了一身的病。没办法，找我这个同学去看，我这同学一看，说：你这石头反正有那么大了，也出不来了，你现在是阴虚的表现，我就给你治阴虚吧。就给她滋阴，吃滋阴的中药，吃了五六十剂药，病人情况好一些了。突然有一天，肚子、小腹痛得特别厉害，非要解小便，她就去解小便，一绞痛，把个石头从小便里面排下来了，像小一点的盐蛋那个大，盐蛋大家知道吧？盐蛋，解下来的时候石头裂开成了两块，像盐蛋从中间剖开了一样的两块石头，很硬，这么大的石头，像个鸡蛋那么大，按道理尿道是排不出来的，偏偏就排出来了。我这个同学后来找我了，他说想评职称，但是不会写文章，我问他你有什么经验没有？他说有这个经验，这个病人治得很好，这么大个石头都排出来了，我不知道怎么写？我说怎么写啊，前人只有"增水行舟"一说，大便出不来的时候增水行舟，你这是"增水推石"吧，你给她滋阴、滋阴养液，使津液多了、润滑了，起了润滑作用，把这个石头排出来了。同学们，她原来是一派阴虚的表现，好一点了，突然出现腹部绞痛、小腹痛得很厉害，排出了石头，这个时候你说是实还是虚？我认为这可能就相当于虚证转实，起码在这个时候是实，正气抗邪，把邪气排出去，我看这是虚证转实的一种表现。

实际上，临床上的很多情况是因虚致实，或者是本虚标实，并不等于虚证消失和实证的重新出现。刚才这个虚证转实，也不等于虚证就完全消失了。严格地说，虚证转实应该是虚证消失，完全表现为一派实证。很多情况都不等于虚证完全消失，只是实证变成了主要矛盾，因此常常是虚实夹杂，有的可能是好转，也有的可能是病情发展，要看具体情况。刚才讲的那个病人，可能是正气来复，但是一般情况下是因虚致实，比如说血虚的病人出现经闭，并不是正气来复以抗邪，所以多数情况下是一种虚实夹杂，是虚证基础上转为以实为主。

第三节　八纲辨证的意义

第一点，八纲辨证是纲领证，是分析疾病的共性。疾病很复杂，就像人一样，世界上有 60 多亿人口，各色各样的人都有。我们看人，主要要分些什么共性呢？男的、女的、老的、少的，是白种人还是黄种人，你是什么民族，从大的方面来分这些。疾病是非常非常复杂的，我们要抓出一些共同的东西来，这就是八纲，所以它是纲领，这个纲领的概括性非常高，任何病情都可以用这个纲领去概括。从病位上、性质上，表里、寒热、虚实、阴阳，就可以起到概括所有病情的作用。所以它的应用面广，任何病都可以用八纲来辨，不是表就是里、不是寒就是热、不是虚就是实、不是阴就是阳，总是可以概括的。因此它是纲领证，而不是一个具体的证，它是辨证的基础，提纲挈领，执简驭繁，是起纲领作用的，这是它的意义。

第二点，八纲主要体现了辩证思维。表里可以出入，寒热可以转化，虚实有真假，证候有错杂，这些出入、转化、错杂、因果等，按照哲学上来说，都是什么问题啊？都是辩证法，不是孤立地、静止地、绝对地看一件事情，孤立的、静止的、绝对的，那就不是辩证法了。我们讲辩证法就是要灵活地看，看到它是在动，里面有因果，相互之间有关系，所以相互夹杂、错杂、真假、转化，这些问题，在哲学上就是辩证法的问题，在八纲里面就充满这些辩证法思想。所以，第一节讲八纲基本证候——表证、里证、寒证、虚证、热证、实证，而第二节就讲了好多的关系——错杂、相兼、真假、转化，由于这样一联系，又相兼、又转化、又可以有真假，就可认识各种复杂的病情，应用面就增强了，而不是简单的表证、里证、寒证、热证这么八个字了。

第三点，八纲不是一个具体的证。八纲的概括性很高，是纲，就必然笼统、抽象。八纲里面，只有一个表证是具体的，我们只强调了表证有特征性的证候，其余的，里证我们没有举具体症状吧。寒证，当然我们举了一些寒，实际上有虚寒，有实寒，表现也不完全一样，虚证没有讲具体证候，气虚、血虚、阴虚、阳虚都可以虚，它的表现不一样，实证有气滞、血瘀、痰饮、风、寒、暑、湿、燥、火，表现都不一样，因此都是抽象的。虚、实、表、里、寒、热，除了表是具体的以外，其他的都是抽象的，因为它不是一个具体证，是一种抽象、纲领性的思维方法，一种纲领归类。所以，临床辨证的时候，一定要结合其他的辨证方法进行辨证，不能到八纲这个地方就打住了，它只是一个纲领，一定要深入下去辨。辨出一个里证来了，起什么作用呢？病人问医生，我得的是什么证啊？你得的一个"里证"！你得的是"实证"！得的是"虚证"！那虚证怎么治啊？补啊。补什么啊？补阴、补阳、补气、补血，不一样啊，所以它不是具体证，应当结合其他的辨证方法进行辨证。

第七讲
病性辨证（一）

病性辨证，原来叫作病因辨证、气血津液辨证。现在大家统一认识，称为病性辨证。

含义：就是在中医学理论的指导之下，对这些临床资料——症状、体征等进行分析，辨别它属于什么性质的一种辨证方法。这个性质，就是病变的本质、属性，它属于什么？属于痰，属于虚，还是属于阳亢什么的，是这样一种辨证方法。病性，在《素问·至真要大论》里面叫作病机，称"病机十九条"，就是讲的病机。实际上病机和病性的概念也不完全相同，病机，主要是讲的机理、理论分析，辨病之机；病性，是诊断性的结论、辨证结果，辨证之性。

病性和病因的概念有什么不一样？实际上病性辨证包括了六淫等病因的这些内容。一般中医基础理论课上会讲病因、病机。"病因"讲的是原始致病因素，六淫、情志，还有外伤、劳倦等，这些因素对人体有什么影响？可以导致哪些病理改变？风邪损伤人体，可以出现一些什么表现？寒邪侵犯人体，寒的特性是凝滞、收引等，这是病因所讨论的内容，这是从病因学、发病学的角度来谈。现在诊断讲的"病性"，是属于辨证学的问题，属于诊断，我们首先不是讲你受了风、受了寒，而是根据病情表现、根据临床证候，看它符合什么特点？符合风的特点、符合寒的特点，或是符合阳虚的特点，根据病人的表现，而做的一种诊断性结论，写在病历上，是做的诊断、结论，作为诊断性的结论，而不是一般的机理分析，所以它属于辨证学、诊断学的范畴。但是二者非常密切，诊断学是"从症求因"，根据证候表现，分析可能属于什么病因、什么性质，是这样的审证求因，或者从症来求因，是由果来析因；病因学可以说是"由因致病"，根据病邪，推论它可能导致什么表现，是由因来析果。

内容： 辨证有笼统的、纲领性的证。哪些病性我们曾经讲过？八纲的表里是辨病位的，除了表和里以外，寒、热、虚、实，实际上都是辨别疾病性质的纲领。寒证、热证、虚证、实证，乃至阴证、阳证，因为阴证、阳证里面也包括了病性，包括了病位和病性，这些都是笼统的，并不具体。虚是什么虚？没讲清楚，有很多虚；阴证、阳证更复杂、更抽象了。所以，八纲辨证，是一种纲领证，不是讲的具体的证，是一个总印象，认识的是总印象。现在讲的病性辨证，应该说是具体的、最终的、终结性的诊断，当然它要几个病性、病位合在一起，不光是一个病性就行了，还应该有病位。具体的有些什么证呢？我们会提到的，有风、寒、暑、湿、燥、火、脓、痰、饮、食积、虫积、气虚、气滞、血虚、血瘀、阳虚、阴虚、亡阴、亡阳、津液亏虚，以及喜证、怒证、忧思证、悲恐证等，这就是说我们要辨的性质，到底要辨一些什么性质？辨病性，虚、实，是笼统的，那么具体的就有风、寒、暑、湿、燥、火，气、血、阴、阳虚，痰、饮、水、湿，气滞、血瘀等，这都属于病性的内容，都是辨证的具体内容。

意义： 辨病性非常非常重要，为什么？它是当前的病理本质，辨证要辨的，关键是求出它是气虚还是阴虚，是痰浊还是血瘀，这个痰、血瘀、气虚、阳虚等，就是当前的病理本质。要说病因，这就是当前的病因，就是当前疾病的本质属性。西医讲的病理本质、病理学，是炎症还是充血、水肿、衰竭、渗出、凋亡、死亡、坏死等，这些是西医的病理本质，病理学的认识。我们中医讲的是气虚、血虚、阳亢、痰饮、瘀血等，这就是中医的病理，我们把它叫作病性。这是中医诊断的关键，也是最困难的地方。同时，病性的辨别，往往要通过观察整体、动态的反应状态，是对整体的判断，"气虚""阳虚"，要通过整合各个方面的情况，综合起来才能够判断出来是气虚还是阳虚。是从病人的饮食、全身的温度、大小便、舌质的改变、脉象的改变等，对多方面信息进行了综合分析后所做的结论，是整体的、动态的反映。相对来说，辨定位比较容易一些、简单一些，胃脘痛，一般来说病位在胃；咳嗽，病位总是不离开肺。那么气虚，哪一个症状能够代表气虚？一个症状代表不了气虚，它往往需要有多个方面的表现才能代表。它是一个动态过程，今天可能是气虚，以后可能就变成阳虚，进一步可能就是亡阳，也有可能产生痰饮，它是个动态的过程，邪正反应的动态过程。辨别出了病性以后，就能够直接指导治疗，它是具体的，能够直接采用治法，我们现在讲的风寒暑湿燥火、痰饮水湿、气血阴阳虚，直接指导用药、选方。药物的功效、方剂的功效，都是清热、散寒、祛痰、化饮、补气、补血、补阴、补阳、行气、化瘀等，这和病性是什么关系？是直接相对应的。有瘀血，诊断是血瘀，就必然要活血化瘀；诊断是气虚，就必然要补气；诊断有痰饮，就要祛痰化饮。所以，药物和方剂，是直接由辨证、辨的这个病性来指导的，至关重要。诊断是气虚，就必须要用补气的药，哪些药能补气是有明确规定的。按病位指导用药就比较抽象一点了，说清热，就有黄芩、黄连这些药物，这是清热的，至于是清心火还是清肝火，是脾火还是肾火？在用药上，没有很大的不同，针对性少一点，而阴、阳、气、血虚及痰、饮、水湿，风、寒、暑、湿、燥、火，针对性很强。病性直接决定着治疗的方法，直接决定着选方用药，所以病性辨证很重要。

第一节　辨六淫证候

这就是原来教材上面的病因辨证。当然病因辨证还应该包括多一点，我们现在只讲六淫，是讲的风、寒、暑、湿、燥、火六淫，辨六淫的证候。

辨六淫证候，就是根据病人的症状、体征等临床表现，看看它符不符合风、寒、暑、湿、燥、火的致病特点，这些表现符合风的特点，辨证就认为这是风证；这些表现符合湿的特点，重、困、苔腻、脉滑等，符合湿邪致病特点的，我就说这是一个湿证。这就是病因辨证或辨六淫证候。

我们要知道，现在讲的六淫，应该说六淫是外邪，实际上要看到它与内部是密切相关的。六淫——风、寒、暑、湿、燥、火，虽然是外邪，但是与内部密切相关。第一点，淫和非淫，常据正气而决定，常因正气而不同，比如说风、寒，这个寒，今天全国或者湖南这个地方都是25℃，东北可能今天都是1℃、2℃，甚至 –1℃、–2℃，这个气候是肯定的，但是今天是不是就全部都是寒淫呢？到了暑天，全部都是暑淫吗？应该说气候是有太过、不及，是有偏寒、偏热，但是会不会成为致病的因素？会不会成为一个寒证或会不会成为一个热证？那是和正气有关系的。正气、阳气很旺盛的人，哪怕在10℃、1℃，他也不感到冷，有的人可能是一种习惯，锻炼出来的，冬天他还只穿一件衬衫，毛衣都不穿，棉衣更不穿，那么这个"寒淫"对他来说就不起作用，所以与正气是有关系的。第二点，感邪往往是因为内部有亏虚。为什么会感受寒邪？可能他内在的阳气就有不足；为什么他容易感受热邪或不耐热邪？可能他的阴液本来就亏虚，或者本身阳气就是一种比较偏亢的人。同时，感受邪气以后，可以伤正，阳气亢的人容易感受热邪，感受了热邪以后，就容易伤耗里面的津液，这是和正气密切相关的。第三点，邪气往往随着体质而转化。同样是这个温度、这个环境，感受的是同样的邪气，有的人就变成了这样的证，有的人却变成了那样的证，假设昨天晚上都是受了寒邪，今天可能一个患的是风热、一个可能就患的是风寒。为什么呢？就和每个人的正气有关，体质不一样，他的敏感性、耐受性不一样，有的人对某些东西特别敏感，有的人就一点也不敏感，耐受程度不一样。第四点，内外可以互相影响。内部有湿的人，容易感受外湿；内部比较干燥、阴液不足的人，容易感受外燥。还有，除了外来的邪气以外，实际上有的邪气并不是外来的，就是我们人体内部生成的。比如说湿，是不是一定是气候潮湿？一定是外界的气候造成的？不一定，自己内部就可以产生湿。有的热证，是不是一定就是感受了外界的热邪、热毒？也不一定，热证、火旺，心火旺、肝火旺，特别是脾气大就说肝火，这个火，按道理说是"邪"吧，这个邪是不是一定是外面来的呢？可能就不是外面的，就是自己内部产生的，因此可以产生于内。但是暑是不能自己内部产生的，没有自己内部生暑的；燥有内燥；风有内风证；阳虚就可以生内寒。根据这些情况，我们虽然说是六淫证候，是讲的外邪，和外界的邪气有关，实际上我们要认识到，这种证候的出现，风证、寒证、湿证、燥证等，这些证候的出现，不单纯是外面的因素，不单纯是外面的邪气起作用，和内在的因素也是密切相关的。所以，证候的产生，它是邪正相互斗争的结果，是致病因素和机体反应性两方面相互作用的结果。我们教材就有这句话，证，中医讲的证，是致病因素和我们机体的反应性，机体的阴阳气血、抵抗能力、反应性相互作用的结果，不是一方面，而是两方面构成的。

一、风淫证

第一个，风淫证，就是外风证。外风证，就是认为这是风邪侵袭了肤表、经络，卫外机能不正常了。这个不正常，也可能是闭塞，也可能是开泄，卫气和邪气在斗争，而具有符合风的特性的证候。符合风的特性，风有什么特性呢？讲病因的时候讲过，风性开泄、风性易动、风是变化快，有这样一些特点。具有这样特点的证候，往往辨为（外）风证。

证候：风淫证有些怎样的临床表现？一般讲的风证是什么呢？微恶风寒，稍微有一点怕冷，比恶寒轻一点，就是遇风则冷，避之可缓，发热也不高，稍微有点发热，汗出，因为风性是开泄的；脉浮缓，和脉浮紧就不一样，"紧有数意"，缓则脉搏跳得并不快，还是在正常的范围之内。脉浮缓，苔薄白，或者有鼻塞、流清涕、喷嚏、咽喉痒痛、咳嗽，这就是我们讲表证时讲的，表证就应该有这些症状。但是表证有很多种，这个地方讲的是恶风寒、发热，都比较轻微、不严重，因此，属于风，风是轻轻的，还不太重，有汗出的特点，脉不紧而是缓，这就是因为风邪袭表，肺卫失调出现的表现。这种病我们就叫作"伤风"，或者称为风邪袭表证。或者说风邪侵袭了，卫表比较疏松，有汗出，古代叫作表虚证。上次讲过，这不一定是真正的虚，所以我把它叫作表疏，风邪袭表，是这样的一种证候，这就是一个独立的证了，临床比较常见，一般讲的伤风感冒就是指的这种。

除了风邪袭表证以外，还可以见到一些其他的问题。中医认为痒是属于风的表现，比如说突然起的皮肤瘙痒、丘疹、瘄瘤、肌肤麻木，突然出现这种表现，认为是风邪侵袭了皮肤腠理——风客肌肤证。为什么不叫风邪客表证？不叫表证，为什么？因为没有恶寒发热、脉浮、鼻塞、流清涕，没有表证的那些特征症状，只是由于病位在肤表浅层、在肌肤，所以叫作风客肌肤证。风邪引起来的，当然这个风邪里面，可能有什么过敏源，我们中医就把它称为风，风从虫，风（繁体字）字里面有个"虫"，有些生物性的因素可能就包含在里面。如果新起的水肿，面部、眼睑、肢体浮肿，突然起的这种水肿，常常称为"风水"，这是风水相搏证，风和水搏结，风邪侵袭了肤表，使水气的运行发生不畅。还有游走性的关节疼痛，关节疼痛还没有固定，有时有时候在手指，有时候是膝关节，有时候是肘关节，这种游走性的，可以叫作风胜行痹证，也叫作风痹，也叫作行痹。这都是一个诊断的名称、一个具体的诊断名称。突然起的口眼㖞斜，病名叫作"口僻"，是指口眼突然歪在一边，但是没有半身不遂的表现。为什么会歪在一边？风邪中了经络，风中经络证。抽搐、口噤、苦笑面容，我们也讲过，那是什么问题？破伤风，包括不能有风吹，不能够听到水声等这些，那是风毒入络，要给它一个名称，叫什么证？具有风的特点，并且由毒引起的，它有抽搐、恐水、怕光等这样的表现，叫风毒入络证。所以，风引起来的疾病叫风证。临床上最常见的风证，是伤风表证、伤风证，《伤寒论》里面叫作中风证，我们现在一般称伤风感冒了，伤风比较轻，风邪侵于肤表。除了这个以外，还有一些其他的问题，这些问题的出现，认为是感受了外界的风邪，具有新、速、快、游的特点，就是说新起的，迅速起的、很快，有游走不定，有风的这些特点，所以我们认为是风证。

证候特点：具有伤风那种表证的特殊性表现，表证、伤风证、风袭肤表证，是一个表证。这在表证里面证候表现比较轻，恶寒发热都很轻微，脉浮缓，它既不数也不紧，脉浮缓，症状比较轻，我们叫作伤风证。除了这个以外，还有什么特点呢？痒、麻、肿、游、偏或歪。痒、麻——瘙痒、麻木；肿——突然起的水肿；游——游走不定的肢体疼痛；偏或歪——口眼偏向于一边等，这是属于"风"的一些表现。

风为百病之长，风邪除了可以直接形成病证以外，经常是和其他的邪气在一起的。它可以和寒同时致病，为什么会感受寒邪？理论上认为是刮风，寒随风气流动，刮风的时候往往气温就要低一些，所以是风寒；也可以是风热，感受风热之邪；可以和其他的邪气结合在一起，而构成风寒证、风热证、风火证、风湿证、风痰证、风水证、风毒证等。

我们讲的这个风，如伤风和这种突起的口眼㖞斜、麻木、瘙痒、瘾瘹等，这些新起的，认为是由外风侵袭引起的，这是外风证。除外风以外，内部还可以出现一些"风"的症状，叫作内风。这个内风，可以说完全和外界的因素没有关系、和外界的风邪几乎没有关系，全部是由内部原因产生的。内风，阴虚可以动风，阳亢可以动风，热盛也可以动风，血虚也可以动风等。之所以把它叫作风，因为具有"风"的特点，动摇的特点，所以称为动风证。

二、寒淫证

第二个，寒淫证。实际上寒淫证是讲的实寒证，不讲虚寒证，不是阳气亏虚导致的虚寒证。寒淫证是因为寒邪侵袭，阻遏或者是损伤了人体的阳气，要么是把阳气包围起来了，要么是直接把阳气损伤掉了，而出现的一种实寒证候。八纲讲寒证，应该包括实寒和虚寒、表寒和里寒。我们现在讲的是实寒，不是指阳虚引起来的虚寒。

证候： 实寒证的表现，当然具有寒证的共同表现，"寒"，我们曾经归纳了五个字，冷、白、痛、迟、蜷，五个字。因此，实寒证也应该有这些典型的表现。冷、白、痛、迟、蜷，我们已经讲过，这个蜷从哪些方面体现呢？一个是毛窍闭伏、蜷伏着的；一个是脉搏是紧，脉管是挛急、收缩的；还有拘急的疼痛；身体蜷卧，手足都抱在一起，受寒的时候、冷的时候，往往都是抱着，所以它是蜷。因此，具有冷、白、迟、痛、蜷的特点。这在讲八纲辨证的寒已经讲过，寒证有这样的特点，虚寒则完全是个阳气亏虚证。

证型： 实寒证，临床上把实寒证往往称为伤寒和中寒。伤寒证是讲的里证不明显的时候，也就是说，寒邪侵袭肤表，是表实寒证，往往称为伤寒证，表实寒证，有的叫作太阳表实证，也叫太阳伤寒证，麻黄汤证就是这个。还有一种中寒证，中寒，寒邪直接跑到里面去了，跑到里面出现什么症状？就是说内脏的症状已经很明显，内部有寒的表现，那就是属于里寒证，用表里辨证属于里寒证，并且是一种实寒证，是里实寒证。你怎么知道在内部呢？它的主要表现要么是腹痛腹泻，要么是咳嗽气喘，要么是肢体拘急、腰痛等，这是寒邪直接进入到里面去了，我们叫作中寒。寒邪是怎么进去的呢？按道理来说，也还是要经过表，只是它一下子，打枪一样的只一下就打到肺里面去了，打到腹腔里面去了，打到脑子里面去了，但是它要进去，也还是通过了体表的，所以这个病人往往也还有表证存在，也有表证，也有恶寒、身痛，只是里面的症状非常明显，很可能就是一种表里实寒证，表也是实寒，里也是实寒，这种情况我们把它叫作中寒证，就是寒邪已侵袭内部的脏腑气血，阻遏阳气，伤害阳气，内脏的症状为突出表现，实际上可能还有一定的表寒表现。病人恶寒，当然恶寒既可以是表寒引起，也可以是内寒引起来的。病人特别怕冷，你说这个证到底是表寒还是里寒？实际上它怕冷很厉害的时候，既可以认为是表寒，也可以认为是里寒，寒证就可以这样分类。

分析：寒淫证的原因，经常是直接由于气候原因，除感受风寒、淋雨、下水以外，还包括食生、冷饮等。它具有寒邪的致病特点，病情表现上，寒是阴邪，其性清冷，凝滞收引，容易损耗阳气，有这些特点。寒邪致病，除了寒本身的症状以外，经常可以和风在一起，前面讲过，就变成风寒证、风寒表证；可以和湿在一起，就是寒湿证；可以和燥在一起，变成什么证？又凉又燥、又寒又燥，就变成凉燥证；痰，吐出来的痰是白色清稀的，那当然就是寒痰、寒饮，可以和这些在一起。寒邪凝滞收引，可以导致气滞、血瘀，寒是原因，因为寒引起的气滞、血瘀；寒到了极点，寒久了、实寒证久了以后，可以由实转虚，转成虚寒证；寒邪过于厉害的时候，甚至可以暴伤阳气，使人的阳气突然消亡，导致亡阳，比如说那个《冰山上的来客》，好多人可能都看过那部片子，站在什么哨卡就冻僵了、冻死了，那就是寒邪暴伤阳气，导致了亡阳。所以寒的发展，可以和风、湿、痰、饮等邪气合在一起同时成病，不是单独成病，并且可以导致气滞、血瘀、阳虚、亡阳，可以导致这么一些病理改变。

辨证依据：一般来说，有感受寒邪的病史；它是一个实寒证，因此，起病比较突然，病势比较剧烈，实证具有证候明显、剧烈的特点；以寒冷的症状作为突出表现，冷、白、痛、迟、蜷，以这些症状作为突出的表现，所以这是一个实寒证。

三、暑淫证

第三个，暑淫证。暑淫证是指感受暑热之邪，暑邪耗气伤津，甚至可以使神机郁闭，神、气机发生郁闭，所出现的证候、所表现的证候。耗气伤津，有津气不足，神机郁闭的证候，是暑证。

证候：暑淫证有些什么表现呢？热、渴、汗、闷、倦。热证，讲的是热、红、干、数、乱，我们这里讲的热、渴、汗，这与热是相同的，因为暑是基于热，主要是热，但是来了一个闷和倦，有胸闷、腹部痞满，脑子好像有点晕等，这都是闷、疲倦，甚至还出现神机郁闭，就是神昏，气机闭塞这样的表现，可以出现这样的表现。再看看它的具体表现，为什么出现这些表现？"暑"字，为什么古人造这样一个暑字？我来分析这个暑字，上面有一个日头，太阳很大，地下面的温度也很高，中间一个土字，土是什么特性？土是湿，所以暑天的时候，除了温度很高以外，还往往湿气也很重，湿的饱和度也高，还有这一撇是什么问题？这就是风行其中，还有风，还有风的特点，构成这个暑字，就是说上面是阳光普照，下面也温度很高，中间还夹有湿邪，有风行其中。所以，从暑的本性来说，它的性质属于炎热，阳光太甚，这么炎热，就必然伤耗津气，并且有湿，蒸发水分，形成湿，所以往往夹有湿邪，湿温病学家王孟英认为"暑必夹湿"，当然是不是必夹湿，那要看它有无临床表现。为什么会出现闷和倦呢？这里面应该就可能有湿的表现，闷和倦除了本身耗气伤津以外，其中也可能有湿的存在。

证型：暑证包括些什么证呢？有这样几种证型，一种是伤津耗气，小便黄、口渴、舌红、脉虚数、疲倦、气短，这就是到了暑天通常所说的伤暑，正常人到了暑天的时候，一般也有这些表现。为什么有这些表现呢？暑邪伤耗了我们的津气，出汗出得很多，汗里面也可能带走了一些盐分之类的东西，这些耗伤了津液，耗气伤津，叫作暑伤津气证。如果这个病人还有特别想睡觉、疲倦、很闷、身体沉重、舌苔稍微有一点腻，说明这个病人可能夹有一点湿，暑必夹湿，那我们就说，这个病人可能是暑湿袭表，你看，有闷倦、困重的表现，暑邪夹了湿邪，同时存在。还有一个，暑闭气机，有的病人有这种情况，中暑，"双抢"——南方抢收稻子、插秧，双抢是很强的劳动，在劳动的过程里面，突然肚子痛起来了，不出汗、头晕、呕吐、恶心，有这种表现，这个时候就要赶快给他刮痧，让他气血流畅，什么问题？暑闭了气机，肚子痛得很厉害，有的肚子痛，有的就呕，恶心呕吐，有的一下子突然不出汗了，到了暑天不出汗，这不好，像这样一些表现，往往突然发生的，这就叫暑闭气机，把气机闭塞住了。有的人到了暑天、高温的时候，如新生入校的时候，一进校就搞军训，学生他原来没有搞过，没有受过这种艰苦的锻炼，军训站在大太阳下面一晒，有的突然昏过去了，出现了汗出、昏迷，突然昏倒、头晕、面色白等，那是什么问题？暑闭了心包、暑闭了心神。甚至也有的高热、昏迷、抽搐，那就是暑热动风、热极动风，属于热极动风，因为它在暑天发生，有暑的特点，所以叫暑热动风。暑证，本身就可以分这么多情况。轻的，一般是讲伤暑，病比较轻，伤了暑，一般就是暑伤津气，或者夹有湿邪——暑湿袭表；比较重的，叫作中暑了，中暑是暑邪突然中到我们人身上，就可以形成暑闭气机、暑闭心神、暑热动风。伤暑、中暑是病，疾病的病；暑伤津气、暑湿袭表、暑闭气机、暑闭心神、暑热动风，这是属于中医讲的辨证。

辨证依据：一个是暑邪致病，有严格的季节性，暑天，一定是在暑天，当然也可以是在高温的条件下，有时已经到了国庆节前后，我们的学生在这里军训，按道理暑已经不太严重了，但是他就出现了中暑，有这种情况的。暑季，有感受暑热的病史，并且具有热、渴、汗、闷、倦的特点，这仅仅只是讲暑伤津气的这种表现。除了这种表现以外，还可以出现暑闭气机——腹痛、呕吐，或者是心神，神志昏迷，甚至抽搐这样的表现。这实际上是今后讲时行病时会涉及这些问题。

临床上还有一个阳暑和阴暑的区别，阳暑和阴暑是张景岳提出来的，这个阳暑和阴暑是什么意思呢？我们现在讲的这些，都是直接感受暑热之邪，暑伤津气、暑湿袭表、暑闭气机、暑闭心神等，这些可以把它称为阳暑，直接感受了暑热之邪。但是在暑天的时候，有种情况，天气很热，空调开得很低，甚至开到十多度，或者吃很多的冰，很疲倦，晚上一下子睡着了，第二天起来，感冒了，发生在暑季，实际上感受的是寒邪，这种情况就叫作阴暑。实际上是感受寒邪，电风扇一吹、空调开得低，好像很热、很疲倦，一下睡着了，暑热之邪在里面，寒邪袭表，也就相当于那个"寒包火"，寒热错杂，也可能里面根本就没有热，暑热就不明显，纯粹就是一个风寒感冒，像这种情况，我们把它叫作阴暑，为什么？它感受的并不是阳热之邪，而是感受了阴寒之邪。

第八讲
病性辨证（二）

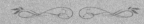

四、湿淫证

湿淫证应该说主要是讲外面的湿，湿度太高所引起来的，就是感受了湿邪。但是要知道，这个湿淫不一定完全是外面来的，可以由内部产生而形成。湿能够阻滞气机，可以阻滞清阳、气机，因为湿性黏滞，黏滞以后，气机运化就要受到一定的障碍所出现的证候。

表现： 五个字——重、浊、闷、腻、缓。寒是冷、白、痛、迟、蜷；热是热、红、干、数、乱。湿是"重"——困重，头重如裹，"头如裹，身如缠，腰重如带五千钱，阴下湿如流鼻上汗"，对湿是这样描述的，有沉重的感觉；"浊"——分泌物、排泄物都有一种秽浊不洁的感觉；肢体感到很"闷"——闷，酸，酸胀酸胀的，哪个能说清酸到底是怎么样的酸法？都体会得到，但是讲不清，身体酸酸的，什么是酸？只能够自己体会，每个人可能都有过这种感觉；"腻"——口腻、苔腻，纳呆等这种表现；"缓"——病情比较长，病势比较缓，脉濡缓，这都是缓，具有这样一些特点。

原因： 湿邪可以因为外界湿度高引起来，也可以因为内部产生，比如说膏粱厚味，喜欢吃脂肪，喜欢吃油腻的东西，饮酒、饮冷，冷的饮料吃得过多等，都可能生湿。外面的湿邪侵袭人体的时候，它从外侵袭人，因此，首先可能是在肤表，体表位置上出现一些湿疹，皮肤上有时候潮湿、瘙痒，这是外湿的表现。湿邪，外面的湿邪直接侵袭，这个湿邪甚至包括所谓什么霉菌，其他病毒之类的东西，都可能，这是湿邪。那么内部的湿，多半是脾胃运化不及，运化功能减退，因此，主要应该是表现为脘腹痞胀、纳呆、恶心、大便偏稀等，重点反映在肠胃道上面。内湿主要反映在肠胃道方面，外湿主要反映在体表——身体困重、酸胀、瘙痒等，这是外湿的表现。而临床上经常是外湿和内湿可以狼狈为奸、互为因果，有内湿的人容易感受外湿，外湿侵袭的时候往往也影响脾胃的运化功能，又会产生内湿。所以湿的临床表现往往不是单纯的，既可能有身重、困倦、瘙痒、酸痛这些表现，也可能脘腹部有一点脘痞、腹胀，内部有一点湿；内部有湿的病人，内部产生湿的时候，也会有困倦、沉重的感觉，所以内外湿可以合并致病。

致病特点：湿是从水，我们刚才讲暑，日是火热，湿是从水，水属于阴邪，有重浊、黏滞、弥漫、趋下、阻碍气机、缠绵、不容易去掉这样的特点。湿邪致病，既可以和寒结合在一起成为寒湿，也可以化热，成为湿热。但是作为湿本身来说，相对还是偏于寒、偏于水、偏于阴，并且湿可以和风凑在一起，就是风湿。我们刚才讲到暑，暑经常夹有湿邪，有土，可以成为暑湿，还有水湿、痰湿、湿毒等，可以和这些邪气、这些病性、这些致病因素在一起，共同致病。

湿邪的辨证：是不是感受了湿邪，要询问一下，你住的地方、房子是不是太潮湿？地基、建房子要看阴阳、看风水，那个地方可能比较潮湿，长期在那种地方居住可能就会生湿，渔民长期在水上作业也容易生湿等。或者是内部生湿，有脾胃饮食方面的因素、脾胃运化不好。起病是慢慢的，不是说我今天突然一下全身都重得不得了，不会，可能是慢慢起的，感到有点疲倦、有点沉重感，不是突然起的。在证候表现上有重、浊、闷、腻、缓的特点，这是辨别湿证的根据。

五、燥淫证

燥淫证是指气候干燥，耗伤了津液所引起的证候。燥淫证应该是讲的外燥证，不是内部的干燥，内部的阴虚、津液不足，可以出现干燥，那是内燥。现在讲的燥、燥淫，是由于外界的气候干燥，而耗伤津液。

表现：燥甚则干，燥就是干。干，什么地方干？皮肤、口腔、鼻子、咽喉、大便、舌苔，这些地方的干燥。干燥的气候，燥应该是与气候、地域密切相关的，到了秋天、雨下得少，气候就干燥，有的人就会感到皮肤痒，为什么会痒？就是因为湿度不够、水分少，皮肤一干燥，就出现瘙痒。根据燥邪的性质，可分为温燥和凉燥。什么是温燥？气候干燥，温度也还很高，俗话所谓"秋老虎"，就是到了秋天，气候又燥又热。这种情况下感受燥邪，往往是温燥证。到了深秋初凉的季节，气候变冷了，又很干燥，这种情况下感受燥邪，往往形成凉燥证。由于燥邪是受外界的影响，因此它往往具有表证的特点，除了干燥以外，往往可能夹有微恶风寒，有点咽喉痛，脉浮，或者有汗或者无汗等这样的表现。这就是根据气候温凉，感受燥邪，临床表现而分为凉燥和温燥两种。

分析： 燥邪从火，火字旁。因此，燥甚则干，能耗伤我们人体的津液。燥的症状，以肺系为主，肺系的症状最明显。为什么？你看，肺主皮毛，鼻子、咽喉，都和肺关系密切，口干恐怕也是咽喉干燥，大便秘结是什么问题？大便干燥，肺与大肠相表里，所以最容易出现肺系的症状，燥邪犯肺、温燥犯肺、凉燥犯肺，最容易出现咳嗽，燥证的时候也容易出现咳嗽、干咳等表现。

燥是讲的外燥，燥淫是外燥证。还有一种内燥，有这个提法。内燥是指内在津液、血液、阴液的亏虚。三液——津液、血液、阴液，这三个怎么区别呢？血比较容易区分一点；津液一般就是讲的水液，里面的营养成分不是很高；阴液，比较浓一点的那种，不好怎么说，浓一点、营养成分高一点、饱和一些的，就算是阴液吧。但是我们临床上实际并不这么严格区别。由于津液、血液、阴液亏少而导致的干燥，也出现大便干燥、舌干燥、皮肤干燥、鼻子干燥、咽喉干燥，出现这些症状，它不是因为外界气候引起来的，所以称为内燥。当然，内燥也可能与外界气候有关，因为内燥和外燥可以结合，内部津液不足的人容易感受外燥，外燥了以后就可以损伤津液，可能会有关系。但是，内燥的主要问题是内部阴液亏虚，而不是外界气候为主。

辨证依据： 秋季，或者干燥少雨的地方，有这个环境。黄土高坡那种地方、沙漠地带，恐怕都比较干燥，水是最宝贵的，那种干燥地区最容易损耗津液，容易得燥证。燥证的表现，既有伤津，就是津液不足，干燥的表现，又可能兼有表证。燥邪侵袭的时候，很可能首先就是把体表的水分耗散掉，所以有皮肤干燥、咽喉干燥、鼻子干燥，甚至鼻子流血等这些情况，这是燥证。

六、火热证

所谓火热证，也可以是指阴虚，阴虚则热嘛。但是这里讲的是阳盛则热，不是指阴虚，是讲的实热证。这里没有讲"外热证"，这个热不一定是外面来的，虽然火热是六淫之一，火热证，按理说应该是指外界的温度高，但实际上好多不是因为感受火热之邪，而是由于内部阳气过旺引起的。

证候表现：火热邪毒、阳热内盛导致的实热证候。临床表现，在讲"热"的时候已经讲过了——热、红、干、数、乱。临床辨证所说的火证和热证，实际上应该说是相同的。有的讲实火证，有的说实热证，热和火是不是一回事？在概念上古人是有区别的，比如说：热是无形的，只是指温度高，而火是一种火苗，有形可见；热是外来的，火是内生的；火比热严重一些，热比温重一点，火比温更重一点，有这么一些区别。但在辨证学上，在辨证的时候，火、热不做严格区分，因为症状都是热、红、干、数、乱，把火证、实火证称为热证、实热证，未尝不可，没有本质的不同。

形成的原因：有哪些原因呢？第一，阳热之邪侵袭，就是说外界的温度过高，烧伤、高温这种情况之下，当然可以形成火热证；第二，辛辣燥热，吃的东西太辣了、太辛了，有的人吃了火锅以后，口就烂了，舌质很红，口腔痛，大便也解不出来了，解大便的时候肛门灼热，那是不是火？这种火热不是气候，可能是饮食，或者是吃温燥的药物太多，也可以形成；第三，寒湿可以化热，湿郁久了，寒邪长期在外面包围着，里面的阳气慢慢、慢慢积得越来越多，体质不虚弱，寒可以化热，只要阳气旺盛，有寒邪包围在那里，阳气亢盛的人，迟早会化热，湿郁久了，也会化热；第四，情志也可以化火，气郁久了，心理负担很重，一句话就让他突然爆发了，肝火一下就爆发出来了，有的人是性格的因素，肝火旺、偏火等；第五，脏腑气机过旺，功能太旺盛了，比如说胃的消化机能过于旺盛，可以出现消谷善饥，既不是因为饮食太燥热，也不是因为外界的气温太高，又不是因为情志的刺激，就是功能特别旺盛，那是胃火。所有火热证，实际上真正由外界阳热之邪侵袭引起的，我看可能也就是五分之一左右，所以，火热证，虽然讲是六淫、六淫辨证，是火热证、实火证，但是不讲它是外火证、外热证，因为可以由内部的很多原因形成。

致病特点：根据火热的特性，阳邪急迫，可以迫血妄行、闭扰心神、热极生风、热迫血行等，有这些致病特点。这就是总的机制。火热证的并发证、兼证很多，或者是说由火热所导致的后果很多，比如风和热合在一起——风热，那往往是表证；湿热，湿郁久了，可以形成湿热；暑热——暑邪本身是从火、从热、从阳，所以暑也是热；燥从火，所以可以是燥热，温燥就是燥热；还有热毒、郁热、瘀热和血热，瘀和热可以结合在一起；痰热——吐的痰是黄的、稠的，有腥臭气的，那是痰热；饮邪一般来说应该是寒，但是临床也确实有热的，虽然饮邪属寒，但全身是热的表现，是饮和热合在一起成病。火热之邪可以伤耗人体的津液，可以导致阴虚，也可以产生内燥，所以火热之邪的致病很广，可以与很多病性合并。

辨证依据：我们讲的是实热证、实火证，不是指阴液亏虚、阴虚火旺，因此，它具有实证的特点，新突势剧——新病突起、发展很快、病势剧烈的特点，并且有热、红、干、数、乱的临床表现。全身体质应该不是很差，这就是辨别实火证的根据。

六淫辨证讲完了，我们要强调的是：六淫证候分风证、寒证、湿证、燥证、火证、暑证。与感受邪气、环境因素有密切的关系，特别是湿、燥更为明显。风，应该说哪个地方都可能有风，北风、东南风、台风，可能都有；寒、热，应该说每个地方可能都有寒、有热，东北地区可能寒多一些，但不等于北方人都是寒证，南方人都得热证；湿和燥，就特别明显，江南这些地方湿证很普遍，西北那些地方应该燥证会多一些。这说明与地域、气候有关系，因为它是感受的外来邪气，所以辨六淫证候，一般是指实证，不是讲的虚证，具有新、急的特点。六淫的证候表现，各自不同："风"，除了伤风证——风邪袭表的那个证以外，还有痒、麻、肿、游、偏，这是风邪突然侵袭的一种表现；"寒"，具有冷、白、稀、痛、蜷的特点；"暑"，具有热、渴、汗、闷、倦，甚至有神和气机的混乱——暑闭气机、暑闭心神、暑盛动风，有这些表现；"湿"，具有重、浊、闷、缓的特点；"燥"，具有皮肤、官窍、鼻子、眼睛、咽喉这些地方干燥，舌苔干燥，大便干这样的特点；"火"，具有热、红、干、数、乱的特点。各自的表现特点，再加上致病因素、发病特点，综合起来辨别是什么证。各种名称要掌握。风邪分为伤风和内风："伤风"是一个证，风邪最常见的一个证是风邪袭表，平常叫作伤风感冒，比较轻的那种表证——伤风证、风邪袭表证；"内风"并不是外感风邪，是由内部病变引起的。寒，这里讲的寒是实寒证，还有因阳气亏虚引起的，那是虚寒证，我们现在讲的是实寒证。实寒证根据寒所损伤的部位，单纯在体表的叫作"伤寒"，如果跑到里面去了叫"中寒"，中寒证往往是表里都有寒。暑，没有内暑、外暑之分，暑都是外来的，没有内部产生暑的。临床上将暑分为"伤暑"和"中暑"，这是病名，"阳暑""阴暑"，既不是规范的病名，也不是规范的证名。证名是暑伤气机、暑耗津气——暑伤津气证，暑湿——暑热夹湿证、暑闭气机证、暑闭心神证，都是证名。湿，有"外湿"和"内湿"之分，外湿主要指由外面的湿邪引起的，内湿主要指脾胃运化功能失常所产生的，但是外湿和内湿，往往相互作用为病、内外结合为病。湿可以偏寒，常规的是"寒湿"，但是湿又可以化热，称为"湿热"。燥分为"凉燥"和"温燥"两种，由于燥在秋天多见，因此有时候叫作"秋燥"。燥邪最容易犯肺，体表、官窍、鼻子、咽喉、大便干燥，所以经常又叫作"肺燥"。一般没有肝燥、脾燥、心燥、肾燥这些提法，都只提肺燥，为什么？燥和肺的关系密切。"内燥"，是由内在的阴虚、血虚、津液亏虚所导致的，主要不是直接由外界气候干燥导致的。根据燥邪的偏温、偏凉，分为温燥和凉燥两种。火，是讲的实热证，阴液不足引起来的属于虚热证，淫邪致病、六淫证候讲的是实热证。实热证不一定是因外界火热之邪导致，经常可以由内部产生，但是我们还是叫火热淫邪致病。六淫可以相互兼并，风寒、风热、风湿、温燥、凉燥、湿热、寒湿等，六淫之间可以相互结合在一起。辨六淫证候，重点讲了这些。

第二节　辨阴阳虚损证候

学习八纲的时候，讲过阴阳，那个阴阳只是一种归类，把寒证、里证、虚证归属于阴，热证、实证、阳证归属于阳；证候向上的归属于阳，证候向下的归属于阴；阴邪致病归属于阴，阳邪致病归属于阳；脉数、舌红等属于火热证候的归属于阳；畏冷、肢凉、面白、清稀等归属于阴。那只是一个归类，并不是一个具体的证。什么是阴证、阳证？很抽象。我们这里讲的是具体的证，阴阳的具体证候，并且只讲虚损的证候，为什么不讲偏盛的证候？阴阳既可虚损，也可以偏盛。阴阳，人体既有阴液，又有阳气。如果偏盛了，那就变成什么问题了？"阳盛则热"，辨六淫证候已经讲过了，八纲的热证也讲过了；"阴盛则寒"，辨六淫证候的寒里面讲了。所以这个地方是指阴液不足、阳气亏少，只讲虚损的证候。具体的虚损有四个：阴虚、阳虚、亡阴、亡阳。主要有这么四个证候。

一、阳虚证

第一个，阳虚证，是指阳气亏损，机体失去温煦所产生的虚寒证候。这个很容易理解。

证候：阳虚有什么表现？阳虚则寒，有寒冷的证候——冷、白、痛、迟、蜷。虚寒证，把它稍微改一下："冷"——畏冷、肢凉、喜热饮；"白"——㿠白、苔白；"清（稀）"——小便清长或不利，大便稀薄、苔滑；"迟"；"倦"。注意！第一，阳虚没有提"痛"，疼痛严重、明显的，多半是实寒，阳虚的病人，可不可以出现痛呢？可以出现痛，但是疼痛不是很突出的表现，所以把痛字拿掉了。第二，"迟"——脉可以迟，但阳气亏虚以后，很可能是脉数。第三，加了一个"倦"，为什么？阳虚的人往往有机能减退，有气虚的表现，气虚最典型的表现是倦——疲倦、神疲乏力、气短等。阳虚的表现是这样一些特点。

这里还要特别强调一下，"阳虚证候具有两重性"。这是我 1981 年在《辽宁中医杂志》上面发表的一篇论文。首先提出阳虚的症状，不是一边倒，具有两重性。哪两重性呢？就是阳虚既有口不渴，阳虚经常是口不干。小便怎么样？阳虚小便清长。阳虚的人出汗怎么样？自汗是阳虚，自汗。大便会怎么样？大便清稀。面色应该怎么样？面色淡白。阳虚则寒，现应该什么脉？应该显迟脉，这是一边，一类证候，阳虚的这些症状都很简单、很容易理解，阳虚了，气化不利，失却温煦，出现了这些症状，大便稀、小便清长、口不渴、面色白、舌质淡、脉迟，阳气不足的表现，为什么出现这些问题？很容易理解。但是，除了这些以外，阳虚的病人又可以出现口渴，并且口渴是欲饮热，为什么？因为阳虚以后，不能够蒸发津液上潮，口腔里面没有津液，没有津液并不是津液少了、水分少了，而是阳气不能将津液蒸发上来；可以尿少不利，肾气虚衰的时候，不能分泌小便，既不能够把水分蒸上去，也不能够把水分变成小便，小便可以不利；阳虚的病人，大便经常是稀的，但是也有阳虚以后，阴寒凝结起来了，像水结成了冰，阳虚肠道运动减慢，可能出现便秘，大便解不出来，三物备急丸里面有巴豆，就是散寒的，所以阳虚可以出现便秘；无汗，虽然说阳虚自汗，但是阳虚的人很多是不出汗，特别怕冷，经常怕冷，穿很多衣服还感到冷，晚上脚睡不热，会出汗吗？不出汗，所以阳虚的人可以自汗，也可能是阳虚无汗；面色淡白，但是阳虚的人可以面红如妆；阳虚了，按理应该是脉迟，但很可能是脉数。所以阳虚的症状具有两重性。阴虚有没有两重性？阴虚的表现是既有热、又有寒的表现吗？没有；阴虚不会一阵颧红、一阵颧白；阴虚小便短黄，不会又出现小便清长，绝对没有。唯有阳虚症状具有两重性，如果不认识这一点，就很难理解，阳虚不是自汗吗，为什么会不出汗？为什么阳虚了还口渴呢？因为阳气一方面起温煦作用，另外一方面关系到气化，关系到毛窍、肾关的开阖等这些问题，它是个动力，阳气温煦是动力，气化靠阳气，所以阳虚可以出现两方面的症状。

　　机理分析：为什么会导致阳虚呢？学了《中医基础理论》，通过前面的论述，应该可以理解了。寒证，病久了可以伤阳，久居寒凉之地，或者年高体弱，都可能使阳气亏虚。再重复一下，虚阳浮越证，是阳虚的一种特殊表现。虚阳浮越证一定是阳虚，以阳虚为基础，不是阴虚而阳气外越，不要把阴虚阳亢称为虚阳浮越。有个病人，他有个怪现象，冬天都要用冷水洗头，感到很舒服，洗了以后不要用毛巾擦，自己很快就会干，但是用手洗的时候，手很冷，下肢更冷，脚从来没有热过，脚穿棉鞋，头上"冒火"，这是什么证？是一个典型的虚阳浮越证，并不是阴虚阳浮。阳虚可以和很多病性兼并，比如说阳可以和气合并，经常是阳气亏虚，阳虚和气虚经常在一起；阳虚的人容易感受寒邪，阳虚外感容易感受寒邪；阳虚也可以导致阴虚，阴损及阳、阳损及阴，最后导致阴阳两虚；阳虚进一步发展，可以导致亡阳；阳虚以后，阳气不足，机能活动减退，可以导致气滞、血瘀、痰饮、水湿停留，这都是阳虚可以导致的后果。

辨证根据：怎么知道是阳虚？阳虚是冷、白、清（稀）、迟、倦，和实寒证的冷、白、痛、迟、蜷有什么不一样？应该说它具有久病、体弱、病长、时缓、体质虚弱等这些特点，同时又有寒冷的那些表现，这就是一个阳虚证。在辨证上，虚寒证和阳虚证的概念是相同的，虚寒证就是阳虚证，脾胃虚寒和脾胃阳虚是一个概念，脾肾阳虚证可以称脾肾虚寒证。阳虚与虚寒是相等的，但是与实寒是对立的。那么，怎么辨别病人是实寒还是虚寒呢？就是根据是不是感受寒邪，发病是突然的还是缓慢的，病的时间是新还是久，体质是强还是弱，根据这些情况，应该是可以辨别出这个病人是实寒还是虚寒的。

二、阴虚证

第二个是阴虚证。阴虚证是指阴液亏虚，不能够制约阳气，阴少了，阳就偏旺了，阴虚阳亢，阴液不足，失掉了濡养、滋养的作用，而形成的一种虚热证。

表现：阴虚仍然具有热、红、数、干那些热的表现，但它的特点上，除了热、红、数、干以外，还有什么问题？往往身体消瘦，有的可能有盗汗，脉搏一般是细数，这个数往往是细数，舌怎么样？舌红少津、少苔，这样一类的表现，这是它的临床表现。

原因：为什么会导致阴虚呢？有很多原因。久病耗伤了阴液，情志化火伤阴，房室伤耗了阴精，过服温燥的药而阴液暗伤等这些原因。

机制：由于阴液亏少，失去濡润，阳气偏亢，所以表现为虚热证。我讲过，阴虚证、阴虚阳亢证，不要叫它虚阳浮越证，这两个概念一定要区别开来。阴虚阳亢的本质是阴虚，上、下都显现虚热的症状，吴又可说："小便血赤，万无一失。"就是说阴虚的人小便是短黄的，绝对不会清长，阳虚的病人往往是小便清长、下肢冷甚，这是区别。

阴虚可相兼的病性有很多，可以是气阴两虚、阴血亏虚、阴阳两虚、阴虚阳亢、阴精亏虚、阴津不足、阴虚化燥等，可以与好多病性相兼。阴虚可以是阳损及阴，但阴损也可以及阳，可以导致阳虚；甚至可以导致亡阴；阴虚可以动风；阴虚可以导致气滞，也可以导致血瘀，也可以导致水停，比如猪苓汤就是阴虚水停，这都是可能的，很多的后果。

辨证根据：除了阴虚的临床表现——热、红、干、数、消瘦、盗汗、脉细，这些典型表现以外，往往具有病久、体弱、势缓的特点，根据这些应该是可以辨别阴虚的。阴虚证等于虚热证，但是和实热证是相反的，一个属实热，一个属虚热。辨别实热和虚热，区别在于是不是感受了外邪，发病的势急还是势缓，病程长还是病程短，体质是强还是弱，通过这些来加以鉴别。

三、亡阳证

第三个，亡阳证。亡阳证是阳气亏虚到了极点的一种危重证候。严格说"亡"也不恰当，为什么？亡，已经亡掉了，病人应该是死亡了，已经死了，怎么还会是"亡阳证"呢！严格地说应该是阳气快要亡了、濒临亡了，是阳气极度虚衰，快要亡掉的时候的一种危重证候。

表现：经常提的是四大表现，哪四个症状呢？四肢厥冷、面色苍白、脉微欲绝、冷汗淋漓。应该把这四个症状背下来。关键性的是冷汗淋漓，肢厥可能早就存在，面色苍白也可能早就存在，但是必须要有一种突然冷汗淋漓，这是个亡阳证，原来那些症状都存在，脉搏很微弱、面色苍白、四肢厥冷都很明显，但必须要有一个冷汗淋漓、大汗淋漓，这才叫作亡阳。实际上病人可能并不只是这几个症状，可能还有很多症状，呼吸怎么样？往往也微弱，舌质怎么样？没有讲；可能还有一些气弱，机能减退，呼吸微弱，表情淡漠，血压低，心音低等这些表现。重点是记这四个症状，一定要有冷汗，这是阳快要亡的一个标志。

分析：为什么会出现亡阳呢？一个是阳虚进一步发展，阳虚衰到了极点；第二个是寒极暴伤阳，寒到极点，突然暴伤；也可能是因为其他的大汗、失精、大失血，这些本来导致的是阴液亏虚，但阴液亏虚到了极点，阳没有物质作基础，没有根基了，所以阴血消亡，阳可以随着阴消亡，实际上是阴阳都消亡了，阴也亡了，阳也亡了。还有，亡阳可以因为剧毒的刺激所致，日本搞的那个芥子气，很严重的化学武器损伤，剧毒，喝农药，1059什么的，严重的外伤，或者是痰瘀阻塞心窍，心脉一下堵住了——厥心痛，可以猝死，阳气可以暴亡，原因可以很多。那么，这个亡阳到底是哪一个脏器的亡呢？

严格地说，不分脏，一到了亡阳，整过阳都亡掉了，哪个脏器会不受影响？都不存在了。但是如果要确认是哪个脏器，一般来说，认为是心和肾的阳气亡了，为什么？心为君火，肾为命火，这两个脏是阳气产生的根本，所以认为亡阳的病位是心肾。

辨证根据：有亡阳的病理基础，阳虚进一步发展到了极点，或者可以找到导致阳气暴亡的原因，心肌梗死、脑中风，或者是剧毒，或者是严寒酷冷、大失血等，有导致阳气暴亡的原因。病情很重，同时具有肢厥、面色苍白、冷汗、脉微，就是我们前面讲的这四个症状，有这个特点的，亡阳证应该诊得出来。如果一个病人到了亡阳的地步，你还诊断不出来，那水平就太低了！亡阳应该是诊断得出来的。

四、亡阴证

第四个是亡阴证。亡阴证是指阴液严重耗竭，到了极其严重的程度所表现的证候。

表现：有热盛伤阴的证候，在热证——热、红、数、干，以及阴液虚——口渴、尿少、皮枯、眼凹的基础上，突然出现大汗。特点，是不是要"亡"？亡阳是有冷汗淋漓，那么亡阴是在热证阴虚的基础上，突然出现大汗，这个汗并且是黏手、如油，如珠、如油的这种汗，这样就是亡阴证。当然具体的表现还有很多，比如面赤、便秘、舌焦、脉细数等。

原因：为什么会亡阴？原因很简单，阴虚进一步发展，本来阴虚的程度就很严重，或者是高热不退、大吐大泻、大失血、严重烧伤等都可以，阴液一下子烧干了。

机制：因为阴液欲竭了，阳气还仍然旺盛、火热之邪还仍然旺盛，仅仅剩下的一点阴液都蒸发掉了，都散掉了，所以会亡阴。它指的是哪一个脏器呢？一般是指的心、肝、肾，实际上是全身阴液的衰亡。

辨证：就是它有热盛阴液亏虚的基础，原来一定是一个热证、阳热证，阴虚已经严重损伤，病情已经很危重，突然出现了汗出如油，这种情况我们就认为是亡阴。现在临床上很难见到典型、单纯的亡阴证，因为退烧、补阴都有比较好的办法，大输液，没有让阴液虚到枯竭、亡失的程度。

第九讲
病性辨证（三）

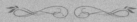

第三节　辨气血证候

气血辨证是根据病人的临床表现，按照中医的气血理论来分析病情，看看有没有气和血的亏虚或者运行障碍、生化障碍的证候存在，符不符合气虚、血虚、气滞、血瘀等的表现，是不是气虚、血瘀之类的证候，这就是辨气血证候。

分为几种？一类是气血亏虚、不足了，有气虚、血虚，严重的有气脱、血脱，还有一个特殊的，气虚还可以出现气陷、气不固，这是气虚的一种特殊表现，属于广义气虚的范围。第二类，气血运行失常，可以出现气滞、血瘀、气逆、气闭，这都是气的病变、血的病变。第三类，除了亏虚、运行失常以外，还有两个特殊的，就是血热证、血寒证，有热和寒，血里面有热和寒，它既不是亏虚，也不是运行失常，但是主要表现为寒和热。第四类是各种同病，气血两虚、气滞血瘀、气虚血瘀、血虚血瘀，这种同病的情况。分这么多类，所以气血证候可以有好多个证型。

一、气虚类证

第一类，气虚类证。刚才讲了，气虚类除了气虚以外，还有两个特殊类型——气陷和气不固，而气脱也是气虚到了极严重的程度，所以我们把这几个证放在一起，叫作气虚类。

（一）气虚证

气虚类最基本的是气虚证。气虚证就是指元气不足，机能减退所表现的证候。元气是什么气？原始之气，最根本之气，有的认为是肾气，实际上就是我们的机能活动，各个脏腑的气都应该是元气，机能活动减退了，所以表现出气虚的证候。

证候： 气虚有什么表现？一个是气短、声低、少气懒言。气短、少气懒言，重点应该是哪一个脏的气虚？应该是肺的气虚，肺主气，是不？肺主声音，和声音有关系，所以气短可能是肺气虚。体倦乏力，疲倦，没有力气，主要是哪一个脏气虚？没有力量，应该主要属于脾，为什么？脾主肌肉，肌肉才产生力量；神疲、脉弱，主要应该属于心，精神疲倦属于心神，脉搏跳动没有力应该责之于心。从这几个脏器看来、从这几个症状看来，心、肺、脾、肾都可能出现气虚。其他有舌质淡，或者还有头晕、面色少华、自汗等，当这些症状出现的时候，我们要考虑是气虚证。但是，气虚证最典型的表现是什么呢？气短、乏力、神疲、脉弱，这八个字，同学们要记住。一讲气虚，你就要想到气短、乏力、神疲、脉弱。气虚是什么表现，以后不会详细讲了，一提气虚，你就要想到这八个字，不能少。但有的病人身上，不一定这八个字都出现，他可能就是气短、乏力、脉弱，精神疲倦应该是有的，疲倦才乏力，神疲乏力总是存在的，但他可能没有气短的感觉，或者感觉不明显，不问不会讲气短，气虚也有可能。气虚的常见症、带有特征性的症，是这几个症状，并且还有一个特点，就是"动则加重"，稍微活动一下，气短、乏力、神疲、脉弱就严重一些，所以这也是气虚的一种表现，劳动的时候、活动的时候，能够进一步耗伤人体的气，所以动则加重。

分析： 为什么会导致气虚呢？很清楚，可以不要讲了。我们要认识，气虚不仅仅可以表现为气短、乏力、神疲、脉弱、活动加重，这是气虚的基本表现、基础症，同时气虚还可以表现为一些特殊的证候，这就是我们下面要讲的气陷、气不固、气脱。气陷、气不固、气脱都是以气虚作为基础，原来都有气虚的表现，以气虚作为基础，如果再出现了一些特殊的表现，那我们就叫作气陷、气不固了。气虚进一步发展，可以导致营养不足、营亏；气不生血，导致血虚；气虚则寒，可以导致阳虚；气的运化机能减退，可以生湿、生痰；可以导致水停，导致气滞，导致血瘀；气虚容易外感等，都可能出现，气虚可以导致很多的问题出现。很多原因可以导致气虚，形成气虚以后，它又可以产生其他的病理变化，因此是一个因果循环、因果交替，是一个动态的过程。气虚可以和血虚兼并，气血两虚；气虚也可以和阴虚兼并，气阴两虚；和阳虚兼并，阳气亏虚；与津亏同在，气虚津亏、津气亏虚；暑可以耗伤津气，暑热天气，出很多汗，特别疲倦，出汗多伤津，特别疲倦是耗气，可以出现这种情况。

气虚的诊断依据就是久病，时间比较久，比较缓，体质虚弱，有气短、乏力、神疲、脉弱的特点，这是辨证依据。

（二）气陷证

第二个，气陷。气陷一般是在气虚的基础上，而重点表现为升举无力、清阳下陷的虚弱证。什么叫升举无力、清阳下陷？这是一个理论上的归纳，到了有这样表现的时候，下面会讲表现，认为这是由于它不能够升清、不能够往上推举所出现的证候。实际上升举无力，升举是怎么升的？这是一种理论上的概括，有这种表现，就认为是升举无力，就认为是清阳下陷。

表现：在气虚的基础上，这种病人往往体质瘦，比较弱，这都是虚，瘦、弱也是虚，并且重点表现为气虚。气虚的表现是什么？前面讲了气短、乏力、神疲、脉弱、头晕、眼花等，有这样的表现，在这个基础上，出现了下垂，什么下垂？子宫下垂、脱肛、内脏下垂、眼睑下垂。可能不一定是全部下垂，有的人可能子宫下垂，但没有脱肛；有的人可能脱肛，就不一定有子宫下垂；有的可能是胃下垂，有的是肾下垂，也有多个脏器都往下垂的。它是以这个下垂为主要表现，如中医讲阴挺就是子宫下垂，就诊的原因主要在这个地方，并且全身有气虚的基础症状。或者是没有出现明显的下垂，子宫并不下垂，没有阴挺，没有脱肛，胃也没有明显下垂，但是病人有气往下坠的感觉，他总是觉得气往下掉。比如有的病人反映，时常想解大便，肛门这个地方坠胀，气往下坠，实际上没有什么大便可解，肛门、直肠也没有掉出来，就是自己觉得有这么一种气往下坠；或者是病人总感到气提不上来，要深深地吸一口气，才能把这个气提上来，有气往下坠的感觉；或者还有痞胀的感觉，为什么痞胀？内脏下垂，气往下垂，垂下去以后，没有升上来，肚子里面就感到胀，有可能出现这样的症状。像这种情况出现的时候，中医认为是什么问题呢？气往下陷，是脾气没有升举的能力了，气下坠，甚至出现脱肛、内脏下垂，认为这是清气往下了，掉下去了，没有升举的能力，所以称升举无力，清阳下陷。假如要做个实验，清阳应该怎么样升？从哪个地方陷到哪个地方？又升到哪个地方？这种实验做不出来，没办法实验。中医见到病人有这种表现，就认为这是清阳下陷、清气下陷。

分析：气陷是气虚的一种特殊表现，本质上应该说属于气虚证，只是它有特殊表现——下坠、下垂，所以就把它称为气陷证。不叫气陷证，称气虚证可不可以？可以，但是与气虚证相比，它有一些特殊的表现。升举无力，失掉了升举维系这方面的功能。

（三）气不固证

气陷一般是指的脾气下陷，肾气可能也有下陷的，但不叫肾气下陷，而是称肾气不固，就是这一个证型了，肾气可以不固。气可以不固，气虚不固，出现了不能固摄的症状。

有些什么东西需要固摄？首先，气不固的临床表现也仍然有前面那些表现——体质虚弱，有气短、乏力、神疲、脉弱的那些共有表现。除了那些表现以外，特殊的表现归纳起来有六个方面的不固，当然不是一个病人有六个不固，一个病人六个不固都存在，那也差不多了！哪六个不固？有的病人表现为汗不固，汗不固是什么表现？气虚了，卫气亏虚，不能固护肤表，容易出汗、自汗，容易感冒、恶风，有这样表现的，这是卫气不固，卫表不固的病位在哪个地方？多半在肺。第二个是气可以固摄血液，气能够控制血行，气为血帅，气不能控制血液在血管里的运行，可以出现气不摄血，气不摄血的病位多半在哪个地方？脾不统血。其他还有大便不固、小便不固，或者是男子的精液不固，或者是妇女怀孕时候的胎气不固等四个方面，像这样的表现，往往是肾气不固。因此，气不固，往往涉及哪些脏腑？涉及肺，涉及脾，涉及肾，归纳起来就有这么六个方面的不固。总的一个原则，都有气虚，无论哪一方面出现了不固，应该说不是六个不固，一个病人不可能出现六个不固，可能就是两个不固、三个不固，也可能只有一个不固，不管多少不固，都有气虚的共有表现，以气虚证候为基础。

（四）气脱证

第四个是气脱。气脱的证候，元气虚到了极点，气要衰亡了，气息微弱欲脱了，也是一种濒临死亡的表现。

表现：西医讲呼吸衰竭、循环衰竭、肾功能衰竭、多脏器衰竭。中医所说的气脱，重点指的是什么呢？是指呼吸衰竭。气脱最突出的表现是气息微弱，必须有这个症状，才能叫气脱。呼吸已经很微弱了，呼吸运动很不明显，胸式呼吸、腹式呼吸都不明显，过去看这个人死了没有，除了摸脉，可能是脉微欲绝，摸不清楚，死了没有？拿点棉花放在鼻孔的地方，看棉花动不动，试试呼吸，棉花不动了，说明没有呼吸了。气息很微弱了，或者出现像西医所说的点头式的呼吸——呼吸的时候头跟着点一下，隔半天点一下，呼吸很微弱、很困难了，或者是叹息式呼吸——"唉"，出一口气以后没有了等一会，"唉"，又出来一下，半天出那么一下，这都是呼吸微弱到了极点。这是最主要的表现，当然也可能还有汗出不止、二便不固、手撒、口开、目合、全身瘫软、神识不清，这些症状都可能存在，但是我们强调的、最重要的，所谓"气脱"是指气虚到了极点，以呼吸微弱为主要表现的证候。

分析：为什么导致气脱？原因可以是气虚的进一步发展等。

气脱是哪些脏器的气脱？也是不好说哪一个脏器气脱，但是主要应该是讲肺气脱，实际上这个时候，心、脾、肾可能多脏的气都不正常，都很虚弱了，但是由于肺主气，所以重点是讲的肺气虚脱。

这里要注意一下，气脱和亡阳有什么区别？气脱和亡阳的区别，亡阳我们强调四句话——四肢厥冷、面色苍白、脉微欲绝、冷汗淋漓，关键是一定有出汗这个症状，这才叫亡阳。那么气脱是讲什么问题？重点是讲气息微弱。可不可以面色苍白？可能的。有没有脉微欲绝？可能的。有没有出汗不止？有可能的，但是出汗不止不是必见的，而气息微弱却是必定的。所以两者区别的话，如果他气息非常微弱，没有冷汗淋漓，那叫什么？那只能叫气脱，不能叫亡阳。又是气息微弱，又有冷汗淋漓，那是什么问题？那就叫亡阳，或者叫亡阳气脱。不是每个病人快要死的时候，都会出现冷汗淋漓，有的病人就没有出现冷汗淋漓，那病人不会死！没有亡阳！气脱，呼吸微弱，也可以死人的，中医就叫气脱。这个病人的死亡原因是什么？到底是气脱还是亡阳？死亡原因，按中医来说亡阳、气脱，或者是亡阴，都可以。但不要写错了，死亡原因、死亡诊断——亡阳，而病人死前并没有出汗，那应该算写错了，应该是气脱，对不对？应该注意这种区别。

二、血虚类证

气虚类证候，讲了四个证，一般的气虚证和特殊的气陷、气不固和气脱。血虚类证有两个：

（一）血虚证

一个是血虚。血虚很容易理解，血就是指红色的血液。西医讲血液除了红血球以外，还有白血球，还有血浆、血小板，还有其他东西；而我们中医讲的血就是讲的红色血液，血虚就是红色的血液少了，失掉了濡养作用了，机体得不到血液的濡养所出现的虚弱证候。

表现：可以简单地说体虚加"白"，这是最根本的。红色的血液少了就变白，什么地方白？起码可以归纳为五个方面的白，诊断的时候就要注意从五个方面，不是单纯有一个面色白就够了。面色白、舌质是淡白、眼睑白、口唇发白、指甲白，起码是五个白。望诊的时候，没讲过耳朵白、鼻子也白，大家不太注意，起码有这五个方面的白，并且往往是同时存在，不可能口唇红、眼睑就白，面色白、舌质就红，不会那样。有这五个白，但是临床检查病人、写病历的时候，很可能就只注意了一个、两个，舌质淡白、面色白，没有注意他的指甲白不白、口唇白不白、眼睑白不白，实际上应该把五个白都写上去。要做诊断，只根据一个面色白，诊断就是血虚！还不一定，阳虚的人，受了寒以后，可能也面色白。眼睑也白、指甲也白、嘴唇也白、舌质也白，五个都白了，血虚少不了，肯定是血虚。证候还要加上一个脉细，这也是很常见的症状，血虚以后，脉往往是细的。血液亏虚以后，机体失却血液的濡养，可以出现很多症状，头上失掉濡养以后，头晕、头痛；眼睛失掉濡养以后，视物模糊、看东西不清楚；肢体失掉濡养以后，麻木不仁；胞宫里面没有血液的濡养、充实，可以出现经少经闭。临床可以有好多的症状，但是最主要的症状，就是白，五个白，加上脉细，这是诊断血虚最基本的症状，其他的都是因为血虚失掉濡养以后而出现的。如为什么头晕？血液不足，不能供到头上去了；为什么眼睛看不清楚？为什么月经量少、衍期？肢体为什么发麻？为什么记忆力减退？为什么晚上多梦？为什么出现心悸？这些问题都是因为血虚失养，血不养神、血不养心、血不注目、血海空虚……都是血虚引起来的好多症状，不必详细去记，只需知道血虚以后，失掉濡养而产生的，同时这种病人的体质往往也是虚弱的。

分析：原因应该很容易理解，书上也列了。有本身消耗过多、失血、里面有寄生虫等。也可能是生化不足，营养吃得太少，不能化血，或者是脾胃的功能太虚弱了；也可能是瘀血内阻、新血不生等，这些原因不讲了。

血虚可以和气虚同时存在，成气血两虚；可以和阴虚同时存在，成为阴血亏虚；血虚也可以和血瘀同时存在，血虚夹瘀，病人血液亏少，运行也不通畅，就像河里面的水少了以后，航运肯定不通畅，所以既可出现血瘀，又可出现血虚；血虚进一步发展，可以导致血脱。临床时要注意，气血两虚的共性症状多，而阴血亏虚的症状往往不一致，什么意思？就是血虚的病人往往就有气虚，它的症状表现相同，没有矛盾，为什么没矛盾？因为血为气之母、气为血之帅，血少了以后，机能活动也会减退，血少了面色白，气少了以后，不能推动血液运行，会不会面色白、舌质淡？气虚的人，可不可以出现脉细？都有可能。因此，他们的症状很可能是相同的。那么，这个病人到底是气虚还是血虚，或是气血两虚？这要看他的原因，要看他的表现。如果疲倦很明显，有自汗，活动后加重，那就必然要有气虚；如果气虚的那些表现不明显，就是面白、舌淡、月经量少色淡、脉细，没有神疲、乏力、气短，那就不要说是气血两虚，对不对？五个白加上脉细，这是血虚；如果还有神疲、乏力、气短、脉弱，就应该写气血两虚。没有神疲、乏力、气短、活动加重，写成气血两虚，则根据不足，所以要根据临床表现。血虚和阴虚可以同时存在，但是它们的表现是不一样的，血是讲的红色血液，血虚就必然面白；阴虚就火旺，有火则必然是面红。血虚偏寒，气血失掉濡养，病人表现可能肢凉，比较怕冷，偏寒，没有热的表现；但是阴虚就必然有热的表现，或者五心烦热，或者有一点低热，或者舌红、口干，必然有热的表现。血虚是白，阴虚是红，这两个的症状，具有对立性。但是临床有阴血亏虚的提法，这就有点矛盾了，到底是面白还是面红呢？到底是怕冷还是怕热呢？严格地说阴血亏虚不太恰当，症状有点矛盾，不好辨证。有没有可能既有阴虚，又有血虚呢？有可能的，因为血液也是一种液体，血虚到一定程度，可以导致阴虚。那么证候怎么表现呢？应该具有两方面的症状，面色白，嘴唇淡，但是又有颧红；手指发凉，指甲白，但是手脚心又发热；或有低热，脉搏又细又数；还有失眠多梦，大便干结等。两类症状同时存在，确实既表现有阴虚，又表现有血虚，这就叫阴血亏虚。一般来说这两类症状都存在，应该是不太常见的，所以阴血亏虚比气血亏虚要少见。

（二）血脱证

第二个，血脱。突然大量失血，或者长期的血虚到了极点，出现面色苍白、头晕心悸、目眩、脉微或者脉芤，都到了极点，舌质是什么颜色？舌淡白是血虚，舌质枯白——几乎没有血色了，这是血脱。有的病人确实出血很严重，虽然现在有条件可直接输血了，但是有时候仍然有血脱。一台手术，有的输7个单位血、8个单位血，输了以后，马上又流掉了，如果没有得到补充，大失血导致血脱，就会引起死亡。这时并没有冷汗淋漓，但面色苍白肯定是有的，没有冷汗淋漓，不能叫亡阳，这种情况就属于血脱。血脱的原因是突然大出血，或者长期的血虚所导致的。

前面讲到的四个严重证，病人死亡的时候，很可能就是其中的一个、两个同时存在，气脱、血脱、亡阴、亡阳，比较一下。都是濒临死亡的状态，病情非常严重，同时这几个可以互相影响，也可能是既有亡阳又有气脱，既有血脱又有亡阳，很可能几个同时存在。大失血最后出现了脉微欲绝、面色苍白、四肢厥冷、冷汗淋漓，那就是既血脱、又亡阳，阳随着血脱了，气随着血脱，阳随着血脱，它是可以同存的。区别在于：亡阳、血脱和气脱，三者之间共同性很多——偏于寒，面色都是苍白，脉搏都是微弱。亡阴和亡阳、气脱都有汗出的特点，特别是亡阴、亡阳一定有汗出的特点，气脱少一点，出汗一般不是气脱和血脱的主要表现。亡阴一定是身热、烦渴，亡阳一定是身冷、肢厥，气脱以气息微弱作为突出的表现，血脱一定有大失血或者长期失血的病史，这是几个的比较。但是，实际上病人来了以后，很可能是气血都脱了，亡阴、亡阳都存在，很有可能是同时存在的。

三、气滞类证

第三类，气滞类证。主要有气机不畅、气机阻滞的表现。气滞类证，就不只是一个，包括以下三个。

（一）气滞证

首先一个是气滞。就是指气机阻滞，脏腑机能不通畅，气的运行不畅、机能运行不通畅所出现的证候。这个机能，也可能是全身的气机不畅，也可能是某一个部位、某一个脏器的机能不畅，都可以有气滞，可以是肝气滞、肺气滞、胃肠气滞，可见于不同的脏腑。

证候：气滞主要是以胀和闷，甚至痛为主要表现。气滞使某个地方胀得很厉害。实际上闷也有一种胀的感觉，但不一定是胀，某个地方有一种闷、阻塞、不通畅的感觉。闷、胀，甚至痛，这种痛也往往是胀痛，或者是窜痛、攻痛，部位不定，按之无形，这是气滞痛的表现。如果要问气滞的疼痛有什么特点？胀痛、窜痛、攻冲痛——好像是由气的冲动起来的，突然一下痛起来了，走窜，按诊肚子里面没有明显的包块，这是气滞的表现。还有一个气行则减，或者叫气行觉舒。什么是"气行"？"嗳"——嗳一下气，或者是肚子里面咕噜咕噜地叫一下，或者是打了一个屁，舒服一些，胀、痛、闷都不那么明显了，减轻了一点等一下可能又气滞了、又胀起来了，你揉一揉，"嗝"了一下气，它又舒服一点，这也是气滞的一个特点。还有一个特点，可能与情志有关系。情志不畅，不一定只讲背有思想包袱，一定是有苦恼、忧郁的事情，被别人骂了、痛骂了一顿，他就情志不畅。有的人整天就想到不是这里有病，就是那里不舒服，思想集中在病上面，整天担心病，越想越严重。如果分散了精力，玩一玩、走一走、活动活动，舒服一些，没感到有什么痛苦，这就是与情志有关，病情随情绪变化而增减。气滞的特点，以胀、闷、痛为基本表现，这些胀、闷、痛又有什么特点？痛是一种胀痛、窜痛。什么情况下缓解？什么情况下加重？气不通的时候严重，气畅通了就缓解，精神、情志集中的时候，有包袱的时候严重，情志舒畅的时候减轻一些，这就是气滞的主要表现。脉象是弦脉。应抓住这些表现、特点。

分析：为什么会导致气滞？原因应该可以讲得通。我们不讲了。

由于气滞，可以导致很多的后果，气郁可以发火，气滞可以生痰湿，可以导致血瘀。气滞还有两个特殊的表现，一种是气逆，一种是气闭，都是在气滞的基础上出现的。

辨证依据：有脘腹胸胁，或者是受伤部位，这些地方出现胀闷、胀痛、窜痛，随气行则舒，与情志有关，脉弦，这是气滞的表现，根据这些来辨证。

（二）气逆证

气滞还有两个特殊的证。一个是气逆。气逆是指的气不通畅了，并且表现为往上的特点，气不通畅了，它可以郁闭在某个地方，郁闭在这个地方以后，并且往上冲，这就是气逆，气机失调而上逆的证候。

表现：有三种，哪三种呢？一种表现为咳嗽气喘，这是什么气上逆？肺气上逆。为什么肺的病会出现气逆？肺气应该是肃降的，它现在不肃降了，所以咳嗽了，咳嗽是气从肺往上出来的，是上逆；气喘，气不能够下降，所以呼吸困难、出气不盈。第二种是呃逆、嗳气、恶心、呕吐，这是胃气上逆。呃逆是气体从胃（横膈）这个地方冲上来的，嗳气的气体是从胃里面出来的，呕吐、恶心也是从胃里面上来的，所以这是胃气上逆。还有一种叫作气冲，古人称为奔豚气。什么奔豚气？豚就是猪，小猪吃奶的时候头往上冲，病人感到有一股气向上冲的这种感觉，肚子里好像有个小猪在奔冲，所以叫奔豚。奔豚厉害的时候，突然一股气冲上来，头就晕了，出现头晕、头痛、晕厥、胸闷、呕血，这一种认为是肝气上逆，为什么？只有肝气是主升的，肝气按道理说应该是升，但是升发得太过了，就成了病，这就是肝气上逆。胃气应该降，六腑之气都应该降，肺气应该降，肝气本来是升，但是肝升发太过、气机失调了，就会导致肝气上逆。

这里要注意一个问题，"气逆"，不是一个完整的证、不是一个规范的证。气虚是一个规范的证、气陷是一个规范的证，为什么气逆不是一个规范的证？因为气逆只是一个现象、气往上冲的这么一种表现。为什么会气逆？为什么会咳嗽气喘、呕呃嗳气？可能是胃受了寒，也可能是肺有热等。为什么会气逆的，并没有提到它的原因，只是讲到有这个现象，不知道它是什么原因导致的，寒、热、肺虚、痰饮，可能是胃气亏虚，也许是饮食不慎，也可能是肝气犯了胃，没有找到这个问题，所以它不是一个完整的证。一个完整的证、规范的证，应该是有病位，病的位置已经有了——肺、胃、肝，有气逆的特点，但是没有辨清原因、性质，那怎么治疗？胃气上逆，应该降胃气，可能一般用赭石、旋覆花，但是没有从根本上解决气逆的原因，呕吐、嗳气难止住；肺气上逆，应该降气、平喘、止咳，用什么药去止咳？假若有痰，必须祛痰才止得住咳；假如有热，必须清热才能够止得了咳。因此，应当加上病性才构成一个完整的证。除了肺、胃、肝的气逆以外，胆气可不可以上逆？肠的气可不可以上逆？除膀胱不便称气逆以外，六腑之气都应该可以上逆，胆气上逆是可以的，呕吐苦水，经常口苦，可能是胆气上逆；小肠、大肠不通了，肠痹、肠结、肠梗阻，肠道的气上逆，可以呕粪、口气很臭。因此，不单纯只有肺、胃和肝的气逆，胆和肠也可能出现气逆。

诊断根据：主要有这种咳喘、呕恶、气上冲感等特征性的表现，就可以认为是气逆。但这不是一个完整的证名，只诊断胃气上逆、肺气上逆还不够，气逆只是一个病机，这个诊断不完整，不是最终诊断。

（三）气闭证

第三个是气闭。气闭是指邪气阻闭了，闭阻心神，或者闭阻了脏器、管窍所出现的突发性的、实性的急重证候。气闭是一个重证、是一个急证，是突发性的，突然阻闭，属于实，不是虚，有这几个特点。闭在什么部位？一个是心神，一个是脏器、管窍，特别是管子，有空窍的地方。

临床表现：应该有两类表现，哪两类？一个是突发的，发病很快，症状很严重，要么出现昏厥，要么出现绞痛。可能还有属于实的其他症状，比如二便不通、声高、气粗等。这是或有证，重点是突然发生的严重症状。比如说一个人受到强大的精神刺激，突然一下昏倒了、神志不清楚，发生气厥了，这就是气闭；有的人胆囊、胆管里面有砂石，或者是泌尿系统、肾脏的结石，堵塞在胆管上、卡在输尿管上，突然发生绞痛，痛得很厉害；或者是蛔虫钻到胆总管里面，肚子痛得很厉害；或者是瘀血阻塞了心脉而出现真心痛、厥心痛，像这种突然发生的绞痛，很严重，病的时间不长，这很可能是气闭，就是某个管窍被闭塞住了，这种情况称为气闭。

　　由于强大的精神刺激，或者是砂石、虫、痰、瘀等阻塞了管腔、脉络，以及溺水、电击等意外，导致心肺的气闭，吊颈、水淹、电击致死的，都是突然强大的刺激把气机一下阻塞住了、闭塞了，这都属于气闭的范围，气闭可以有这样几种表现。

第十讲
病性辨证（四）

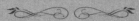

四、血瘀证

血瘀证是临床常见的一个证型。现在对血瘀研究也最多。

什么是血瘀证呢？是指瘀血内阻，血液运行不畅，可能是全身的血液运行不畅，也可能是局部的血液运行不通畅所表现的证候。瘀血和血瘀这两个概念不完全相同。瘀血是讲血液停留在那个地方，停聚的那种血，那是瘀血。血瘀是讲因为有瘀血以后，所形成的各种证候，我们叫作血瘀证。血液运行不畅，既可能是有瘀血停留在某个地方，也可能不是瘀血停留，而是运行不畅所出现的证候，叫作血瘀证。血瘀是一种证候，瘀血是指那种具体的物质、停留了的血液，二者在概念上有这样的区别。

表现：血瘀证的表现，归纳起来有四大表现。第一大表现是"疼痛"。有瘀血的时候，会出现疼痛。血瘀的疼痛特点是刺痛、固定不移、拒按，夜间可能严重一些。为什么会在夜间严重一些呢？因为夜间的血液运行要缓慢一些，血液运行障碍、运行不通可能就更明显一些，因此夜间比白天可能痛得更厉害一些。其疼痛有这么四个特点——刺痛、固定不移、拒按、夜间痛甚，这是血瘀证的疼痛特点。第二个是有"肿块"。在体表的，比较容易发现，如骨折，或者体表哪个部位受伤以后，局部常有青紫色的包块；体内看不到这种青紫色的包块，但是可以用触诊，特别是腹部，如果有瘀血的话，可能触到有包块，质比较硬，不容易推动包块，当然这是相对的，与气聚相比较，质比较硬一些、推之不移，这是血瘀的特点。第三个是"出血"，瘀血阻塞脉道，导致血不能循经，血行脉外，可以表现为各种出血。出血的特点是色紫暗，有血块。出血以后，马上泄出来了，那就不会形成肿块，出的血也是鲜红色，没有形成瘀血；如果没有及时排出来，停留一段时间以后再排出来，血就变成紫暗色的了，凝固成血块了；或者是呈暗黑色、柏油状的大便，或者是妇女的崩、漏，都有可能是血瘀。第四个就是"色和脉征"。就是在望诊或者在脉诊上，有一些血瘀的体征，当然包块也是体征，出的血也是一种体征。血瘀的色和脉征，是指一些特殊的改变。如面色黧黑——可能是有血瘀，也可作为血瘀的指标之一，但不是绝对的，不是单凭面色黧黑这一条就诊断为血瘀，面色黧黑的时候要考虑血瘀的可能；唇甲青紫——面部、嘴唇、指甲颜色比较紫暗，有缺氧的表现，那就是血液运行不畅了；皮下紫斑——青紫色的斑块，"阴斑"，脾不统血也可能出现这种情况，脾不统血一般是没有外伤，无缘无故自己出现一片片青紫色的斑块、阴斑，这个紫斑多半是指外伤以后，哪个地方受伤了、跌伤了、被人打伤了、撞伤了，有明显的外伤病史，而又出现这种青紫色的斑块，当然是有血瘀的表现；肌肤甲错——皮肤出现干枯暗色斑点，像鱼鳞一样，血虚血瘀吧；腹露青筋——鼓胀的病人，腹壁上青筋暴露；还比如颈的静脉充盈，非常暴露；还有下肢的青筋腿——下肢的静脉曲张，是血液运行不畅的表现；丝状红缕——皮肤上出现红色的血丝，毛细血管扩张，像红的丝线缠绕，互相缠绕在一起，西医典型的是什么样子？典型的表现为中间有一个红色的点点，那是一个血管，用一个大头针的针柄，或者一个火柴棒，把那个红点点按一下，周围的红丝没有了，一松，那个红点出现了，周围也出现了红丝，西医叫蜘蛛痣，像一个蜘蛛样的，有很多的脚、红色的丝，中医叫丝状红缕；或者舌质出现紫色的斑点，舌下络脉的曲张、增粗；脉搏上，常见的是细涩脉，或者是结脉、代脉，甚至无脉，比如说脱疽，脱疽就是那条动脉已经闭塞、坏死，所以脱疽的病人下肢就没有脉搏跳动，也是血液运行障碍了，因此也属于瘀血。常见的可以有这样一些表现。现在还可以做很多检查，比如说甲皱微循环、舌尖的微循环、眼底的观察，眼科观察眼底，眼底的血管也扭曲、扩张，或者是甲皱微循环看到血管曲张、扭曲，像女同志的发夹一样，血液流得慢，血球在那里面成串一样的等，这些都是血瘀证的表现、血瘀证的指标。因此现在研究血瘀证的，百分之七八十的都是血瘀，他要研究血瘀证，就什么都是血瘀，为什么呢？因为血瘀的指标很多，这些微小的变化、指标，比如甲皱微循环、血液流变性，可能很多人都有一点改变、多多少少都可以找出点血液运行不畅的指标，把这些指标都收集起来，在一个人身上，量就比较高了。应该说没有那么多的血瘀，但是孤立地研究血瘀，专门找血瘀的指标，就会变成人人都有血瘀。

　　原因：最常见的是外伤，直接伤到外部，骨折、皮下组织血管破裂，出现瘀阻、瘀块了，或者是伤到内部的血管，比如内脏破裂了，脑震荡、脑子里面出血了，都可能有血瘀。因此，外伤跌仆等是导致血瘀的一个原因。第二个，气滞而血行不畅。第三个，血寒、血热都可以导致血瘀，血寒，寒则血凝；热迫血行，血热的时候可以导致血液壅聚在一起，比如生疮疖、疮疡，就是局部的气血壅聚太多，挤在一起，出现腐烂，血热使血液浓缩，也可形成瘀。第四，湿热、痰浊、砂石等的阻塞，也可使血液运行不通畅。第五个，气虚、阳虚运血无力，可以导致血瘀。瘀血本身是一种病理产物，是血液运行不畅，为什么会血液运行不畅呢？可能是寒凝血瘀，也可能是气滞血瘀，也可能是阳气亏虚，不能推动血液运行，所以不能只孤立地看到血瘀。阳气亏虚而不能运行血液，不温阳、补气，单纯行血化瘀，恐怕解决不了问题，这种认识也不符合中医的原理。如果要造血瘀动物模型的话，一个血瘀的动物模型不行，起码有五个：外伤、跌打损伤，这是一个吧，要造这种动物模型；第二个，寒凝血瘀，这是很常见的，必须造一个寒凝的血瘀动物模型吧；第三个，热毒、血热，血行障碍，形成痈肿、疮脓，里面有血瘀；第四个，阳虚或者气虚，必须造一个吧；另外，还可以造痰、湿热等这些阻塞了以后，栓塞了、阻塞了，要造这样的动物模型。因此，我们讲这个血瘀，要只从几个指标上看，哎呀，这个微循环有障碍呀，那一个舌质又紫暗一点，或者脉搏又涩，没有找它的原因是什么，它有很多原因可以导致的。这些原因，都可以导致血行不畅，就可能出现血瘀的证候。

　　与其他病性的关系：血瘀经常可以和气滞在一起，气滞血瘀或者血瘀导致气滞，两个可以互为因果，气滞了，气机不通畅，可以导致血行不畅，血行不畅，又导致气机不畅。可以和痰、热在一起，瘀痰或者痰瘀证，或者瘀热证，可以在一起。血瘀可以导致血虚，还可导致水停。就是说血瘀是一个动态的过程，瘀血是病理产物，当出现了血瘀的时候，又可以导致其他的病理变化。因此辨证的时候，不要只找这个病人有没有血瘀，而是要从整体上看，血瘀是不是最突出的矛盾。比如做性格测验、人格测评的时候，可能要问几个问题，你是不是一辈子没讲过假话？你是不是背后没有说过别人的闲话？哪个人没有说过假话！谁人背后不说人！谁都有点，你就说这个人很坏？每个人背后都可能说过别人的坏话，那人人都是坏蛋？不是吧。某个人他一辈子专门说假话，专门说坏话，这个人的人品是坏，有的人说了一两次假话，你就说他很坏？所以血瘀证，要看有没有好多个指标改变，要从全身辨证来看，要看血瘀在整个病情中是不是成了主要矛盾，不能从哪个地方找到一点点指标，有了一点改变，就说是血瘀！如果这样，当然百分之七八十的病人都有血瘀啦。

怎么判断是血瘀呢？一个是有致瘀的原因，原因很多，外伤、寒凝、气滞、痰阻、热扰、阳虚、气虚等，都可以导致。再就是具有四个特征——疼痛、肿块、出血、色脉征等这样一些改变，这就是诊断血瘀的根据。

五、血热证

第五个，是血热证。什么叫血热证？是指火热内迫于血分、血液，就是说火热之邪到了血液里面，深入到血液里面去了，不是在皮毛、肌肤、腠理，虽然皮毛、肌肤、腠理也还有一些，但是主要的表现在血里面了，是血分有热的一种表现。

表现：血热的表现是什么？同样有热、红、数、干，说它有热嘛，所以仍然有热的一些表现。但是这个热，不是在肌肤、腠理，不是在脾胃肝胆，而是到了血液里面，所以它有一个"深"的特点。什么深呢？病理上分析，热邪深入到血分了，是深了、重了，卫、气、营、血，从肤表到肌腠，到脏腑，到了血液里面，病的位置比较深了。于是症状上就表现为出血色深红、月经的颜色深红、舌质是深红或绛色。就是说血热不是一般的热，不是在肌肤这些部位，已经进入到血分了。它的证候具有一个颜色深红的特点，热、红、数、干是热证的共有表现，出现了颜色比红还要红一些，那就是到了血分的表现。

分析：血热的原因，可以因为外感病，由卫、气、营、血，深入到血分；也可以是因为情志、饮食、火热之邪等，化火而影响到了血液。反正，到没到血液，并不是从实验得来的，而是根据它的颜色深红，月经的颜色很深红，舌质是绛舌，又有热的表现，我们就认为这个热已经深入到了血里面去了。血热证既可见于温热病过程中的血分证；还可见于疮疡，疮疡要化脓，往往也有血热的表现；月经，刚才讲经色深红，还可能有月经量多、质稠等这样的特点，这可能是血热；也可见于其他杂病中，比如说情志就可以导致。这是血热证。

六、血寒证

第六个，血寒证。血寒证是指寒邪客于血脉而使血行不畅。这时有没有血瘀呢？肯定也有血瘀。重点是讲寒邪侵袭到了血液里面，寒在脉中，血凝涩而不行，血液运行缓慢，所以有血行不畅，这是血分的寒证。

临床表现是什么？有寒冷的特点。恶寒，舌苔白，脉迟，冷、白、痛、迟、蜷，也有痛，什么样的痛呀？冷痛拘急，这是寒的共同特点。怎么知道寒跑到血液里面去了呢？有青紫的颜色，比如皮肤紫暗发凉、月经紫暗有块、舌质有青紫色等，这是寒直接到血液里面去了，表现有青紫色的特点。血热表现是以深红为特点。血寒，寒证的那些冷、白、痛、迟、蜷都有，重点反映在青紫色——肢体发凉，手指、指甲变成青紫色了，月经是青紫色的，夹有紫暗色的血块，舌质、口唇都变青紫了，实际上就是寒得很严重了，出现了血液运行不太通畅的表现，于是认为这是寒到血里面了，叫作血寒证。

临床上常见到的寒滞肝脉证、寒凝胞宫证、寒凝脉络证，都可以认为是血寒。寒凝脉络证——比如有的人，冬天他不能沾冷水，或者一到了冬天，整个手指就是冰凉的，指甲也是紫色的、很暗，有的沾了冷水以后，开始苍白，苍白以后就变成紫色，痛得很厉害，西医有一种病叫"雷诺征"，中医认为这是因为寒到了血液里面，是血液运行不畅，这个局部没有得到血液的温养。寒凝胞宫证——有的妇女来月经的时候，月经之前可能下了冷水，一般认为在月经来之前或来的时候是不能下冷水的，一下冷水月经可能就闭住了，月经不来了，因为寒凝胞宫，血里面有寒。或者是寒滞肝脉证，都可以出现，这都是血寒的表现。

七、气血同病证类

气血辨证的内容比较多，还有一个气血同病，这是一个复合证。气和血、虚和实夹杂在一起的复合证型。最常见的有这么几种：

气滞血瘀证——既有气滞又有血瘀。这很容易理解，既有血瘀的证候表现，又有气滞的证候表现。

气虚血瘀证——气能够推动血液运行，气不能运血就出现气虚血瘀。比如有一个很有名的方剂叫补阳还五汤，里面用活血化瘀的药，反而没有用行气的药，而是黄芪一两，有的甚至用二两、三两，干什么？主要是补气，推动血液运行，中风以后，出现半身不遂的病人，有时候就用补阳还五汤。重用黄芪，那一定是气虚血瘀的病人，如果没有气虚，用三两黄芪、一两黄芪，恐怕也不恰当。

气血两虚证——很常见，气为血之帅，血为气之母，气血两虚是经常出现的。还有气不摄血、脾不统血证，气不能控制血液运行，所以很常见。

气随血脱证——大量的失血，或突然失血导致亡血，亡血很快就出现气脱。如果出现冷汗淋漓，那是亡阳了。大量失血以后，呼吸也微弱了，基本上没有看到呼吸运动、呼吸衰竭了，那就是气脱了，所以，气可以随着血脱而脱。

常见的有这么一些类型，它们互为因果，也可能有个先后，要加以辨别。

第四节　辨津液证候

阴阳、气血、津液，都是我们人身上应该有的正常物质和机能，气血、阴阳、津液，都是正常人应当有的。如果津液少了，那就出现津液亏虚证；如果津液运行不正常，形成了病理产物，也是一种病。津液是一种有营养性的、有濡润作用的正常水分、液体，津液运行发生障碍，就会变成病理性的产物，这个时候就已经不叫津液了，而叫痰、饮、水、湿了。

一、痰证

第一个是痰。它是津液运行障碍所形成的病理产物。痰，就是痰浊阻窜。一种是痰堵在某个地方，阻塞、停聚在某个部位了；一个是窜、窜动，痰跑到身体某个地方去了。两个概念——阻、窜，痰阻窜所出现的证候。

有什么样的证候呢？痰最容易停在什么地方？"脾为生痰之源，肺为贮痰之器"，痰生成以后，最常见的、最容易停的部位是肺。所以就咯痰、吐痰黏稠、喉中痰鸣，这是最常见、最典型的症状。吐很多痰，并且是比较稠的那种痰，这肯定是有痰；有的痰堵在喉咙上，就可能出现喉中痰鸣；如果是比较稀薄的痰堵在气管上，那就出现哮，那就称饮了。痰也可以停在全身，比如说身体胖、胖人，中医认为那不是肌肉，是痰，不是好东西，胖人是一身的痰。胸腹部、胸部痰多了，可能出现胸脘，痞闷。还有苔腻、口腻、脉滑、纳呆等这些表现。这是有痰的一般表现、常见的表现，有的可能还出现头晕呀等。痰可以停留在这些地方，停留在肺就出现痰鸣、吐痰；停留在皮肤下面、整个肌体，就体胖；停留在胸腹，就出现脘痞、纳呆、胸闷等。痰除了可以阻聚、堵塞以外，还可以流窜到好多部位，从而为病多端，所以中医有"百病多因痰作祟""怪病多痰"的说法。"百病多因痰作祟"中的"百病"，当然只是个大概的数字，可能是上百种病、上千种病，但也不等于一百个病人的病都是痰引起来的，不能将每个病都说成是痰作祟吧！多半是些什么病呢？可以导致癫、狂、痴、痫、头晕。癫、狂——精神病，重阴者颠、重阳者狂，多半有寒痰、热痰；痴——神识痴呆的这种病人；痫——痫病，突然昏仆、口吐涎沫。这些精神方面的疾病，有时找不到明显原因，不像感染邪毒属于风寒暑湿燥火，这可以查得到，饮食不慎也可以查得到。这个病人为什么发癫、精神不正常了呢？可能认为是痰，实际上常常是由于精神刺激，好像没有外邪，于是认为是有痰。还有一种圆滑的、柔韧的包块也属痰。

分析一下痰的性质。痰作为一种物质、病理产物来说，应该是比较稠厚的，比较浓、比较稠，不是清稀如水，如果清稀如水，就是水和饮了。它应该是一种半凝固状态，比较浓稠，流动性比较小，但是它又可以随气流窜，气把这个痰、这个物质推到全身，推到哪个地方一停下来，那个地方就出现了问题，所以痰又可以流窜到全身。痰本身是不能跑去的，但是它可以随着气，把它推到某个地方去。形成痰的原因很多，如六淫、七情、饮食，长期不动，整天吃了就睡、睡了就吃，当然也容易生痰、容易脂肪堆积起来，这是一些原因吧。作为脏腑来说，主要是影响肺、脾、肾，特别是影响到脾，导致水液运行障碍，痰是由水变成的，理论上应该是水慢慢浓缩、浓缩，里面还夹有一些杂质、废物等，水液慢慢浓缩以后就变成了痰，是这样形成的。中医认为最常见的、直接的往往是脾，恶心、纳呆、口腻、舌苔腻等症状，都和脾的运化机能有关，脾失健运，水液留聚成痰，所以强调"脾为生痰之源"。"肺为贮痰之器"，所以常见咳嗽、吐痰、胸闷、气喘、胸部痞闷等症状，痰证的脏腑主要在这些地方。痰可以流窜，流窜到肢体的时候，就可以出现形体肥胖，或者出现圆滑的包块，某个地方出现了一个圆圆的包块，原来没有，为什么出现了包块？中医认为是痰，当然也不是所有的、百病的痰都出现包块。但是痰形成的包块是圆的、滑的，有圆滑的特点，如果高低不平或者是其他的形状，可能是血瘀。"百病多因痰作祟"，痰蒙了心，蒙闭清窍、心神的时候，会出现心悸、神志错乱等症状，痰如果跑到心里面去了，可以出现胸闷、心悸；跑到脑子、头上面去了，可以出现头晕、健忘、神志错乱、癫狂等这些问题；如果跑到女子的胞宫或者是男子的精室这些地方，就可以出现女子不孕或者是男子的精液清稀。这个清稀是相对来说的，男子的精是最珍贵的物质，里面有了一些痰，精子就很少、没有活动能力，这也可能是痰的问题。这都是一些怪病，为什么不怀孕呢？好像讲不出原因，比如当时中国中医研究院有位老医生，给一个外国大使的夫人看病，这位大使夫人不生小孩，全世界很多地方都到了，都治不好，找到中医研究院来，这位老医生一看，啊！胖得不得了，女的很胖、很胖，西医讲可能她是性激素分泌失调、雌激素减少，身体胖得不得了，按照中医的说法是肥人多痰、胖子多痰，因此，这个证应该是痰凝胞宫。胞宫里面有痰了，实际上全身都有痰，为什么叫痰凝胞宫？主要问题是不生小孩。那么，痰凝胞宫怎么办呢？就给她吃礞石滚痰丸，吃了几个月的礞石滚痰丸以后，人也瘦了，怀毛毛了。像这样一些问题，中医认为找不到是什么原因，原因搞不清，就说它"怪病多痰""百病多因痰作祟"，并且有的按痰治，确实就治好了。但是不能什么人来了，你诊不好，没有一点根据，就随便说是怪病多痰，就通通用礞石滚痰丸，那当然不行。怪病多痰，应该还是有痰的一些表现的，要么吐痰多，胸闷或者肥胖，或者苔腻、脉滑，总还是要有这些表现。否则，没有根据，什么病、什么证都不要辨了，统统说是痰，那当然不行。辨证强调以症为据，要有痰的证候，痰凝胞宫、痰蒙了心神、痰阻于机体，一定有一些痰的表现，或者吐痰多，或者身体胖，或者是苔腻脉滑等，一定有痰的症状，我们才叫作痰。

痰从性质上分，有风痰、寒痰、热痰、湿痰、燥痰、瘀痰、脓痰。痰色白，是寒痰；黄痰，那是热痰；痰量很少、很干燥，干咳少痰，那是燥痰；一咯就咯出来了，痰吐得比较多，很滑，那是湿痰；有痰，又有瘀血的症状，那就是瘀痰；痰里面夹有脓，那就是脓痰。有这些痰的名称。

痰的症状、辨证依据。应当具有痰多、胸闷，或者呕吐、恶心、头晕、体胖，或者出现苔腻、脉滑，或者有圆滑包块等，有这样的一些表现，才认为是有痰。不能随便什么问题、任何不孕等病，都给她吃祛痰药，那不行。人消瘦得不得了，气血不足，月经不来、经闭，你还说是痰！当然不对，一定要有痰的指标。

二、饮证

下面讲饮证。痰和饮，饮的停留部位是有限的，饮停留于管道、腔隙，所出现的证候。饮这样一种病理物质停留到了管腔、有空隙的地方，所出现的证候叫作饮证。

停留在什么地方呢？一个是停留在胁间，实际上是在胸膜腔里面，胸腔的脏层和壁层之间有胸膜腔，胸膜腔里面有水，就是胸腔积液，饮停留在这个地方，就出现了肋间饱满，咳唾引痛，咳嗽的时候牵扯痛，或者转动的时候，胁肋部感到痛。为什么？水饮停留，阻滞了这个地方的气机，这种称为"悬饮"。《金匮要略》里面有痰、悬、溢、支四饮，这个叫作悬饮。为什么叫作悬？中间是喉管，下面两边是肺，现在水饮跑到这边或者是跑到那边的边上来了，好像悬挂在两边，所以叫悬饮。这个证应该叫饮停胸胁证。有饮邪，停留在什么地方？停留在胸胁，所以叫饮停胸胁证。这才是一个完整的证名。胸腔积液是悬饮，这是个病名，现在痨病，也就是结核病又多了，肺结核多了、胸腔积液的病人多了，那么悬饮病也多起来了。如果是在肠胃，肠胃也是管子，水分停留在肠胃里面，有什么表现？要么呕吐出很多的清水，要么肠里面、胃里面有"咕噜咕噜"的水声，可以听得到水的声音响动，胃肠里面有很多水，没有呕出来的时候，可以出现脘腹痞胀、痞闷这样的表现。这种古代称为痰饮，也叫淡饮，没有病字旁，而是三点水，叫淡饮，实际上这是狭义的痰饮。具体的饮有四饮，即痰、悬、溢、支，广义的痰饮就包括痰和饮。饮跑到胃肠道称为痰饮，这是个狭义的，胃肠里面有饮邪的时候，古代称为痰饮，为了避免和广义的痰饮相混淆，现在把这个病名改成胃饮了，胃里面有饮，胃里面、胃肠道里面有水液潴留，比如做手术，胃肠道的病人做手术以后，一般要插三根管子，第一根要给他输液，第二根要输氧，还有一根插在胃里面，抽里面的液体，把胃肠道的液体抽出来，不让液体停留在那个地方，否则就变成我们讲的、狭义的痰饮了。饮停留在胃肠，证名应该叫作饮停胃肠证。病名现在叫胃饮。第三个是饮停于心包，或者是饮停于肺。饮停于心包就是心包腔里面有水了，心包积液。心包积液以后，这个时候虚里跳动就肯定不明显，闻诊的时候就出现一种叫作心音遥远，因为中间隔了很多的水，心脏在里面跳动，隔了很多的水，耳朵听的时候，声音就好像是从很远的地方传过来，遥远、模糊不清。它主要的表现可以有心音遥远，给做个 B 超，就可以发现里面有很多的水分，甚至可以做心包腔的穿刺，一针插进去，插到心包腔里面那就可以抽出水来，等等。那么没有做这些检查的时候，怎么知道里面有饮呢？有心悸、喘促不得卧，因为有水包围在心脏周围，所以出现心悸，还有呼吸喘促这样的表现，这种情况我们叫作支饮，支撑在中间的。也有的是饮停在肺里面，肺里面是肺泡，应该说也是一个管腔、一个腔隙吧，肺里面有饮，就会出现胸闷，咳吐清稀的痰涎，吐出来的痰不是浓稠的、一坨一坨、呈半凝固状态的，吐出来是清稀的，甚至像水一样的，只比水稍微稠一点，这样的是饮。或者是喉间有哮鸣音，为什么出现哮鸣音？就是因为气管上面有了水饮，堵塞在气管上面，空气在这里流过的时候，就振动着水泡的水膜，所以出现了哮鸣。出现这些表现，古代都把它叫作支饮，现在有的把它叫作肺水，水在肺里面，这是饮停心包证、饮邪客肺证。位置在肺就称饮邪客肺证；饮停在心包，心包腔积液，那就是饮停心包证；饮停留在胃肠，就是饮停肠胃证；饮停留在胸胁就是饮停胸胁证。都是饮，都是饮停留在管腔所出现的证候。停留的部位不同，可以出现不同的证候。《金匮要略》有痰、悬、溢、支，有痰饮、悬饮、支饮，还有溢饮。溢饮是饮停溢于肢体，应该说就是水肿，很可能是讲的那种黏液性的水肿、甲状腺机能减退以后的那种水肿，古人认为那是饮停留于肢体的表现，饮邪泛溢于四肢、在皮下。我们讲的饮是仅仅停留于管腔——管子和腔隙里面，因此现在不把溢饮归在饮里面，溢饮这个病名现在没有采用了。有饮邪停留的时候，堵塞清阳，阳气运行不畅，还很可能有眩晕、苔白滑、脉弦或滑。脉弦滑、苔滑这是有饮的一种表现，在舌面上、脉象上的表现。有人认为痰饮可以出现眩晕这种表现，应该说这不是它的必有症，我们诊断饮的根据，确实就是有这种水、液体，停留在了哪个腔隙，这是诊断的主要根据。很多原因都可以导致眩晕，当然饮阻清阳也是原因之一，也可以出现眩晕——头晕眼花。阴虚可以，阳亢可以，血瘀也可以，血虚也可以，气虚、阳虚可以，痰也可以，饮也可以。所以眩晕不是痰饮的必有症状，也不是它的特征性症状，只是有饮邪的时候病人可能出现眩晕，那就是一种或有症。

　　饮是个什么样的物质？我们讲痰的时候说痰呈半凝固状态。水我们分为液态、汽态、固态。水就是液态；湿应该是一种汽态；痰应该是一种固态，实际上是半凝固的状态，它可以形成一块一块、比较稠厚，不容易流动的这种水，那是痰；饮是个什么样子？饮比水要浑浊一些，比痰要清稀一些，界于水和痰之间，是这样一种状态的液体。饮是一种病理产物，这个产物比水要浓一点，不是清汤寡水，里面还含有一些物质，稍微稠一点，但还没有形成痰那样一块一块的半凝固状态。所以饮邪只能够停留在管腔，哪个地方有个空隙、有一个管子、有个空腔，它就跑到那个地方去了，这就是饮。饮可以阻滞气机。痰可以随着气跑到全身，没有说饮到处可以跑的，也没有说饮跑到脑里面、跑到胞宫里面去了，没有这个提法，饮就是停留在胸腔、心包腔、胃肠这些地方。

第十一讲
病性辨证（五）

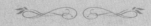

三、水停证

第三个是水停证。水停证是指水液停聚所产生的证候。

表现： 它的表现很明显，就是有水肿。肢体、眼睑、面部，某些地方肿起来了，按上去有凹陷，就是这个最主要的表现。如果水是停留在腹腔里面，可能出现移动性浊音、水的振动感，在按诊的时候将手在这边一触，另一边感到有水在振动，还有腹胀等这样的感觉。由于水停留在里面，因此必然小便少，小便多的人不会有水肿。水停留在人体里面，水分多，当然舌上可能就润滑一点。身体有很多的水，那么多的水增加了体重，当然感到沉重一些。脉搏可能出现濡缓，这样一些表现。最特殊的表现——就是有水肿，第二个是尿少，最关键的这四个字。当然舌滑、淡、胖，脉象濡缓，这些症状都可能出现。甚至有的病人也可能会出现眩晕，但这不是水停证的特殊表现。

分析： 水的性质，水是清稀的，液态，水的流动性大。流动性，前面讲饮有流动性，它比水稍微要浓厚一些，它有流动性，但是它不能随便到处跑、乱流，它只能停留在管腔这些地方；痰是一种半凝固状态，本身是不能够走窜的，至于说痰可以在脑里面、可以在胞宫里面、可以在皮下，那是由于气把它带走的。但是水的流动性大，水是怎么流的？水往低处流。因此，水肿的特点，就是说睡起来后，头面部肿得厉害，而到了下午、走动或者坐在那儿，下肢就肿得厉害。躺在那里腹部有水的话，是低的那边有浊音，上面是鼓音；平躺着两边是浊音；侧卧着下面是浊音，上面是鼓音。这就体现了水往低处流的这个特点。

水为什么停的？主要应该还是肺、脾、肾，特别是肾，慢性的多半是肾，新起的多半是肺，脾主要是讲脾生痰，湿和脾密切相关。肺、脾、肾都关系到水液代谢，水停特别是与肾、肺的关系更密切一些。除了这个以外，血瘀也可以导致水停，血不利化为水，这是原因。

痰、饮、水、湿都讲完了，怎么掌握它？四个证型的关系：它们的形成机理，应该说基本是相同的，都是津液代谢、水液代谢，水液的运行失常了。湿、水、饮、痰都是病理产物，都是由水、由津液所变成的一些病理产物，这是相同的。在生成的脏腑上，主要是和肺、脾、肾相关，这也是相同的。但是四者的性质、流动性、证候表现有所不同。证候也有相同的地方，湿、水、饮、痰应该说舌上都润滑，不会干燥，这是相同的。湿是什么状态？是打引号的"汽态"，理解起来，就相当于是一种汽态、相当于雾露，平常报天气，温度多少度，湿度多少、百分之几十，因此湿是弥漫的状态。水，有形可见，流动性大，在河里流、向低的地方流，看得到。湿在哪儿？感觉得到、看不到，湿太多了，呈弥漫状态，拿不出物质来。但是痰可以拿出来，有痰、比较浓的那种痰，或者摸到有圆滑的包块，可以拿得出来；饮也可以拿得出来，你不信！我给你抽，用个针给你抽出来，你看这里面是不是饮？呕出来那么多的稀水，这就是饮，可以看得到；水，也可以看得到，一按一个窟窿，这下面就是水。湿，拿来看看，怎么看？应该说它就看不到，因为它是一种汽态，理解为一种弥漫状态的物质，因此一般只有病人自己才可以感觉得到，要做检查，检查不出来，做湿的检查，现在还研究得很少。痰，可以有好多的研究，比如痰跑到血管里面——血脂高，动脉粥样硬化的那个粥样斑块，病理上叫粥样硬化，为什么叫粥样？"粥"就和痰差不多吧，因此那个粥，可能就是痰跑到血管上面去了，可以做这些检查；饮，我们可以检查得到；湿，用什么方法来检查？做个什么实验测一测湿，测出来的那个湿度不等于辨证的湿，湿是自己的感觉，肢体的闷、重、酸、困这些感觉，感到闷、身体沉重、想睡觉、一身酸酸的，这些感觉，这是湿的表现。水，是明显的液态，流动性大，并且向低处流，因此有水肿、少尿的表现。饮，停留在腔隙里面，可以排出来，或者是自己感觉得到，也可以检查得到，甚至可以抽出来液体，那就是饮。痰，是黏稠的、半凝固状态的、半凝固的乳胶状，这样一种状态，流动性小，多半停留于肺，但是可以随气流窜到很多部位，因此可以出现很多复杂的症状，但是要诊断是不是痰。怪病多痰，应该说一般有吐痰多、黏稠，可以看得到这种物质，或者身体肥胖这种表现，身体肥胖的那种痰是黏稠的，是不容易抽出来，而饮可以抽得出来，水也可以放得出来，痰可以用刀割出来而抽不到，有这样一些区别。但实际上，它们的顺序是这样排的，湿－水－饮－痰；如果从最浓的到最稀的，那应该是痰－饮－水－湿，这么一个排列顺序。实际上四者都是由水变成的，属于一类，有时候很难截然把它们区分开来，讲起来很清楚，临床有时候就分不出来，比如腹腔里面有水——腹水，可不可以称它为饮呢？实际上也是可以的，它是留在腔隙里面，只在腹腔里面，不跑到其他地方去，应该说比水浓一点，里面有渗出物，如果不叫腹水，而叫作腹饮，可不可以？不是绝对不可以的。四者很难截然区分，加之为了四个字一句的习惯，所以有时就有点混用、通称，称为痰饮、痰湿、湿饮、水湿、水饮。按理说痰与湿这两个差距很大，痰是凝固状态，湿是弥漫状态，不应该放在一起，但是临床上就有合称的，苔腻、脉滑、胸闷、头晕、身体困重，认为可能是痰也可能是湿，所以就笼统称为痰湿。这是津液辨证——水液运行障碍时候的证候——痰、饮、水、湿。

四、津液亏虚证

津液病变的另外一个方面是津液亏虚。津液亏少了、不足了。津液太多了，应该不叫作津液太多，不是津液了，是病理产物，叫水湿内停、水饮内停、痰饮内停，那是痰饮水湿。津液不足的时候，就出现津液亏虚证。由于津液亏少了，肢体、脏腑组织失掉了津液的滋养濡润作用，而出现的证候。

津液亏虚证的表现，主要是干燥。官窍、肤表的干燥，口、眼、鼻、咽喉这些地方干燥。水少了以后，大便就会干燥，小便不能说干燥，只能说小便短少。由于水少了，口渴饮水，皮肤枯瘪，没有弹性，或者弹性差，眼球深陷进去了，形体消瘦，大便干燥，尿短黄，这就是津液亏虚的主要表现。皮肤的弹性降低，眼球凹进去了，小儿囟门凹陷，这是最典型的津液亏虚。"今天怎么这么瘦，眼球都凹进去了，怎么回事？""唉，昨天拉肚子了、腹泻."这可以发现得了。津液亏虚、水少了，相对可能就会有一些火旺、热的表现，这个热可以是实热，也可以是虚热，但也可以没有。为什么会导致津液亏虚？发高烧，出汗多，是导致津液亏虚的最常见原因，因此那时候出现的是实热证。津液长期亏虚，亏虚的时间比较久了以后，可能会出现一些虚热证，舌质偏红、脉细数无力，这都是一般症状。

　　分析：津液亏虚可以有很多原因导致，高热、呕吐、腹泻、大汗直接损伤津液；饮水太少，到干燥的地方，如果说到罗布泊去考察，骆驼可以半个月不饮水，人几天不饮水必然会出现津液亏虚，因为气候特别干燥；或者是体内阳气旺盛，暗暗地把津液消耗掉了；也可能是脏腑的气化无力，水并不少，有水但不能喝，脏腑不能够把水变成津液，这也是可能的。原因可能有多种。津和液有没有区别？到底是伤的津还是伤的液？有人进行过区别，认为津是水分偏于气态的那种，损伤津的时候，只是水液的减少，症状比较轻，只有口干、少尿、无汗、皮肤干燥这些表现；液是稍微浓一点、水分比较浓一点，多半是继发于其他疾病之后，或者是暴病、重病，损伤了液的时候，症状会明显一些、严重一些，出现明显皮肤弹性差，眼睛凹进去了。这只是人为的区分、简单的区分，硬要分的话有这么一点差别。实际上津和液很难区别开来，临床上常常是统称而不做区分，就叫津液损伤，或者叫伤津也行，叫液亏也行，伤液也行，津液亏虚也行。还有一个问题就是外燥和内燥，我们讲辨六淫证候的时候，讲过这个问题。津液亏虚，应该说属于内燥，是内部的、体内津液不足了，属于内燥，当然可以因为外邪，特别是燥邪可以引起，外界气候干燥，必然导致人体津液不足。病人皮肤干燥，口、鼻都感到干燥，大便干结，这个燥是属于内燥还是外燥？要看具体情况，如果是因为外界环境引起来的，天气特别干燥，到沙漠地带去，大家都有这些表现，这应该是外燥；如果与外界的气候没有很明显的关系，他是由于呕吐、腹泻，或长期没有饮水后形成的，是由内部病理变化产生的，这个燥应该属于内燥。

　　关系：津液亏虚应该属于阴虚的范围，把津液亏虚称为阴虚，是可以的。但是应该说，阴虚可不单纯只讲津液亏虚，阴虚还应该有火旺，阴虚就阳亢，就有热的表现。如果病人仅仅只是干燥，口干、咽干、大便干燥、皮肤干燥，没有五心烦热、午后低热、午后颧红、脉细数、舌红等这些症状，就不要称阴虚，只能说津液亏虚。如果津液亏虚，又加上有热的这些表现，就可以称为阴虚了。区别的地方在这里：阴虚有热；津液亏虚不一定有热，不一定有舌红、颧红、五心烦热、午后低热，不一定有这些表现。

辨证依据：有伤津的原因或者病史，再加上一些干燥的症状，这就是津液亏虚。有没有虚热？一般是虚热不明显，如果出现了虚热的证候，那就是阴虚了。

津液辨证就讲这一些。津液辨证有水液停聚——痰饮水湿、津液亏虚这么两类。

第五节　辨情志证候

应该说情志是致病的很重要的原因，以前只看到脏腑、气血、阴阳有什么明显变化没有？重视那些问题，对情志的症状重视不够。现在心理上的疾病、属于心神方面的疾病很多，因此应该把情志的改变、把情志方面的症状突出出来，可以把精神情志方面的证候单独作为证型提出来，这就是辨情志证候。某些症状、体征，具有情志方面的病理改变特点，情志的改变是主要矛盾，这就是辨情志证候。

特点：情志致病、情志的证候有什么特点？由于精神刺激，外面有个什么刺激，或者社会的竞争太强，人的神气不能够调节、适应了，可以导致心理、身体方面的异常改变。这种病确实是越来越多了，比如有的大学生，好不容易考上了大学，结果就是因为一门考试成绩不及格，或者谈恋爱没成功，就跳楼自杀了，这就是情志方面的病变导致的。主要表现为情志方面的症状，内脏的症状可能并不明显。当然，形神相关，情志的刺激、情志的失常，会影响到脏腑的气机，因此，也可能会出现一些脏腑气机、机能等病理表现，但可能没有情志症状表现得那么突出。情志的病变、情志的证候有什么特点？应该认识这个特点：先伤神、后伤脏，先伤气、后伤形。什么意思？就是说先有神情的改变、精神情志的症状，由精神情志然后才影响到内脏，出现气机紊乱，神情方面的症状在先、为主，内脏的症状在后、为次。先伤气、后伤形，是说先有气机、情志方面的改变，而形体方面的改变、症状在后，主要不是血液亏少了、体温降低了、白细胞减少了、脾虚失运、肾衰不能气化水液、心脉瘀阻、肺萎肺胀……不是这些。所以是先伤气、后伤形，先伤神、后伤脏，这是情志证候的观点。

表现： 有精神情志异常的表现，比如抑郁、愤怒、心烦、好哭、恐惧、惊慌、幻觉、失眠、恶梦等，以及胸闷、腹胀、气短、心悸等，这是影响到脏腑的气机了。情志证候主要是抑郁、愤怒、烦躁、好哭、胆怯、恐惧等，以这些症状为突出的表现，甚至是以它为主诉，其他有点肚子胀、不想吃饭，或者是口苦、有点心慌等，那是次要的，是由情志的改变而引起的。不同的情志可以影响到不同的脏腑，后伤脏、后伤形，可以影响到，但是不同的情志对脏腑的影响是不完全相同的，因而脏腑表现的症状可以不相同。《素问·举痛论》里面有"喜伤心、怒伤肝、忧伤肺、思伤脾、恐伤肾"的提法。这是说，对脏器的影响，后伤脏，有一定的相关性，某种情志对某脏的影响明显一些。先伤气，导致气发生什么样的改变呢？《素问·举痛论》又说："怒则气上、喜则气缓、悲则气消、恐则气下、惊则气乱、思则气结。"伤神伤气，会表现为这种特点。

一、喜证

第一个，喜证。喜证是由于过于高兴以后，出现了神气失常，神和气机的失常，只提神、气，没有讲脏、形，出现了神气失常的证候，以情志为主的证候。

喜证有什么表现呢？过于高兴了以后，喜笑不休——整天乐哈哈、在那里笑、无缘无故地笑个不停。精神涣散——精神紧张不起来，他不紧张，没有一种紧张感，涣散，精力很难集中。严重的时候，举止失常，语无伦次——太高兴、太兴奋了，忘乎所以、手舞足蹈、大声喧闹、滔滔不绝，别人一看就知道，这人有点神经了。由于精神涣散，精神不能集中，所以可能还有点疲软的感觉，脉缓。如果是这些症状表现为主的时候，那是喜证。喜证！这名字不好讲，说喜伤心证、喜伤心神也不太恰当，这名字还不太顺、不太习惯，怎么叫还可以琢磨。这种病人，临床确实是有的。比如《儒林外史》里面就有个"范进中举"的故事，不知道大家看过这个没有？范进这个人二十几岁就开始考科举，就像我们考大学一样的，二十几岁就开始考了，考了二十多次，考到五十多岁，到了五十三岁他还冒充只有三十多岁，五十多岁的老头子还考什么，自己谎报年龄，说只有三十多岁。到了五十多岁，终于考中了，考中了一个秀才。过去乡里中了个秀才，也很不简单，中了秀才以后，又向岳父去借钱，他岳父是杀猪的，"我还想考"，岳父把他骂了一通。他又去考了，一考，真的考了一个乡试，乡试就是省里面会考，他是广东人，在省里面会考，考完回来已经三天没吃东西了，抱了只母鸡去兑米，路上就碰到一个报喜的，"恭喜你，你已经考中了，考中了第七名"，在广东省考了第七名了，这下就高兴得不得了，考了广东省第七名，自己就发狂了，大喜而狂，奔跑，哈哈大笑，口里面就说，"我中了，中了，中了"，终于中了，到了五十多岁终于考中了。实际上神情已经就有点发呆了、已经失常了。失常以后这怎么得了！好不容易，五十四岁乡试考中了第七名，这是了不得的事，但是精神失常了，这就完蛋了。怎么办呢？这老丈人就想个办法，他是因为太高兴了，我狠狠地吓他一下。他平常又最怕他丈人。他岳父就跑上去："你中什么！"就一顿耳光、一顿巴掌："你还中了，中了，就杀掉你。"这一下就吓得要命。原来是狂笑，是个狂病，现在这一吓就把这个病治好了。像这种，他可能没有什么脏器的病变，就是这种表现，所以这是一种喜病。

还有一个例子，因为我原来搞中医心理学，收集了这方面的内容。有一个姓李的，世世代代家里都是种田的。癸卯这一年，他就获隽于乡，就是在乡里面——在省里面考中了，他父亲很高兴，不仅他自己高兴。他家世世代代是种田的人，现在考了一个秀才出来，老父亲很高兴，就失声大笑了。到了第二年一考，又考上了，考中了进士，这次他父亲就更笑得不得了，整天乐哈哈，整天就这么笑。后来又考中了状元，还升了官，升了一个什么官呢？叫作谏垣，谏垣是什么官？是不是像我们监察部的部长之类的官员。这就更高兴了，升了大官了，他父亲整天笑，就变成一种病了、成为一种痼疾，好多年就治不好。李大谏这个官就想，这怎么得了，我父亲怎么搞出这么一个病来了？就想办法给他治等到他有空的时候就找到太医院的一名医生，他说我父亲现在得了这么一种病，你说怎么办？太医就告诉他一个办法，看来这位太医就知道心理疗法。太医说你跟他谎报一个事情，要使他非常之担忧、非常之害怕。想了个什么办法呢？就派一个仆人，李大谏要仆人赶快到家里去，去报丧，告诉父亲，说自己已经死了。老父亲一听到儿子突然死了，这一下就吓得不得了，还笑得出来么？怎么也笑不出来了吧，就不笑了。不笑了，这也不行，说儿子死了，长期骗也不行。隔了一段时间以后，就给他父亲写了一封信，说你儿子当时是昏死了，经过太医院的这位医生一治，抢救过来了，现在没有问题了。他的父亲经过这个过程以后，笑也不笑了，病也没有了，就通过这个方法把他的病治好了，所以这是"医者意也……济以悲，乃知技进乎道矣"。这已经是掌握了规律、掌握了心理疗法。这是喜的证候。喜太过了可以损伤心神，导致神不守舍。我们说先伤神、后伤形，先伤气、后伤脏，严重的时候也可能产生痰火蒙蔽心神，那也可能，就变成一个顽固性的疾病了。因为精神因素，开始还只是伤气、伤神的阶段，严重以后可能就出现那些问题了，举止失常了，整天就笑不休了等，这是喜的证候。

二、怒证

第二个讲怒证。愤怒，愤怒的时候主要是导致肝气横逆、肝阳上亢，怒伤肝。肝的什么问题？怒则气上，导致肝阳上亢、肝气上逆。表现为烦躁多怒，头目胀痛，胀闷，面红目赤，实际上就是肝阳上亢的那种典型表现。只是说肝阳上亢这种表现，是因为情志引起来的，有明显的精神刺激，并且时间不会太久，如果太久了，长期愤怒，经常面红目赤，经常头目胀痛，那就是一个阴虚阳亢证了，那就已经到了后伤形、后伤脏了。在开始的时候，还是伤神、伤气的时候，仍然表现烦躁易怒，头目胀痛，面红目赤。有的人受刺激以后，一下脾气暴发，但是他可能暴发了以后，给他做做思想工作、给他讲一讲，火气就消了，好了，那个时候就没有肝阳上亢了。我们平常讲的阴虚阳亢、肝阳上亢可能是长期的，可能几个月、几年都有那种表现。这个是讲的短暂的，可以这么理解，这种情况叫作怒证。怒证，名字也不太好听，不完整、不是一个很完整的证。不知道大家看过那个电影没有？过去有个电影叫《红旗谱》，在那个大堤上有口大钟，那个地主老爷叫冯什么的，把那口钟砸碎了，有个朱老忠还是朱老巩，一下就气得呕血了。那是什么问题？那就是真正的气机上逆、肝阳上亢，把血管冲破了。当然那是电影，实际也确实有这种情况，一下气得吐血的人，是有这种情况的，由于阳亢，气血都上冲，一下把血管冲破了，出现这种情况是可能的，或者甚至出现发狂的症状。

分析，就是由于大怒，肝的升发太过，肝阳上亢，气血上涌，或者是横逆犯脾出现这种表现，这就是怒证。

三、忧思证

第三个，忧思证。思考忧郁太多，这是很常见的。思虑、忧愁过度，导致心和脾的气机紊乱、心神和脾胃消化机能紊乱。这个证型我们原来经常都是讲肝郁气滞，或者肝郁脾虚，讲这个证型。这个证型很明显是因为思想因素——思虑、忧愁太过，而脾的症状还不很明显的时候，我们说这是忧思证。有什么表现呢？忧愁抑郁，闷闷不乐，表情淡漠，一个人在那里唉声叹气，胸闷胁胀，或者有点睡不着觉，想问题想得太多，失眠多梦，纳少腹胀。这些症状都出现了，那就是一个肝郁脾虚的表现。如果这些症状比较轻，脾虚的症状、心神的症状还不明显的时候，就是有点闷闷不乐，总是在思虑、忧愁着某件事，病情比较轻，时间还不长，就是忧思证。有一个典型的病例。有一个人到他亲家，就是到他女儿的婆家去做客，喝酒，酒喝得多，喝醉了，晚上本来他还可以回去，喝醉酒了就不回去了，睡在女儿家，就睡到一个花房的旁边那个房子里面。醉了酒的人口干得很厉害，睡到半夜的时候，酒可能稍微醒了一点了，没有那么醉了，感到口干得很厉害，房子里面没有给他准备开水，到处找不到水，就看到外面水槽里面有水，月亮一照，这水槽里面有好多水，管它怎么样，舀了一碗就喝了，喝了一碗水，口没那么干了，又睡觉去了，可是第二天早上起来，一看这个水槽，哎呀！水槽里面好多小的红虫子，这一下就不得了。昨天晚上喝的那一碗水！喝了多少红虫子进去？他马上就觉得心中、胃脘这个地方有种堵塞感，当然就不想吃东西，这样日想月疑，渐成"痿膈"，痿膈就是噎膈，吃东西吃不下去、不能吃。典型的是由于这么一个原因引起来的，遍医不愈，你说这个病怎么才能治好？没有办法治。就请了吴球，这个医生叫吴球，吴球去一看、一问，啊！原来是这么回事，就是因为上次喝了有红虫子的水了以后，就得这个病。显然是由于精神因素引起来的，是心理因素引起来的，怎么办呢？吴球就想了个办法，将红色的丝线，把它剪成和那个小虫一样长，巴豆是攻下的、泻肚子的，搞几粒巴豆打烂，把红线和巴豆混在一起，杵烂，做成小丸子。做成丸子以后就要这个病人吃掉，并且在一个昏暗的房子里面，就是说光线比较暗，就在里面吃。这个人把药吃了以后，吃了巴豆以后就怎么样？就肚子痛，要腹泻，并且早已给他准备了一个便盆放在房子里面，肚子痛就要解大便，于是就坐在便盆上解大便，大便一解出来，线和大便都分开了，那些红线在水里面一晃动，好像是虫子。就拿给他看，你看，你喝进去的那些虫子现在已经全部都出来了，虫子已经给你排出来了，病人一看，这下放心了，哎呀，终于你给我把这虫子搞下来了。病就好了，能吃饭了，不发生噎膈了。精神因素，心理治疗把他治好了，这是忧思所导致的忧思证。忧思导致的表现，就是说有思虑的因素，悲哀、思虑、闷闷不乐、唉声叹气，这些先伤气、先伤神的表现，它可以影响到脾、影响到心，影响到心就出现失眠、多梦，影响到脾就不想吃饭，刚才那个病人甚至是噎膈，吞东西都吞不下去等，影响到脾的这样一种表现，那就是已经伤脏、伤形了，出现了肝郁气滞，或者肝郁脾虚，这样一些表现。

四、悲恐证

第四个证，悲恐证。太悲哀、太恐惧了所导致的一种证。由于悲伤、惊骇、恐惧所导致的，气机处于一种消沉状态所形成的证候。悲恐证的表现，善悲、喜哭、精神萎靡、胆怯易惊、恐惧不安、心悸、失眠等。这些表现，有一种病叫"卑谍"，就是以悲恐为主要表现。这种人特别害怕，胆怯，《内经》里面讲，时时如人将捕之，好像随时都有人要逮捕他一样的，很害怕，整天心惊肉跳、提心吊胆，或者很自卑，总觉得比别人矮三分，躲在门后面，怕见人，动不动就以泪洗面，不敢高声谈笑，这样的一些表现。它的脏腑可能没有明显的病理改变，做检查可能也检查不出来，心、肝、脾、肺是哪个地方出了问题？检查不到。就是由于悲哀、恐惧或者大惊所导致的。严重的时候还可以出现二便失禁或者滑精、阳痿，吓得屁滚尿流，这些表现。中医讲恐伤肾，所以有的人出现阳痿之类的病，也很可能是由于惊恐，或者心理负担重，怕被别人发现、被抓住，怕自己不行、自卑，出现这种表现，这就是惊恐、自卑所造成的。有一个医案，张子和是个很有名的心理医生，张子和有好多精神治疗的医案，他就记载有个病人，一个叫卫德新的，是一个官员，也可能是一个商家。他的妻子跟着他出去，住在旅馆里面，半夜里碰到强盗来了，强盗来了以后就抢东西、打人，并且把人抢走、劫持人质，这个妻子就吓得不得了，一下子就吓得跌倒在床下面了，病了。从此以后就不能够听到响声，听到大一点的声音她就惊倒在地上、就昏死过去，听到什么一响动又昏过去了，所以家里的人都要轻轻地走，不能走得太响了。这怎么得了！得了这么一个怪病，也吃了药，当然这么个病吃药怎么吃得好嘛，吃不好。就请了张子和，张子和一去，就问这个病怎么得的？家里人告诉他，因为那次来了强盗，抢东西，吓得昏倒在地上了，以后凡是听到响声就出现这个问题。张子和就想了个办法，要两个侍女把她的手一边一个，夹着，让妇人坐在这个地方，张子和就坐在她的对面，放一个椅子，张子和在椅子上面用力一拍——"啪"的一响，一下昏死过去了！你怕什么？我在拍这个东西，你怕什么？不要怕。那女的心想，是呀，不是强盗，怕什么呢？等过了一会儿以后，他又"啪"的一响，第二次好一点，就没那么厉害，只是大惊了一下，没有昏死过去，然后就接连"啪、啪、啪"，没反应了，不怕、不惊了，又派人到后面去敲门，把门打得咚咚咚响、窗子也敲得响，那女的什么也不怕了，就用这个办法把她的病给治好了。这个按现在的说法就是一个"满灌疗法"，或者叫作"脱敏疗法"。她一听到声音就怕、就吓死了。给她脱敏，就用这个办法把她这个病治好了。像这种情况，她患的应该就是恐证。这一类的疾病实际上还包括很多，悲则气消、恐则气下。

这样的病变，我们就叫作情志的病变。病性辨证，就是辨别疾病当前的证候属于什么性质，只是从性质上来辨别，没有讲病位。

第十二讲

脏腑辨证（一）

～～～

什么叫脏腑辨证？就是根据脏腑的生理机理、病理特点，对照病情、临床表现，看它属于哪个脏和腑的问题。病变发生在哪一脏、哪一腑，就是判断病变的脏腑病位。判断脏腑病位时，一定要联系前面学的病性辨证，脏腑病位上的改变属于什么性质，这样一种辨证方法。重点是了解病位在哪一个脏腑，这个病位属于什么性质，实际上就是病位和病性结合在一起的这样一种辨证方法，叫脏腑辨证。脏腑辨证的认识过程不讲了。

脏腑辨证的意义。第一，它是八纲辨证的深入，重点是辨明病位。作为脏腑辨证，最关键的是要把病位搞清楚，因为病的性质就是前面讲的那些，都是那些性质，但病位不相同。所以脏腑辨证是以定脏腑病位为主。但是定位，不仅仅是脏腑，脏腑是最主要的、最常见的，有些病还没有到脏腑，比如表证还没有到脏腑，要归类的话一般归属于肺，因为肺主皮毛，但是严格说它不是肺的问题。肢体关节游走疼痛、关节痛这种痹病，是哪一个脏腑的问题？是肾的问题！因为肾主骨，那么肌肉痛就是脾！不好定位。所以主要是脏腑定位，但是还有定其他的形体官窍等病位。第二，它是一个完整的证，因为它既辨了病位，又要辨它的病性，病位和病性组合在一起，就是一个完整的证名。病位在心，性质是血虚——心血虚，就是一个完整的证名。只知道病位是在心，心的什么证？不知道，那就不是一个完整的证名。血虚证，也不完整，为什么？没有明确脏腑，是哪个位置上的血虚？只有心和血虚加在一起才是一个完整的证名。脏腑辨证是以辨病位及病位上的性质改变，所以它是个完整的证名。第三，脏腑辨证是基本的辨证方法。现在临床上主要是用脏腑辨证，特别是内、妇、儿科，基本上就是按脏腑辨证，要辨的证可能百分之八九十都已经概括进去了。一上午如果看 30 ～ 40 个病人的话，可能 20 ～ 30 个都是按脏腑辨证辨的，所以是最基本的方法、最常用的方法。第四，脏腑辨证较容易掌握。脏腑辨证的概念确切，内容具体，系统完整，比较容易掌握。脏腑辨证虽然很早就有了，《内经》就开始有了，《中藏经》里面比较详细地讲了脏腑寒热虚实、生死顺逆，讲了脏腑的证候，后来很多医家对脏腑辨证都有长足的发展，但是脏腑辨证形成完整的体系是在 20 世纪 50 ～ 60 年代，脏腑辨证现在讲的这些内容，是二版教材才形成的。二版教材的脏腑辨证到现在将近 50 年，总体结构没有什么大的变动，基本内容都定下来了。为什么？它的系统比较完整，概念比较确切，大家比较容易掌握。告诉这个历史，当时卫生部有一位部长助理，后来当副部长，叫郭子化，郭子化就主持了中医二版教材的编审，在哪里定的？在庐山。开始写脏腑辨证，请了一些很有名的老医生去编二版教材，当时很有名的老医生去了，那些老医生们看病是行家，书也背得很熟，但是你要他真正按照现代教材的规定编出来，他有困难。当时郭子化在会议上问，哪位说说《伤寒论》该怎么编？"某不才，愿意献上一二"，他就背起来了，从第 1 条背到 300 多条，就背下来了；另外一位又把哪个说的话背上一段，"黄帝"怎么说的、《金匮要略》怎么说的，都背得很好，但真正要把它写成教材，就写不出来。这怎么办呢？要这些老先生们写教材有困难，后来就找了 4 个很有名的西学中的先生，包括现在还在的廖家桢，还有湖北的张什么祥，几个就去编了。这四位都是西医，脏腑的解剖、生理熟得很，心有什么功能、肝有什么功能、脾有什么功能、肠是干什么的，什么病归属于肠，什么病归属于肝，再把中医的东西一结合上去，中医是怎么说的，结合得很好，这样一来，就变成了现在的脏腑辨证，所以有条理性、系统性，容易理解、容易掌握。可以说脏腑辨证是从那个时候才形成像现在这样完整的体系，藏象学说是中医的一大贡献，藏象学说包括里面的脏腑辨证，就成为当时中医最完整、最好的一个成果，向中华人民共和国成立十周年、国庆十周年献礼。脏腑辨证也有助于其他的辨证方法的学习，它的理论比较系统完整，大家容易掌握、使用，现在有很多人基本上只晓得用一个脏腑辨证了。但是脏腑辨证也有不足的地方，我们刚才讲到，不足的地方一个方面就是外感病、表证不好辨，还没有到脏腑，外感病确实有卫、气、营、血这样的阶段和层次划分，一层、二层、三层、四层，不断地深入，有这么一个过程，用脏腑辨证不好辨，脏腑辨证的演变规律是什么？是由肺开始到心，还是由肺转变到脾，由心就发展到肺、由肺又到肝、由肝就到了肾，没有这么明显的规律，没有这么个固定的顺序。有不少的外感病，是能够体现出卫气营血的顺序的，从卫分证到气分证、营分证、血分证，能够体现出来，而脏腑辨证应用起来就显得有不足的地方。再就是有一些局部的病，脏腑的症状还不明显的时候，就不好用脏腑归纳。比如说皮肤的病，皮肤上长癣，或者有时皮肤瘙痒，或者皮肤上出现白斑等，饮食、睡眠、大小便都还正常，没有内脏的症状，病位就在肌肤，你说是哪个脏腑的问题？肝还是肾、还是脾？不好归纳，脏腑辨证不是所有的证都能归纳进去的。有些要归纳也是勉强归纳，眼睛红是肝火，口里面生疮是脾火、心火，耳朵怎么样就是肾，这是强行的配合，真正是不是心的问题、肝的问题，也很难说，有些问题很难理解，不是所有的证都能够用脏腑辨证来概括的。

　　学习方法。主要采用复习式。复习什么？一个就是要熟悉原来藏象的理论，熟悉藏象学说，脏腑辨证，必须要把《中医基础理论》讲的藏象理论、藏象学说搞清楚，知道生理才能够推断病理，这些病理才能够用生理机制去进行解释。第二个，一定要辨清病性，这是关键，前面学过了病性辨证，脏腑辨证应该是很容易学了，如果没有掌握气滞、血瘀、痰饮、气虚、血虚、亡阴、亡阳，这些问题没有学好，脏腑辨证那也学不好。基本上是一种复习的形式，启发同学自己去思考，不必作详细地讲解了，自己去综合运用。

第一节　辨心病证候

　　心有病，常见一些什么证候？所以首先要复习心的生理。心的解剖、生理要进行复习，《中医基础理论》讲得很详细，我们教材上面也讲了。心和哪些脏腑、形体、官窍有关系？心主血脉，心主神明，和小肠相表里。时间关系，这些问题我们就不讲了。

　　脏腑辨证重点要讲每一个脏腑的病证特点。脏腑辨证要突出地讲这个问题，不再仔细地讲心血虚证、肝血虚证、脾气虚证，不一个个仔细地讲，重点是要解决怎么判断出病变的位置来？知道了位置，又知道了前面学的病变性质，证就辨出来了。所以学心病辨证，关键是要能辨出这是心的病、病位在心，根据的是什么？它有什么表现？重点是掌握这个问题。临床上认为病位在心的话，它概括些什么问题？一个是心脏及其主血脉的功能失常，心脏本身有病变的时候，病位肯定在心。西学中的同志编的这个教材，定下的这个框框应该还是要接受的。心脏有病你说病位不在心！诊不出来！明明知道病是心脏的问题，病位在哪个地方？应该说不离于心，也可能不止于心，就是说也可能是由其他脏腑引起来的，但是总是通过心起作用，以及心主血脉功能的失常。第二个是神的失常、精神活动的失常，神识、神志是清楚还是错乱？神的活动情况。因为心主血脉、心主神明，所以主要概括这两方面的病情。神出现了问题，基本病位应该在心；心主血脉出了问题，应该说病位在心，很容易掌握。同时有些舌体的病变，也认为是心，因为舌为心之苗。

在心、在神有什么证候表现？要求同学必须掌握。怎么知道在心？没有打开心脏来看、没有打开脑子来看，怎么知道神有问题、心有问题？从症状上看，如果出现了心悸、怔忡、心痛、脉结代或者是促，可以说这个病应该不离于心。他来诊病，医生问，你哪儿不舒服？我感到自己心跳得好厉害、好难受，当然病人不会说心悸，他自己感到好像心脏跳了一下又没跳了，心悸，难道这个病位不在心？如果病人既不感到心悸，又不心痛，那凭什么说他病位在心？因此必须要掌握。脉已经出现结、代、促脉了，那你还说心没问题？肯定是心。在神有什么表现呢？失眠、多梦、健忘、心烦，心烦并不是心脏烦，而是脑子烦，这是神。以心烦、失眠、多梦、健忘这些为主要表现的时候，应该说病位也是和心有关系。另外一些表现那就更严重了，神志昏迷或者神志错乱，癫、狂、痴、痫，神志昏迷，难道说这还不是神的问题。说病人心神有问题，凭什么？一定有心神的证候表现。什么表现？要么失眠多梦，要么神志错乱，甚至神志昏迷，总是离不开这些症状。舌体的病，舌强、舌强语謇，舌赤生疮或者舌痛，舌尖红赤等，认为是心的病。诊断心的病位，必须把这些症状掌握住，一定要知道，病人明显失眠、多梦、健忘，以这些作为主症来就诊，你说病位是在肺、在脾？说不过去，一定有心。

为什么会出现这些证候？学了藏象学说，应该很容易解释了。气血亏虚，心脏或者心神得不到气血的濡养，或者运行失常、气滞血瘀，或者是痰、热、瘀血等邪气阻于心脉，扰乱心神，都可以出现。这个病理不详细讲了。

证候分类。分为虚和实两大类。心的虚证有气、血、阴、阳四类，甚至亡阳。亡阳是哪个脏的？曾经讲过，一般是心和肾。所以有心的气、血、阴、阳虚，甚至亡阳。为什么会出现这些虚证？学过病因病机，气血生化不足、损失太多、劳损耗伤、久病等，都可以。有哪些是实？病性里面的风、寒、暑、湿、燥、火，都可以是实，气滞、血瘀、痰、饮、水停，还有伤食、食积、虫积等都是实。对心来说，能够影响到心的实是什么？食积伤食，不会到心里面去，虫一般也不会跑到那里面去，所以那就不存在。常见的是什么？痰可以，痰蒙蔽心神、痰阻心脉，可以到心、脉管里面来，可以跑到神上面去，怪病多痰，可以窜到那个地方去。火可以，热闭心神、热邪扰乱心神，暑也可以闭心神。瘀可以，心本身就是运行血液的，心脏不能够推动血液运行，或者血液阻塞在心、阻塞在脑，都可以。心实证的常见原因，是由痰、火、寒凝、气滞、血瘀导致，从而构成心火亢盛、心脉痹阻、痰蒙心神、痰火扰神、瘀阻脑络这样一些证型。

一、心血虚证

第一个心血虚证。心血虚证就是讲血液亏少了以后，心脏和心神没有得到血液的濡养所出现的证候。血虚证，前面讲血虚证的表现讲得很清楚了，五个白加一个脉细。怎么知道是在心呢？要么有心悸、胸闷，要么有头晕、失眠、梦多、健忘。如果这个病人面色白、指甲白、舌质淡白等，脉又细，又是以健忘多梦为主要表现，你还不知道这是心血虚证？这些症状，我们刚才讲心病的特点，已经强调过了，血虚的症状，前面也反复讲过，掌握这两方面的症状就行了。分析很简单，为什么会出现这些症状？自己进行分析。辨证依据，有久病或者失血等导致血虚的病史，临床表现是以心悸或者失眠、多梦、健忘等为主要症状，有血虚的表现，当然就是心血虚证。这很容易掌握。

二、心阴虚证

第二个心阴虚证。心阴虚证是指阴液亏虚以后，心和心神失掉了濡养，阴虚以后火旺阳亢所反映的这种证候。心阴虚的表现，就是有阴虚的那种虚热表现，阴虚火旺有什么表现？应该熟悉，咽喉干燥、身体消瘦，特别是手足心发热、午后低热、两颧潮红、舌红少津少苔、脉细数等。掌握了阴虚的证候，为什么说是心阴虚呢？一定有心的证候。什么表现？心烦、失眠、多梦、心悸，还是那几个症状。把这两类症状加在一起，有这两组症状，因此叫作心阴虚证。原因也不讲了，不分析了。要比较一下，心血虚和心阴虚的关系。在心的症状是相同的，心血虚可以出现心悸，心阴虚可不可以出现心悸？仍然可以出现心悸，心得不到心阴的濡养，心动加快可以出现心悸，失眠、多梦都可以出现，阴虚可以出现，血虚也可以出现。但是血虚是白色、阴虚是色红，血虚偏寒、阴虚偏热。来了个病人，是心阴虚还是心血虚，有的人搞不清，红白都分不清，你还当什么医生！白为主的、偏寒的是血虚；红为主的、偏热的是阴虚。打个比喻，像化验血一样，心血虚的人，血色素可能是低的，验血应该看得到；心阴虚的人，可能整个血量也少一点，但是血液是处于浓缩状态，所以颜色并不白，可以这样理解阴液不足。辨证依据，也不讲了，应该记得住了。

三、心气虚证

第三个心气虚证。心气不足，鼓动无力的虚弱证候。心能够推动血液运行，心阳、心气，阳气推动血液运行。现在心的功能活动减退了，无力推动血液运行，全身得不到气血的濡养所出现的证候。有什么表现？仍然是心和神的症状——心悸、胸闷。也可能有的病人胸闷不明显，但是应该有心悸吧，说他是心气虚了、心的机能活动减退了，没有心悸不行。气虚，气虚最典型的表现是八个字——气短、乏力、神疲、脉弱。其中的神疲、脉弱，以心气虚证最明显，突出反映了心气虚。神疲，加上气虚的其他表现——气短、自汗、活动加重、面白、脉虚等这些表现。就是说有气虚的表现，又有心悸、神疲为主要表现，这里强调为主要表现，如果说病人以咳嗽、气短为主要表现，那可能是肺气虚，但是肺气虚不是以心悸、神疲为主要表现，所以这个病位是在心。要特别强调主症、主诉，现在的主诉是心悸，你还说这个病人不是心气虚，还说是肺气虚！心悸、神疲，精神特别疲倦为主要表现，病位肯定在心。因为有气虚的其他表现，所以是心气虚证。为什么会导致呢？它的机理，我们没有必要去讲。由于病人以心悸、神疲为主要表现，有久病的病史，体质虚弱，又有全身气虚的表现，这就是心气虚证。

四、心阳虚证

心阳虚证指阳虚心失温煦的虚寒证候。上面只讲虚弱，这个地方讲了虚寒，有寒的证候。

心阳虚证的证候表现，有心的证候——心悸、怔忡。前面讲心气虚、心血虚、心阴虚，都没有提怔忡，这个地方提了怔忡，因为我们曾经讲过，怔忡比心悸、比惊悸要严重一点，惊悸很可能是属于心理因素，怔忡一般是心脏本身有了器质性的病变，阳虚与气虚相比较来说，阳虚应该比气虚稍微严重一点，因此这个地方可以加一个怔忡，当然如果只说心悸，没有说怔忡，也不算错，因为心悸就包括怔忡和惊悸，不能说答错了。还有胸闷，心阳不振、阳气不足以后，这个症状应该是比较明显的。山东的庄泽澄老师就强调凡是心有病的都有胸闷、气喘，应该是有这个表现，应该说心脏有病的人，心脏特别是有器质性的病变了，胸闷应该是比较常见的，甚至心痛，这又严重一点了。因此，心阳虚的症状表现、在心的症状表现，比心气虚、心阴虚、心血虚都似乎显得严重一些。另外，还有一个不同的地方，大家注意了没有？在心的症状上，没有提到神的问题，没有讲到失眠、多梦、健忘、心烦。我们讲心神的问题，要么神志昏迷，要么神志错乱，要么是心烦失眠、健忘多梦。讲心阳虚的证候，没有强调这些症状。所以，严格地说这个心阳虚，它的病位应该就是在什么地方？在心脏。没有涉及心神的问题，是心脏本身功能不足了。心气虚、心血虚都影响到心神，心神失养。心阳虚是心脏本身的问题突出，并且有阳虚。一定有畏冷、肢凉这个表现，舌苔白滑，阳虚生寒湿、生寒，所以有舌苔白滑，有畏冷、肢凉等必有症状，没有畏冷肢凉不能说心阳虚。阳本身包括气,因此阳虚也可能有些气虚的表现。气虚的表现——气短、乏力、神疲、脉虚,可不可以出现一些?可以出现,但是不是主要的,不是必有的,是或有的、次要的。而畏冷、肢凉是必有的,心悸、怔忡、胸闷、胸痛是主要的。必有症、主要症、特征症和或见症、次要症,分得出来了吧。可以见到气虚证候,因为阳虚了以后气的机能也减退、热能不足、机能也减退,可以有气短、乏力、神疲、脉弱这类表现,但是它不是主要的、不是必有的。而一定要有畏冷、肢凉,一定是以心悸、胸闷或者心痛作为主症,才能叫心阳虚证。并且还有血瘀的症状,刚才讲了,阳气不足不能够推动血液运行,血液运行发生障碍,可以出现面色㿠白或者紫暗,舌质淡紫,甚至出现脉结或者脉代、脉虚弱这样的表现。为什么出现这些问题?血液运行不畅,阳气不能够推动血液运行。有的还出现水肿,那是更严重了,可能不单纯是心的问题了,可能涉及肾和其他脏腑了,以后再讲,在脏腑合并证讲。心阳虚可以由什么原因导致?心气虚的进一步发展,其他脏腑的病变,脾阳不足、肾阳不足,也可以影响到心的阳气虚。由于阳气失掉了温煦,所以就生寒;阳气不能推动血液运行,血行不畅,所以就出现血瘀。这个道理应该可以理解。

要比较一下心气虚和心阳虚。二者都可以有心悸、胸闷、气短这种表现。但是阳虚一定有面色或者舌质晦暗,血行不畅的表现;而心气虚要有神疲、乏力等气虚的必有表现。阳虚一定有冷,畏冷肢凉的表现;气虚一定要有神疲乏力明显的表现。阳虚的病人可不可以出现神疲乏力呢?可能有一点,但是是次要的,或者没有。

五、心阳虚脱证

第五个心阳虚脱证,实际上就是讲的亡阳证。亡阳证没有讲是哪一个脏腑,主要是心和肾,主要是讲心。有心悸、心痛、神志模糊、昏迷、恍惚,阳虚的症状再加上了亡阳的特征症——冷汗淋漓、四肢厥冷、面色苍白、脉微欲绝。亡阳证实际上就是讲的心阳虚脱证,是一个意思,只是亡阳证没有提病位,现在加上病位——心和肾,而最常见的是心,心为君火,心阳虚脱,导致亡阳的原因,也就是导致心阳虚脱的原因,不讲了。亡阳证临床上很常见，也有些病例可以帮助学生理解，时间关系不讲了。

六、心火亢盛证

第六个心火亢盛证。前面讲了五个虚证。实证，一个心火亢盛证，很常见的一个证型。

心火亢盛是火热内盛，有几个方面的表现：一个是扰乱心神，一个是迫血妄行。火热的证候特点——热、红、数、干、乱。乱指什么？扰乱心神、迫血妄行、热盛动风、血肉腐败这四个方面。心涉及两个——热扰心神或热闭心神，病位必然在心；或者是迫血妄行，因为心主血脉。还有一个上炎口舌，舌为心之苗。第四个热邪下移，我这样用词，是用的"热邪下移"，古代书上是根据心与小肠相表里，而称"心移热于小肠"。我没有说移热于小肠，只讲热邪下移的一种实热证候。有实热的共同表现——热、红、干、数、乱。发热、口干、脉数、舌红、大便干燥、小便短黄，都是实热证候。偏偏称其为心火亢盛，而不讲肝火亢盛、其他的什么火亢盛，因为突出的是心的证候、心的症状很明显。一种是口舌生疮、溃烂疼痛，因为心开窍于舌，所以这是心火。或者出现小便短赤、灼热涩痛，解小便痛、解不通畅，这个病位应该在什么地方？小便短赤、灼热疼痛，应该在膀胱，所以过去讲心移热于小肠，我现在既不讲小肠、也不讲膀胱，就说下移了等一下再分析。或者高烧，出现吐血、衄血等出血的症状，这是热邪迫血妄行。或者出现了神志昏迷、失眠、狂躁、谵语，神识不清，高烧出现神昏谵语，当然是热闭心神了。原因我们不讲了。病机，为什么会出现这些问题，应该可以理解。分析一下这几个到底是什么证型？如果病人以口舌生疮、灼热赤烂疼痛为主诉，为就诊的原因，并且全身有实热的表现，发热、口干、舌质红、脉数、小便黄、大便干燥，一派实热证的表现，这种病叫心火上炎证。火向上炎了，舌为心之苗，上到舌、口腔这个地方来了，所以叫心火上炎。心火上炎怎么办？要导热下行，常用导赤散，导赤，赤是什么？是热。导赤散导赤，即引导热从什么地方排出去？从小便排出去。我在临床上就有这个体会，口疮、舌赤溃烂疼痛，火上炎的时候，病人的小便肯定是黄的，可以吃上清丸，也可以吃导赤散这样的药，吃药以后，小便一变清，口舌疼痛、口疮肯定要好、肯定要缓解，确实能够把热从小便排出去，导热下行。火热邪气，要有个出路，心火从什么地方出？从口里面，像狗一样将舌头伸出来不停地动，它干什么？排热、散热。人不能伸出舌头来散火吧！怎么办？通过小便排出去，导赤散。如果兼有小便赤涩、灼痛的，这是心火下移。原来的说法叫作心移热于小肠，还要查一下，到底是谁第一个提出来的？当然这个提法有根据，因为心与小肠相表里，所以就认为是移热于小肠。但是《素问》里面并没有讲心移热于小肠，《素问》只提到了心移热于肺，膀胱移热于小肠，只有这样的提法，《内经》里面并没有一个心移热于小肠。这种情况实际是什么问题呢？就是火热旺盛的时候，津液不足了、津液受到损伤，可以出现小便的量减少，小便的量很少，里面的温度又很高，热随着小便排出来，这时的小便会是种什么样的改变？一定会是尿量很少，颜色很黄，甚至带红色——尿赤，排尿会有灼热的感觉，灼热到严重的时候，甚至出现小便的涩痛。这样的病人临床很常见，特别是暑天、很热的时候，很多人感到很热、烦躁，小便短黄，解得痛。就用六一散，多喝一些水，服了六一散以后，小便就多了，症状就缓解了。六一滑石和甘草，滑石干什么？利小便，通过利小便把热泄出去。为什么将这种情况叫作心移热于小肠？是怎么移的？到底对不对？后人有不同的看法。古人认为小肠的功能是分清别浊，特别是有个阑门，大肠和小肠之间有个阑门，就是现在讲的阑尾那个地方有个回盲瓣，认为阑门就是拦清和浊的，就像分水岭一样，一拦，渣滓跑到大肠里面去。水就跑到膀胱里面去。古人的这种认识不太正确，认为小便是从小肠那个地方分过来的，其实并不是从小肠分过来、不是从阑门那个地方拦过来的，而是经过脾胃、肠吸收以后上升于肺，由肺输布全身，最后下归于肾，由肾分泌到膀胱，经过了这么一个过程，不是简单地由小肠分过去的。说心和小肠经络上相通是可以的，认为小便就是由小肠分过来的、阑门分出来的，那是不对的，这个说法不对，因此心移热于小肠这个说法也是不对的，实际上是因为心火旺盛以后，人体里面的水分减少，热能多、水分少，因此导致小便减少，而里面热量及废物——尿素、氨，这些东西很多，对尿道产生一种刺激，从而出现灼热疼痛这样一些症状，因此增加水分、降低热量，就会解决这个问题。所以我们现在既不讲心移热于膀胱，也不讲心移热于小肠。说心移热于膀胱，也没有这么一个直接的话，《内经》是讲膀胱移热于小肠，没有说心移热于膀胱，也没有说心移热于小肠。第三种，如果出现吐血、衄血、斑疹，那是心火迫血妄行证。出现了神志的症状，是热扰心神证或者热闭心神证，这个地方的用词有所不同，病的性质都是热，病位都是心神，还增加了一个病理机制，这个病理机制一个扰、一个闭，一字之差，反映的证候应该不一样，热扰心神是什么症状？扰乱、烦躁、心烦、失眠，不是昏迷、妄动、谵语，这个时候叫作什么？不能叫热闭心神吧！只能叫热扰心神，出现了神志昏迷的时候，才能叫热闭心神。

　　辨证依据就是有发热的表现，并且有心烦、吐衄、舌赤生疮、尿赤涩痛等，以这些为突出的表现，全身是实热证的，就是一个心火亢盛证。

第十三讲
脏腑辨证（二）

七、心脉痹阻证

第七个心脉痹阻证。心脉痹阻证是指多种原因导致了心的血液运行不畅，心主血脉，血液运行不畅了，并且出现了阻塞、闭塞的表现，这是心脉痹阻证，也叫心血或者心脉瘀阻证。有瘀血阻滞的这种症状。为什么会出现瘀血阻滞的？它的原因，本身有瘀血这是一个基本病理，或者是因为有痰，或者因为寒凝，或者因为气滞，导致了心脉的阻痹。注意我们强调的是心脉或者是心血，没有讲脑，不是讲的脑，注意没有讲脑。应该说瘀血如果是阻塞在脑子里面，也可以和心脉相关，但是我们这个地方讲的只是心脏本身和它所推动的血液、脉管里面的血液，不是讲的脑。

表现为心脉痹阻的症状，就是以心悸、心痛为主要表现。血液在心脏、脉道里面运行不畅，阻塞了，因此出现了心悸和心痛的主要表现。有瘀的症状，瘀的症状有什么表现？刺痛，心血瘀阻的疼痛特点是心脏部位的刺痛，还可以有其他的色脉征——舌质紫暗或者有斑点，脉细、涩、结、代都可能是有瘀阻的表现。这样两类证候——心脏的症状心悸、胸痛，有瘀的症状，出现在一起，叫作心脉痹阻证。

心脉痹阻证有几类原因？前面讲了四个：瘀阻是由单纯的瘀引起来的，瘀血堵塞在心脏的冠状动脉哪一条血管上，堵住了，那个地方一定会出现刺痛，真心痛，痛得很厉害，或者叫厥心痛、心绞痛，这就是单纯的心脉瘀阻证。如果病人身体很胖，平常还吐痰多，或者一检查，甘油三酯、总胆固醇也高，或者还检查说血管有动脉粥样硬化，甘油三酯高、粥样硬化、肥胖这是什么问题？痰，这个痰也可以阻塞在心脉，也可以影响到心的血液运行，这种情况就是痰阻心脉证。痰阻心脉和单纯的瘀血阻塞心脉有什么不一样？单纯的瘀血是刺痛；痰阻心脉是闷痛，一定有苔腻、脉滑等表现。第三个寒凝。由寒所导致的，在受寒冷的时候症状就明显，喜温、畏冷、肢凉这些症状明显，这是寒凝心脉证。有心悸、心痛这些表现，但是它是以冷痛为特点，遇寒就痛得厉害，寒性凝滞收引，甚至出现绞痛，又有畏冷、肢凉，所以是寒凝心脉证。或者是气滞，表现为胀痛，和情志有关，胸闷、心悸、心痛。心痛是可以因为情志引起来的，有一次马王堆疗养院的院长问我："你们X院长怎么样？"我说："最近还可以、身体还可以。"他与我们X院长都是老革命、南下的、山西人，他听了以后就说："那他儿子还听话啰！"我问："什么意思？""老X的心脏、血压，掌握在他儿子手上。"为什么在他儿子手上？他儿子是一个衙内，不干活、不听话，儿子在外面调皮捣蛋了，老爷子就在家发心脏病、就心痛，真的心痛，儿子听话、好呢，他血压也不高、心脏也好，这是什么问题？应该是属于气滞的心痛，所以这是气滞所导致的心痛证。我们再看一看，比如说胡耀邦，大家知道吧，是心脏病、心肌梗死而去世。还有我们党的好干部郑培民，郑培民也是心脏病去世的。他们按中医辨证来说，是不是不一样？胡耀邦个子小、性格很急躁，所以他肯定不属于痰；郑培民身体比较胖、胖胖的，如果辨证，很可能是痰闭心窍、痰阻心脉，所以这个病辨证是不一样的。

　　为什么会导致心脉痹阻证的，不详细讲了。实际上导致心脉痹阻证不只是这几种原因，还可以有其他的。我曾经看到气血虚有出现心脉痹阻的，原长沙市石油公司的一个女经理，她血压高、有冠心病，一检查说胆固醇高、甘油三酯也高，西医告诉她，你不要吃脂肪、要注意饮食、要吃素的，她就很害怕，什么东西都不吃，豆腐都不敢吃、鸡蛋不能吃，结果心脏病越发厉害，后来请中医看病，辨证实际上就是气血虚，给她用补药，要加强营养，不要节食。她也是心痛，也有冠心病，但是这个心痛是由于气血亏虚导致的，是气虚不能够运行血液，心脏失却气血充养，血虚兼有血瘀，应该是这么一个机制，所以要具体辨证。辨证依据就是以心悸、心痛为突出表现，这是心脉痹阻或者是心血瘀阻证。但是辨证的时候要特别注意是什么原因导致瘀阻，瘀阻只是一个后果，是什么导致的？是痰，还是气滞、寒凝、阳虚，还是气血虚等，注意加以辨别。

八、痰蒙心神证

第八个是痰蒙心神证，或者说痰蒙心窍，也有的说痰蒙心包。这个"心包"可能有的人会理解为心脏外面的那个心包，所以还是叫痰蒙心神、痰蒙心窍可能好一点。实际上就是痰浊蒙闭了心神，出现了神志异常的证候，以表情淡漠，或者神识模糊、痴呆、抑郁、昏仆、神志错乱这样一些"神"的症状为突出表现，同时又有痰的症状，这就是痰蒙心神证。痰蒙心神证，一定是讲的神、脑，不是讲的心脏，这个很容易理解。痰蒙心脏、痰阻心脉，是前面讲的那第七个证型——心脉痹阻证里面的痰阻心脉证。胸痹心痛——冠心病，身体肥胖，还有一些痰的症状，也可以说是痰蒙心窍，那个心窍是指心脏、脉络了，病位是在心脏、心脉，那种心血瘀阻，主要是因为痰浊阻闭所导致的血行不畅。这一个痰蒙心神证，病位是在脑，是神的病，不是讲的在心脏，所以痰蒙心神证又比痰蒙心窍证的名称更确切、更恰当。

九、痰火扰神证

第九个，痰火扰神证。有两个病性了，有痰、有火这两个因素。火热痰浊，扰闭了心神，仍然是讲的神，不是讲的心脏。

心神症状有哪些？心烦失眠，神昏谵语，或者是狂躁妄动，狂躁型的那种精神病，打人毁物，满街的奔跑等这种情况。心神症状非常明显，是主症，病位在心神、在脑。又有热的症状，发热口渴，舌红苔黄等。还有痰的症状，有吐痰，或者喉中痰鸣，或者苔腻、脉滑、胸闷这些症状。一定是三类症状在一起，有这三类症状，就叫作痰火扰神证，或者痰火闭神证。是扰还是闭，就看神志的状态、程度，神志是扰乱状态，那是痰火扰神；神志昏迷不清了，那就是痰火闭神。痰和火两个因素，既有痰的症状，又有热、实热症状，就是痰火扰神证。

比较一下痰蒙心神证和热闭心神证、痰火扰神证，将这三个证区别一下。都有神的共同表现，病位都是在心神，有神志的异常症状，这是它们的共同之处。不同的地方，痰蒙心神证只有痰浊的症状，这种单纯的痰没有火的时候，神的表现可能是抑郁、痴呆、错乱为主要表现，也可能突然昏仆，比如说痫病，他没有热，这种证候不是狂躁、妄动，不是那种阳的表现，偏于阴，因此显得是抑郁、痴呆，是这样一类的表现。热闭心神证，单纯的热，没有痰。热闭心神，或者热扰心神证，痰的症状不明显，没有什么吐痰多、胸闷、苔腻、脉滑的那些表现，而表现为一派的热证，没有痰的症状。痰火扰神证或者痰火闭神证是既有痰，又有火，或者说是上面两个证型的相加，痰蒙心神证和热闭心神证，这两个证型的相加，有痰、有火。它的表现就是说既有痰的症状，又有热的症状。

十、瘀阻脑络证

第十个证型，瘀阻脑络证。瘀血阻滞到了脑络，强调的是在脑。瘀血阻塞在心、心脉，叫作心脉痹阻或者是心脉瘀阻、心血瘀阻证。瘀阻脑络证，明确地说是在脑、脑络，瘀血阻塞于脑络所产生的证候。

表现以头晕、头痛、健忘、失眠、神昏等，这些脑的症状为明显表现。强调的是脑、是在头部，可能就没有胸闷、心痛、心悸等心的症状，即使有也是轻微、不明显。以头晕、头痛、健忘、失眠、神昏为主症。除了这些症状，怎么知道是瘀阻脑络呢？一定有瘀血的原因，或者是瘀血的体征。瘀血的原因，比如说外伤，骑车受伤了、头部受伤了，或者从房子上面、楼上面跌下去，把头跌伤了，造成脑振荡、颅内出血、颅内血肿。还有"中风"，中风分了两大类，一种是缺血中风，是讲脑血管被堵塞了、脑梗死；一种是出血中风，脑的血管破裂了，脑子里面出血。这两种中风，病位是在脑子里面。还有脑子里面生瘤子，瘤子在里面，那也是不正常的物质，瘀血阻塞。因此，称为瘀阻脑络证。还有瘀血的明显体征，比如说面色晦暗，舌质可能是紫暗，舌下络脉曲张，脉涩等，还有的说"久痛入络"，长期的头痛、刺痛、固定痛，也认为是有血瘀。有的头部受伤以后神志昏迷，中风的时候开始也是神志昏迷，或者是虽然醒过来了，出现了头晕、头痛、健忘，有的电影里面说，受伤以后突然健忘了、全忘了，外伤导致健忘等。有瘀血的原因，有瘀血的体征，又是以头痛、头晕、神昏等为主症，这就是瘀阻脑络证的诊断根据。

心病讲了这样十个证型，心病的辨证我们再反过来复习一下。就是有心脏及血脉、脉道，血液运行的病变归属于心；再就是心神，大脑，或者说叫作心窍的病变，神的病变，归属于心；还有一个是舌的病变。心病的症状，心悸，心痛，有的还有胸闷，脉结、代、促，这是心本身的症状；心烦，失眠，多梦，健忘，神昏，神乱，这是心神的症状；舌痛、舌疮、舌强。概括了三个方面的问题，临床上以这三方面症状为突出表现的，病位应该是以心为主。突出的是这些症状，表现为心的症状，或者是神的症状为主。原因很多，思虑劳神，先天不足，脏器亏损，久病伤心，这是导致心的虚证，有气虚、血虚、阴虚、阳虚、心阳虚脱；心的实证，讲来讲去，就是几个，一个是瘀，一个是痰，一个是火，重点是讲了这三个。常见的证型，虚证有五个，实证也是五个。分开来讲就是十个，实际上这里面有的又有好几类，如心火上炎、心热下移、心火迫血妄行、热扰心神或热闭心神；心血瘀阻证，心血瘀阻、心脉痹阻，本身是瘀血阻塞，除了这个以外，可以因为痰凝，可以因为寒凝、阳气虚，也可以因为气滞，都可以导致。可以是心的气血两虚证，心的阳气虚证，心的阴阳两虚可以，心的阴血亏虚也可以，甚至心的阴阳气血都虚，炙甘草汤证实际上是心的阴阳气血都虚，炙甘草汤里面，既有补心阴的，又有补心阳的，补心气的，又有养心血的。所以分开来是心气、心血、心阴、心阳，但是一组合，可以气血两虚、阴阳两虚、阳气虚、阴血虚，这又来了四个，还加上阴阳气血虚，就可以组成八九个。临床辨证就是这样的，既有气虚的表现，又有阳虚的表现，那就是心阳气虚证；既有气虚的表现，又有血虚的表现，那就是心气血两虚证。辨证灵活，就是灵活在这个地方，不是固定的。不要只想到书上只讲了四个虚，如果来了一个病人，来了一个气血两虚，他确实是气血两虚，就应诊断为气血两虚，或者是阴阳两虚，书上虽然没有阴阳两虚这个证型，但实际上是可以组合的，有什么就是什么，应根据临床实际进行辨证。还有一点要注意，这十个证里面，有的是单独强调是在心、没有讲脑，有的是心和脑两方面的症状都有，心气虚、心血虚、心阴虚，它的症状既见心悸，甚至心痛的表现，又有失眠、多梦、健忘，就是说心和脑同时有病，证候表现在两个方面；有的可能重点就只反映在一个方面，比如说心阳虚，重点是反映在心脏本身的方面，阳气不足，心血运行障碍，脑的症状讲得少。瘀阻心脉，或者是心脉痹阻证，就是讲的心，不是讲的脑；而瘀阻脑络证是讲的病位在脑，没有讲到心。痰蒙心神证、痰火扰神证都是讲的在脑，不是讲的在心。还讲一个问题，学习心病辨证，说病位在心、心脉，在脑，在神，但临床上不等于心脉的病变、脑神的病变，其病位就一定是在心、在脑，不一定只在心、在脑。心、脑的病变，可能是由其他脏腑的病变引起的，或者由心、由脑又影响到其他的脏腑，就不单纯在神、在心了。比如最近治疗一名广东韶关的女病人，她原来是广州一个名牌大学的学生，考进那个大学很不容易，结果失恋了，十八九岁就失恋了，失恋以后精神不正常，精神错乱了，也不知道是自己想自杀还是怎么，自己在马路上乱走的时候被汽车撞伤了，昏迷了两个多月，这个病情应该说开始完全是在脑，情志的刺激，撞伤加上瘀血。隔了十年，十八九岁上大学，一年级就得了病，现在二十九岁、三十岁，找到我来治这个病的时候，只有七十一二斤，月经有几年没有来了，心理症状仍然很明显，不想吃、不吃，肚子饿极了以后就猛吃，吃了以后又吐，吐了以后又不能吃，形成这么一种恶性循环，身体很消瘦，几年没有来月经，已经不是一个单纯的瘀阻脑络证了，也不是单纯的肝气犯胃证，病情很复杂，开始给她调气血，然后就补肝肾，三个多月体重增加了十六斤，月经也来了，但是还有好多症状没有好。辨证似乎容易，但实际上临床辨证很复杂，像这种情况，不要简单认为这个病人就是一个在脑、在心，基本的都辨不出来，再复杂的就更搞不清了。

第二节　辨肺病证候

肺病的证候辨证。首先要掌握肺的解剖生理，《中医基础理论》的那些内容要掌握住，肺的功能，肺的特性，肃降，肺主气，通调水道，肺为水之上源，肺主皮毛，这些问题一定要掌握。

在掌握这些内容的基础上，看肺病的病理特点。肺的病变范围。哪些方面的病变归属于肺的病位？辨证时说这个病位在肺，会有哪些问题呢？一个是呼吸和气，以及宣降。肺主呼吸，呼吸发生障碍了、不通畅了；肺主气，气不足了，气虚了，气短了，就出现了短气、少气等，除了呼吸运动受到影响，还有一个气体的问题。所以肺、呼吸和气，以及它的宣降——肺一方面要呼出浊气，宣发出去；一方面吸入的气体要下降，宣和降出了问题，包括宣发水分、肃降水液，包括气和水，后面会说通调水道、输布津液，这些问题失常了，这是归属于肺。这就不像那个心，心的功能，心主血脉、心主神明，很明显。那我们现在讲肺主呼吸、肺主气，它的特性是宣降，宣发肃降，通调水道这些问题失常了，属于肺的范围。第二个，肺主皮，其华在毛，卫气宣发于外，因此，卫外不固的时候，认为病位也是在肺。还有一个，肺系的病，肺系是什么呢？就是气管、喉咙、鼻子，这是呼吸的一个通道、息道。所以除了肺本身以外，这一个路线上出了问题，也是肺的病。肺的病变范围主要是概括这样一些范围。这些范围，如果学《中医基础理论》时弄清楚了，就可以理解得到。这些方面出现问题以后，怎么知道呢？要看症状。中医诊断，就是看症状，是不是肺失宣降、肺气是不是通调？就是看有没有症状，症状出现了，就认为有了这方面的问题。虽有这种可能，但是没有相应的症状，我们就不承认它，作为诊断来说是这样。

常见的症状，第一个是咳嗽，几乎可以说肺有病，没有不咳嗽的。所以《医学三字经》里面说："肺如钟，撞则鸣。"形容肺的形状好像是个钟、庙里面挂的钟一样的，两边是肺叶，中间有气管，好像是一个钟悬在那里，所以"肺如钟"，什么东西撞一下，它都会嗡嗡的叫起来，人身上的这个钟一叫起来就是咳嗽，所以"肺如钟，撞则鸣"。第一个症状是必不可少的。气喘，还讲过气短、短气、少气，病人描述气接不上、不够用，或者是明显地看到呼吸急促，即气喘。咯痰，或者是咯血。哮鸣，喉中如有水鸡声，或者说声如拽锯，什么叫声如拽锯？就是锯木头发出的那种"呲咔、呲咔"声音，痰饮停在那里，随着呼吸运动发出声音，声如拽锯，像扯锯一样的。肺位于胸部，所以胸痛、胸闷也是常见的症状。还有肺系的症状，比如说咽喉痒痛、喉咙痒痛，声音嘶哑、声音变了，甚至完全没有声音发出来——失音，鼻塞流清涕，这都是肺系的症状。还有一个，突然起的水肿，认为是肺失宣降所导致的，肺不能通调水道所导致的。还有一种是自汗，因为肺有主卫外的机能，卫气不固的时候容易出现自汗。以上这些症状，就是肺的常见症状，或者说是肺有病的特征性症状，病位在肺的根据。你要诊断是肺、辨证病位在肺，那一定有其中的这些症状作为主要表现。一个症状都没有，没有办法说它是病位在肺。以这些症状为突出表现的，诊断应该说病位在肺，不能离开肺，不能说这个病不在肺，当然其他的脏腑，脾、肾，或者心、肝，都有可能引起来，但是，这些症状的出现，必然要通过肺，所以肺是直接的病位，应该要诊断在肺。对于咳嗽，古代有很多说法，《难经·十六难》里面讲："气病（肺有病的时候）咳喘，淅然寒热，有是者肺病，无是者非也。"咳嗽、气喘是必然有的。《中藏经》里面讲："肺者……虚实寒热皆令喘嗽。"虚证、实证、寒证、热证，肺有病的时候，肺寒、肺热、肺虚、肺实，都可以引起咳嗽、气喘。张景岳讲："咳症虽多，无非肺病。"引起咳嗽的病很多很多，很多人都会出现咳嗽，很多原因都会导致咳嗽，但是作为病位来说，无非肺病，它总是不能够离开肺的。陈修园的《医学三字经》就讲："咳嗽不止于肺，而亦不离乎肺也。"咳嗽这个症状，不仅仅是肺的问题，心有病也可以引起咳嗽，肝有病也可以引起咳嗽，脾有病也可以，肾有病，胃有病，"五脏六腑皆令人咳"，不止于肺；而亦不离乎肺，那就是说，不管你五脏六腑哪一个脏腑有病，影响到肺，出现咳嗽的时候，病位总没有离开肺，肝有病，由肝到了肺，应该是肝和肺的同病，总之要有肺这个病位；心有病，影响到肺，出现咳嗽，那是心和肺的同病，比如现在讲的肺心病，就是肺和心的同病。一定要强调，咳嗽是肺的主要表现。

　　肺的病理，注意掌握三个问题：一个是肺失宣降，为什么咳嗽？肺失宣降。为什么气喘？肺失宣降。用这句话来说没有问题，因为肺的特性既要往外宣，又要往下降，那么现在咳嗽了、气不通畅了、气喘了，当然或者是宣不正常，或者是降不正常，或者是宣和降都不正常。为什么咳嗽？就可以用肺失宣降来解释。《素问·至真要大论》里面讲："诸气膹郁，皆属于肺。"赵献可的《医贯·咳嗽论》说："盖肺为清虚之府，一物不容，毫毛必咳。又肺为娇脏，畏寒畏热。"清虚之地，就是说肺里面应该是不能有异物刺激，有异物刺激就会咳嗽，比如进食的时候，有时一不小心，咽喉这个地方没有开合得好，有个饭粒，一下掉到喉咙里面去了，不是掉到食管、没有往食管里面跑，而是一下掉到气管里面去了，肯定咳嗽。所以肺是一物不容，毫毛必咳，吸的是一种气体，是清虚之地。所以咳嗽气喘，是肺失宣降的表现。第二个，肺为贮痰之器。脾为生痰之源，肺为贮痰之器，因此，除了咳嗽气喘这个主要表现以外，咯痰、胸闷、喉中痰鸣、如水鸡声、哮鸣音等，这都是因为肺为贮痰之器，有痰的时候经常可以出现这些症状，表现在肺。诊断痰的第一个症状应该是咯痰，肺为贮痰之器，就是根据这个来的。第三，外邪容易犯肺。为什么外邪容易犯肺？因为肺不断地有气体出入，1分钟大约有18次交换，气体里面如果有邪气的话，肯定首先是侵犯到肺。还有一个肺主皮毛，皮毛整天是暴露在外面的，虽然穿了衣服，但是暴露在外面的、直接和外界相通的，除了经过鼻子、经过气管呼吸以外，就是体表暴露在外面，所以外邪入侵，总是通过肺进入的。其养生方法，有的人是冬天洗冷水澡，让肤表适应外界的刺激，我的办法是每天早晨漱口时，用鼻子吸一吸冷水，鼻子吸进去以后又让它喷出来，我看和冷水浴差不多，因为这个地方也是刺激肺系，洗冷水澡也是锻炼锻炼皮毛。所以通过这两个途径，外邪容易袭肺。肺的病理特点，掌握这三句话：肺失宣降，肺为贮痰之器，外邪容易犯肺，这样肺的很多问题你都可以解释了。

证候分类中，虚证只有两个：肺气虚或者肺阴虚。为什么会导致肺气虚、肺阴虚？多半是久咳，咳喘，当然像我们教员，老在那里讲话、讲话，也耗伤肺气，气阴两亏，容易出现这样的问题。或者是他脏疾病的影响，脾的病、肾的病，导致了肺气亏虚。作为肺本身多半是因为耗伤，久咳久喘，耗伤太过引起来的。实证，实证应该说有两方面的原因，一个是痰——痰饮；再一个就是外邪——风、寒、暑、湿、燥、火，最容易侵犯到肺。一个外邪、一个痰饮，就可以形成好多证：风寒犯肺证、风热犯肺证、燥邪犯肺证、肺热炽盛证、痰热壅肺证、寒痰阻肺证、饮停胸胁证、风水相搏证等。为什么有这么多证？因为外邪有很多种，六淫之邪都可以影响到肺。这是肺病要掌握的一些基本概念，把这些基本概念掌握了，那么辨肺病证候就很容易了。

一、肺气虚证

肺的呼吸功能减弱，出现的一种虚弱证候。或者是除了呼吸功能、肺气的不足以外，还有卫外功能不固的时候，我们认为也是肺气虚。

临床表现。一个是气虚证，不必讲了吧！还有一个，你怎么知道是肺的气虚呢？一定有咳嗽，或者还有气喘、声低。气虚的咳嗽，应该是咳而无力，气喘多半是气短而喘，不是呼吸很急促、张口抬肩、胸部起伏、鼻翼扇动、发热、喉中痰鸣，不是那种。现在是虚，因此这种虚喘是感到气短、气不足、少气不足以息这样的表现，说话的声音也比较低，声低懒言，这是肺气虚。还有一个方面，是表疏的表现，容易自汗、恶风、容易感冒，这就是它的表现。

二、肺阴虚证

第二个，肺阴虚证。很简单，阴液亏虚了以后，肺里面阴虚内热，影响到了肺的功能。

表现就是有阴虚的全身证候——午后低热、两颧潮红、手足心发热、脉细数、舌红少苔少津等。有了这些症状后，一定有咳嗽。这种咳嗽是由于阴虚，肺失濡润导致的，所以是干咳少痰、咯痰不爽，甚至痰中带血，或者喉咙声音嘶哑。说明这是病位在肺，是肺的阴虚，就是这样一些症状，很容易掌握。

为什么会肺阴虚？原因是长期咳嗽、气喘，长期咯痰，痰液是由津液变成的、水变成的，长期咯痰可以导致。除了这个原因，外界的气候干燥，燥邪犯肺，可以吧。还有痨虫，痨虫最容易影响到肺，痨虫就是结核杆菌，在空气里面，首先就进入到肺里面来了，有痨病的人，多半是阴虚，阴虚者十之八九——十个病人可能有八九个属于阴虚，这是它的特点。有的抽烟抽得太多，也是导致肺阴虚的原因。阴虚内热，肺失濡养，就是这个机制。

辨证应该容易辨。要注意辨别一下，虚热内扰的证候不明显，肺阴虚，本来有虚热的证候，但是如果没有五心烦热、两颧潮红、日晡或下午的午后低热、脉细数，虚热内扰证的症状不太明显的时候，只是津液不足、声音嘶哑、咯痰少、痰中带血，可以叫作阴虚肺燥证。干燥，重点是表现干燥、津液不足。就是说一般所指的肺阴虚证，虚热症状应该比较明显，如果虚热不明显的病人，可以叫阴虚肺燥证。

三、风寒犯肺证

第三个证型，风寒犯肺证。风寒犯肺证实际上是风寒之邪侵袭到肤表，六淫之邪最容易从肤表进入，形成风寒表证。但是风寒之邪也可以经过呼吸系统进入，所以就形成风寒犯肺证。而临床的表现，很可能是两方面的症状都存在，就是说风寒侵袭，肺卫失常。肺是讲的肺本脏，肺系是呼吸道；卫是讲的体表，肺卫的功能失去宣发，这个时候强调的是宣，它不能够把邪气排出去。打喷嚏就是为了宣，流鼻涕也是为了把邪气随着鼻涕排出去，出汗也是为了排出邪气，如果肺卫失常、肺失宣发，邪气停留在里面，就形成风寒犯肺证。

临床表现： 应该有咳嗽的主症，痰稀白、气喘，或者是哮，同时有表寒证。表寒证的主要表现是恶寒重，可以有轻微发热，或者没有发热。恶寒重，认为可能是邪在肤表。有一个特征性的证候，就是脉浮；除了脉浮以外，还有一个特征性证候是鼻塞、喷嚏、流清涕。实际上鼻塞、喷嚏、流清涕既可以说是表，也可以说是肺，为什么？因为是肺系、呼吸通道的症状。风寒之邪可能就是通过呼吸进到了鼻子里面，或者进到喉咙里面的时候就咽喉肿痛。所以它有表寒证的表现，但不是一个单纯的表寒证。我们讲风寒表证的时候，讲到恶寒重是必有症；发热是或有症；特征症是脉浮、鼻塞、喷嚏、流清涕；头痛，身痛是常见症；舌淡红、苔薄白，风寒是苔薄白，舌淡红苔薄白，是一般症，可以有，就是说大家、正常人都是可以有的，是一般的，诊断意义不是很大；还有一个是偶见症，或者是或见症，可以有咽喉痒、痛这个症状，或者还有轻微咳嗽。风寒犯表的时候，可能出现咳嗽，咽喉有点痛，还有点气喘，麻黄汤为什么要用麻黄、杏仁？就是有了这方面的症状。但是它的主要症状是恶寒发热，是在体表，头痛身痛。那么现在是风寒犯肺，所以主要症状应该是咳嗽，咳嗽为主要矛盾。要辨别、比较的话，风寒犯肺是以咳嗽为主症；风寒犯表，是以表证为主要表现。

要区别一下，病人来了，问哪儿不舒服？我现在头痛、一身痛，特别怕冷，那是风寒束表证。你哪儿不舒服？我最近咳嗽得好厉害，以咳嗽为主要表现来就诊，是风寒犯肺证。实际上，风寒犯肺的病人也有表证，也有恶寒发热、头痛身痛，有这些症状；风寒束表证，也可能有一点咳嗽，也可能有咽喉痒痛，要从症状的主次来加以区别。如果病人既有咳嗽，又有头痛、身痛，又恶寒甚，那怎么办呢？分不清，都是主症，咳嗽是主症，恶寒也是主症，头痛也是主症，三个主症、三个主诉都来了，也不矛盾，风寒犯表、风寒犯肺，本身就是一个系统，都属肺这个系统，风寒的性质是肯定的，就是肺表风寒证。

辨证依据：应该根据感受风寒的病史，以咳嗽、咯稀白痰、气喘为主要表现，同时也有风寒表证的证候存在，这就是风寒犯肺证。

第十四讲
脏腑辨证（三）

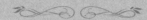

四、风热犯肺证

肺的第四个证型，风热犯肺证。这个与前面讲的风寒犯肺证情况是一样的，只是一个是风热，一个是风寒，也就是说一个是发热重、恶寒轻，一个是恶寒重、发热轻，主要是这个区别。其他的表现可能也稍微有一点区别，风寒可能是流清涕，风热流清涕的情况可能比较少，风寒的舌苔是薄白，风热可能有一点兼黄，或者还稍微有点口渴，这是从这方面来区分寒和热的问题。

风热犯肺的证候，仍然是以咳嗽为主要表现，并且有风热表证、卫分证的那些证候存在，但是以咳、喘、咽喉痛为主要表现，说明病位在肺，虽然有表证，但强调的是在肺了。由于风热之邪侵袭到肺系，肺系不宣、肺失宣降，咳嗽、气喘来了，卫气失调，不能够抗邪外出，恶寒发热，总还是那些话。

比较一下风寒犯肺证、风热犯肺证、风热犯表证这三个证型的区别。风寒犯肺证是除咳嗽、气喘的主症外，以恶寒重、发热轻，有痰是清稀而白，舌苔是薄白，脉浮紧，这是风寒；风热犯肺证是除咳嗽、气喘的主症外，脉浮数，发热重、恶寒轻，痰稀少，可能变黄，但变黄的还是比较少，流浊涕也很少见，流清涕的情况也少，舌苔可能有点薄黄，可能还有点口干，这是风热犯肺；风热犯表证，不是以咳嗽为主要表现，是以表证为主要表现，仍然是发热重、恶寒轻。这三个证型，要能够鉴别。

五、燥邪犯肺证

第五个证型，燥邪犯肺证。燥邪犯肺证是指外界环境的气候干燥，沙漠地带，或者秋天干燥少雨，燥邪犯肺，肺失掉了津液的濡养所出现的证候，简称肺燥证，也就是秋燥证。当然秋燥证只讲秋天气候干燥，那么沙漠地带不是秋天也干燥，就不便说沙漠燥证了。

肺燥的主要表现。燥主要是影响肺这个系统，皮肤干燥、口鼻干燥、咽喉干燥、大便干燥、小便短黄这些表现，并且有咳嗽，如果咳嗽明显，那就是肺燥了，肺燥证。表现是有肺的证候，咳嗽痰少，甚至痰中带血，咳甚的时候可能有胸痛，这都是因为干燥失掉濡养所导致的；有些病人伴有鼻衄——鼻子出血这样的表现。再就是干燥的证候，几个干燥——皮肤、口鼻、眼睛、咽喉、大便这些干燥，感到气候很干燥。由于以咳嗽为主要表现，或者咯的痰少、痰中带血、鼻子出血，说明病位是在肺，就可以说是肺燥证，燥邪犯肺。同时，由于燥邪是一种外界的气候，侵袭的时候往往可能还兼有一点表证，所以《温病学》里面专门有一个秋燥，有春温、冬温、湿温、秋燥，如果问秋燥是个什么病，实际上很可能就是一般的气管炎、感冒这个情况，只是这个症状、这种病是出现在秋天、气候干燥，有这么一个特点。秋天气候干燥条件下发病，所以称秋燥，除了肺的病——咳嗽、感冒这些以外，另外还有什么病是秋燥？没有，就是讲的这种情况。注意肺燥证有三方面的症状：一个是有燥，干燥的症状；一个有肺——咳嗽、干咳、少痰、痰中带血、鼻衄，甚至是咳得胸痛，这样的症状；还有一个，往往兼有一点表证，有一点恶寒发热，不出汗或者少汗，燥本来就没什么汗，是不是？脉可能偏浮，可能有这样的表证存在，这就是燥邪犯肺证的主要表现。

燥邪犯肺证和肺阴虚证要加以区别。肺阴虚证有阴虚内热的表现。内热的表现是什么？五心烦热、午后潮热、手足心发热、脉细数这样的表现。相对来说，肺阴虚属于内部的阴液亏虚，所以病的时间可能久一点，和外界的气候没有明显的关系。不是因为外界气候干燥很厉害、没有下雨、空气里面没有湿度，咳嗽就厉害、肺的症状就明显；下了雨，空气里面的湿度高了一些，这个咳嗽、肺的症状就减轻了，和外界气候干燥这个因素关系不明显。虚热的症状不太突出，五心烦热、午后潮热、两颧潮红，这些症状不明显，而和外界气候的关系特别明显，那就是属于燥邪犯肺证。

还有一个凉燥和温燥，凉燥袭肺和温燥袭肺怎么区别？燥里面又分为偏寒和偏热，初秋气温，温度还比较高的时候，那是温燥；深秋气凉，到了接近冬天，气候已经变凉了，气候还很干燥，那就叫凉燥。当然也不完全如此，和机体的反应也有关系，反正是恶寒、怕冷重一些，属于凉燥；发热明显一些，属于温燥，这样一个区别。

以环境的干燥、干咳少痰、口舌干燥等干燥症状为主要表现，以咳嗽或干咳为主症的，这就是燥邪犯肺证。

六、肺热炽盛证

第六个，肺热炽盛证。就是热邪炽盛，肺失肃降，机制就是一句话，影响了肺的肃降功能而出现的一种实热证候。这种实热证，如果用卫气营血辨证，它属于气分证。前面我们讲的风热犯肺证，以及燥邪犯肺证，多半还是属于卫分证，那么肺热炽盛，已经到了气分证了，没有表证了，但发热不恶寒了，所以是到了气分证了。肺热炽盛，没有讲痰，只讲火，因此可以简称为肺热证、肺火证，都可以。

表现：就是有一派热证的表现，发热、口渴、舌红、苔黄、便秘、尿黄，这一类的表现，热证的那一类表现都出现了。现在说是肺热炽盛，因此以咳嗽气喘为突出表现，这个气喘不是少气、短气而喘，一定是气粗而喘，很急促，呼吸时的腹式运动、胸式运动起伏很明显，甚至鼻翼扇动，随着呼吸，鼻翼在这里扇动；呼出来的气体有一种灼热的感觉，气喘一定是气粗而喘，咳嗽很严重，因为火在里面烧灼，所以咳重了；有的可能还出现胸痛；火从咽喉冲上来的时候，也可能鼻子出血、咽喉肿痛，这都有可能。反正是一个实热证，以咳嗽为主要表现。

原因和机制：可以是风热之邪，化热入里，影响到肺，肺失宣降，热邪烧灼津液，肺失濡润，就这些道理。

与风热犯肺证比较一下：肺热炽盛、风热犯肺，都是热证，病位都在肺。

但是风热犯肺是刚开始的阶段，病情比较轻一点；肺热炽盛，一般是风热犯肺的进一步发展，表证消失了，纯粹变成热证了，因此热的症状特别突出，全身症状应该比风热犯肺要严重一些。都是以咳嗽为主要表现，但是风热犯肺轻一点；肺热炽盛病情重一点。风热犯肺属于卫分证；肺热炽盛属于气分证。风热犯肺，有表证存在，还有一点恶寒；肺热炽盛是但发热，不恶寒，壮热不退，口渴明显。这就是卫分证和气分证，风热犯肺和肺热炽盛的区别。

辨证依据： 新病势急，热盛的症状、火热症状很明显，但是以咳嗽气粗而喘为主要表现，以咳嗽气喘为主诉，并且有全身的实热证候，表证已经不存在了，这就是肺热炽盛证。

七、痰热壅肺证

第七个，痰热壅肺证。与肺热炽盛证不同的地方，来了一个痰，有痰了，肺热炽盛没有明显地讲到有痰，可不可以有点痰？可能是有一点痰的，但是痰还构不成诊断，痰吐得少，这一个痰热壅肺证，痰就比较多了，痰热交结，壅结于肺，肺失清肃，所出现的证候。

因此，一定有痰的症状，咯痰多，并且痰是黄的、稠的，个别的甚至是有腥臭气，痰变成脓的时候、肺痈的时候，可能就有腥臭气。不是肺痈，只是一般的热证，没有导致气血腐败，没有酿成脓的时候可能没有腥臭气。痰多、色黄、质稠，说明这是有痰的特点；苔黄腻，脉滑数，脉滑、苔腻，这是有痰的表现。

有热的表现，和前面肺热炽盛证是一样的，发热、口渴、舌红、苔黄、脉数，这是有热，没有反映痰。那么苔黄而腻，脉滑而数、脉滑数、苔黄腻，就是有热又有痰的特征。这个痰和热并且是阻滞在肺里面，壅积在肺，所以咳嗽很明显，咳嗽、气喘、胸闷，甚至胸痛，这说明病位在肺。三个方面的证候，组合在一起，就是痰热壅肺证。有的病人可能还有一些其他的表现，假设病人痰热壅肺，如果出现刺痛、咯血，胸部有刺痛，咯脓血，那可能兼有血瘀了，是不是？如果这个病人口渴得很厉害，小便很短黄，舌很干燥，那可能又是热盛伤津了，痰热壅肺，津液亏虚。临床辨证就是要根据有什么证候，就辨出是什么证。痰热壅肺证只讲三个因素——痰、热、肺，病位在肺，病性属于痰和热。

辨证依据： 有发热，代表热这个主要表现；咳喘，代表在肺；痰多黄稠，代表是痰，痰热壅肺。这三方面证候，组织在一起。

八、寒痰阻肺证

第八个，寒痰阻肺证。和上面那个不同的是，那个痰是热痰，痰和热组合在一起；这个痰是寒痰，痰和寒组合在一起。病位都是在肺，至于说壅肺、阻肺，这是一个病理机制，壅和阻，阻也会出现壅，壅阻在一起，这个不是关键问题，关键是证素——辨证的要素，那个属于热，这个属于寒。痰是相同的，肺是相同的，至于阻和壅，说寒痰壅肺可不可以？痰热阻肺可不可以？没有本质不同，都是允许的。还有一个寒饮，不单是寒痰，也可能是寒饮，如果真正是寒饮，那就是寒饮停肺。寒痰阻肺、寒饮停肺，可以这样地看，痰或者是饮停留于肺，并且这个痰和饮都是偏寒的，出现了肺失宣降的证候。

肺的证候，和上面的症状应该是一样，咳嗽、气喘、胸闷。上一个是热的症状，热、红、灼、干；这一个是寒的症状，冷、白、稀、迟，是不是？所以恶寒、怕冷，或者是肢凉、舌质淡、苔白，说明它是寒痰，这个痰吐出来应该是白色的，比较稀一点的，苔滑或者苔腻，脉滑，这是痰；如果吐的痰很稀，也是白色，质清稀、白，清稀的，或者喉中有哮鸣音，那是属于饮、寒饮。声如拽锯的那个声音是有痰；哮鸣音是饮。再一个是从吐出来的这个痰是清稀的，还是成块的、半凝固状态的加以区别。如果是半凝固状态的、成块的，那叫作痰，一坨一坨的，甚至痰吐到杯子里面、痰盂里面，可以明显看到一块块的痰沉在下面，那就是吐的痰，不能叫饮；吐出来、吐在痰盂里面，没有看到一块块的，比较清稀的，一般来说应该称饮。虽然痰和饮有时也没有严格地区分，本来是饮，平常也还是说吐痰，而不说吐饮，但是作为医学术语的使用就要加以区别。清稀的应该是饮，是饮就不应称为痰，作为辨证，应该把痰饮进行区分。因为都是寒，所以色都是白的，没有气味、没有臭气，并且都属于寒，病位都在肺。如果是痰，我们就叫寒痰阻肺证；如果是饮，我们叫作寒饮停肺证。说寒饮阻肺可不可以呢？也没有说不可以，写成寒饮阻肺，那也没有犯什么错误，大家的习惯叫寒饮是停肺，寒痰阻肺，不叫寒饮阻肺，这可能是一种习惯，大家这么叫，停和阻、壅，不是关键问题，不是本质，只是一种病机形容。中医的证名，经常喜欢用四个字一句，这个证的本质实际上只有三个——寒、痰、肺或者是寒、饮、肺。寒饮肺证、寒痰肺证总是不太符合这种语言的习惯，所以就给它加一个字，加一个字上去，要么是"阻"，要么是"停"、要么是"壅"。比如说表证，风寒外袭证、风寒犯表证、风寒袭表证、风寒束表证，就有这样的问题。湖北编的《中医病证分类与代码》中，风寒犯表是一个证名，风寒袭表是一个证名，风寒束表又是一个证名，实际上应该就是一个证，因为名称有一点不同、叫法不一样，都把它作为一个单独的证，变成三个证、四个证了。什么叫束表？什么叫犯表？什么叫袭表？什么叫侵表？实际上是一个证。所以这里的壅、阻、停，实际上是一回事，只是习惯上可能称痰热壅肺、寒痰阻肺、寒饮停肺，一般没有什么痰热停肺、寒饮壅肺的叫法，不那么叫，习以为常，壅、阻、停是一个意思。关键是证素，证素是痰、热、肺，这里是寒、痰、肺，或者是寒、饮、肺，辨证的要素是这三个东西。

　　因为平素有寒痰、寒饮，又加上外邪侵袭客肺；或者是外感寒湿，侵袭于肺，转化为痰；或因脾阳不足，寒从内生，聚湿成痰，上干于肺。痰饮的形成，可能有这些因素，就看《中医基础理论》学得怎么样？学得好，病因、病机自然很容易解释。我们学辨证，不是根据病机如何，关键是有这种证候表现，据症辨证，至于怎么解释病机？应该是怎么运用《中医基础理论》那些理论的问题，怎么把它说得有道理就行了。

　　辨证依据。痰也好，饮也好，一定是白色的，没有腥臭气，容易咯出来，以咳嗽、气喘为主要表现，没有表证，如果有表证了，那又变成了表寒肺饮、表里俱寒了。肺有寒痰，外面有风寒或表有风寒，那就是一个表里同病。我们现在讲的寒痰阻肺、寒饮停肺，没有讲到表，要素只有三个——寒、痰或饮、肺，没有讲表，辨证要素不存在表。是寒饮还是寒痰？主要从痰质的稠和稀上加以区别。

九、饮停胸胁证

第九个，饮停胸胁证。饮邪停留在胸胁，悬饮就是饮停胸胁证，已经讲过这个问题，是饮邪停留于胸腔，阻碍气机的证候。饮停留的部位是管腔，这个证是饮停留在胸腔里面，作为疾病，叫作悬饮；作为证，叫作饮停胸胁证。

本证的表现就是胸廓饱满、胀闷，或者是咳唾引痛——咳嗽的时候，一咳这个地方痛起来了；或者转动一下，也感到痛，这就是一种悬饮。胸廓饱胀——饮多的时候，外面可以看得到。有的时候胸廓饱胀可能看不出来，特别是比较胖的人，没有看到肋间隙饱起来了、膨胀出来了，那怎么办？现在可以做检查，做一个 X 光透视，做 个 B 超，看胸腔里面有没有饮邪，甚至穿刺一下，看能不能抽出水来，这很容易检查。曾经讲过，有饮邪的时候，舌苔可以是白滑，脉沉弦。即使没有这些症状，没有胸廓饱满，看不出胸廓饱满，只要根据有关检查也可以诊断出来，在 X 光下面、在超声下面明显看到里面有水饮，也同样可以诊断为饮证。所以中医诊断也要发展一点，延伸我们的感官，借助有关检测，为辨证服务。这就是饮停胸胁证的临床表现。

饮是怎么形成的？有一种说法，就是中阳素虚，气不化水，水停为饮。实际上这种胸腔积液很可能是痨虫感染，痨虫侵袭胸腔、胸壁这个地方，肺痨影响到了胸壁，引起水液渗出。古人认为可能是阳虚，气不化水，而水饮停留。但是临床上一般没有阳虚的明显表现，而痨虫侵入、胸腔积液，肺痨的病人，很可能是阴虚，阴虚者十之八九，阴虚饮停。也有的书上讲什么过食辛、辣，我们一附院的王行宽教授就讲，过食辛、辣得了胸膜炎，得了肺结核，好像讲不通，肺痨是因为过食辛辣引起来的！讲不通。可能是过食辛辣能够助火伤阴，但是前人都是这么讲，要找个原因就这么讲。中医辨证，反正不管怎么说，凡是有了这个证候、有这样的表现，就辨为什么证，至于它的原因、病机，要根据辨证结果来解释。为什么水会停在那个地方呢？肯定是水液运行不正常。水液为什么运行不正常？总是与肺、脾、肾有关，中医认为是肺、脾、肾输布水液，肯定涉及肺、脾、肾，只能这样去解释。实际上这个道理讲起来也并没有完全解释透彻，特别是有一些说法，什么喜食辛辣，这些话，就不太恰当。由于饮邪停留、阻滞于胸腔这个地方，阻碍了气机，导致肺的气机升降失常，所以它出现咳嗽、胸胁牵引作痛、咳唾引痛这样的表现。如果凭主观感觉医生不能诊断，可以借助客观手段确定饮邪的存在，我觉得这样的借助，比去找某种基因、找哪个化学成分的改变，更有实用价值一些，应该引进来。

十、风水相搏证

第十个证，风水相搏证。风水相搏证就是讲的那种急性的、突然的水肿，从头面开始肿起的。中医认为是由于风邪外袭，肺失宣降，肺为水之上源，由于上窍不开，我们经常讲这个话，上窍不开，下窍不泻，就像滴管，滴管滴水的时候，上面没有打开，那个水就滴不下来，上面一松开水就滴下来了，为什么？肺为上窍，肺居上焦，肺为水之上源，肺应当宣降，现在因为有邪气的侵袭——风邪，实际上可能也不完全是风邪，除了风邪，可能其他的邪气，如风热、风寒。由于起病快，突然水肿，所以用"风"来代表。由于这种邪气袭肺以后，影响了肺的宣降功能，导致不能够通调水道，出现了突然的水肿，这种水肿，辨证就是风水相搏证。应该说风水相搏证，并没有讲到在肺，因为是开始起的、突然发生的，是皮肤肿胀得明显，所以属风和水停，风水相搏。严格地说可能没有什么肺的症状，病位在肺应该要有咳嗽，要有气喘，这个病可能不咳嗽，也不气喘，为什么归属于肺呢？只能说由于是外邪影响到水液代谢，外邪首先犯肺，所以把它归属于肺这一脏，不然把这个证放到哪里，放入哪一个脏呢？按理说水肿应该是归属于肾，但水肿是刚开始起的，不好说是肾吧，哪有一开始起病就到了肾的！肾又只有虚证，没有实证，一开始就肾阳虚了！肾阳虚，这个时候治疗又不是补肾阳，而是解表宣肺，所以就只好把它归到肺这个脏器里面来，是这样来的。

临床表现为首先出现面睑突然浮肿，有水停就必然有尿少，或者兼有表证，或者会出现一些表证，是或见的，有的病人不一定有恶寒发热、脉浮这种表现，不一定有，但是有的病人可能有，特别是有很多病人出现咽喉痛这种表现，有咽喉痛，也只好归属于肺了。如果是脉浮紧，苔薄白，病性偏于寒；如果是苔薄黄、脉浮数，病性偏于热。这些是或见症，前面有"或见"

两个字，不一定有这些症状。

凡是突然的尿少水肿、面睑浮肿在先的，这个证叫作风水相搏证。认为有邪气的束缚，肺失宣降所导致的。外邪侵袭，肺失掉了宣降，外邪和水相搏结而泛溢肌肤，道理就是这么解释，再解释更多的道理也解释不出来了。

辨证依据还是这个，突然的头面浮肿、少尿或者有卫表、肺系症状。

肺的证候，有这么十个，现在简单地回顾一下肺的证候。①肺的证候范围。肺主要是包括了呼吸和气，以及失于宣降，水液运行阻碍等这方面的问题，归属于肺；卫表不固的症状，归属于肺；肺系、鼻子、咽喉、气管有问题，归属于肺。比如说声音嘶哑，咽喉疼痛、肿、闭塞，鼻流清涕，喉咙痒等，这时候归属于肺，这是它的范围。②常见症状。咳嗽、气喘中第一是咳嗽，可能90％的肺病都有咳嗽，气喘也很常见，咯痰、哮鸣、胸痛；咽喉痛、声音变化、鼻塞流清涕，属于肺这个系统；突然发生的水肿，是水液输布失常；出汗是卫表不固。肺主气、司宣降这个功能，主要是讲咳嗽、气喘、吐痰，这就是肺病最常见的症状，我们应该要掌握。③肺的病理，三句话——肺失宣降，肺为贮痰之器，外邪容易犯肺，这三句话要掌握。④证型有虚和实。虚证是肺阴虚、肺气虚两个，当然也可以是肺气阴两虚证，气虚也有、阴虚也有，肺的气阴两虚。实证，有两个方面，一个方面是风寒暑湿燥火这种外邪侵袭引起来的，有风寒犯肺、风热犯肺、燥邪犯肺，或者肺热炽盛，这都是由于六淫邪气引起来的；除了这方面以外，由于肺为贮痰之器、肺为水之上源，所以另外有两个证型，实际不只两个，一个是痰饮阻肺，一个是痰热壅肺，一个是饮停胸胁，一个是风水相搏，这都是涉及痰、饮、水。津液运行失常的病变，讲了四个，单纯的痰，寒痰、寒饮，痰和热在一起，痰热壅肺，如果饮邪停留在胸胁，可以饮停胸胁，或者是风水相搏，有这四个方面的证，都属于肺为贮痰之器这个范围，是水液运行发生障碍的问题。因此肺的病变，邪气是两方面的，一个方面是风寒暑湿燥火，另外一个方面就是痰饮水湿出现异常。肺的病变，主要是这样一些问题。⑤至于肺有没有阳虚。肺有肺气虚、有肺阴虚，应该也有肺阳虚，肺就没有阳虚吗？有人是提出了不同观点的，认为寒饮停肺，为什么会有寒饮呢？应该说本质上就有阳气不足，特别有的病人，病得时间久，确实也有恶寒、肢凉、畏冷，长期吐白痰、稀痰，那个"老慢支"——老年慢性支气管炎，有没有阳虚呢？实际上是有的，并且治疗也用了热药，用了什么热药？苓甘五味姜辛夏仁汤，茯苓、甘草、五味子、桂枝、干姜、细辛。你说，桂枝、干姜、细辛这是干什么的？都是温热的，所以有人认为是有肺阳虚的。这就是因为古人没有提肺阳虚这个名词，所以后人也很少提，实际上应该是有肺阳虚。这种情况，往往把它称为寒饮停肺、寒痰阻肺、肺气亏虚了，把它称为那个证了，如果这个病人有畏冷、肢凉，脉可能不一定迟，有苔白等这些症状，严格地说就应该称肺阳虚证，但临床不这么提，大家应该知道。有没有肺血虚呢？按道理应该没有肺血虚，因为中医认为心主血、肝藏血、脾统血，血只和这三个脏器关系密切，还有一个肾能藏精，精能够化血，和血虚有关的只那几个。肺的功能，没有说肺主血、肺藏血、肺行血、肺生血，没有这个提法，所以后人不提肺血虚这个名词。实际上也有人对肺血虚提出不同的看法，一个日本人叫什么名字，我不记得了，那个日本人就写了篇文章，认为中医应该也有肺血虚，为什么是肺血虚呢？他说肺主皮毛，皮肤上瘙痒，确实血虚生风，不是有血虚生风这么个提法吗？最主要的表现是什么呢？有血虚的表现，面白、舌淡等，以皮肤瘙痒为主症。容易出现皮肤瘙痒，他说这个皮肤瘙痒就是因为血液亏少以后，不能够濡养肌肤、濡养皮肤所导致的，那么皮肤属于肺，因此这个证应该属于肺血虚证。临床上也确实有，我的一个弟妹患有子宫肌瘤，中医叫石瘕，子宫肌瘤就经常出血，出了很多血，后来不但有子宫肌瘤，全身瘙痒，痒得很厉害，到处抓，到皮肤科一看，也看不出什么，皮肤没有特殊的病变，是不是牛皮癣之类的病？看不出来，是子宫肌瘤失血过多引起的，就把子宫给切了，切了以后，当然出血就没有了，回去后又搞了些红枣炖鸡吃了，血不出了，皮肤也不痒了。这种情况是有的，所以我还是同意日本人的这个观点，应该说肺血虚也存在。但是古人没有这个提法，我们中医非常尊重古人，前人没有提，后人不敢提，是这个问题，应该说肺血虚也是有的。这是肺的病，我们就讲这一些。

刚才有的同学提到，原来有个痰浊阻塞，现在为什么没有提痰浊阻塞了？我们现在讲的这些证型，都是比较规范、比较标准、比较常见的，相当于中西医结合讲的证型，实际上临床上的证可能还有很多，教材不可能讲那么多。我们讲心的时候，心气虚、心血虚、心阴虚、心阳虚，心气血两虚、心阴阳两虚，可以组合很多的情况。原来有一个痰浊停肺，痰浊我理解就是痰，首先应该是痰，寒和热不明显的时候，有的时候它既不是寒痰，也不是热痰；既没有发热、口渴、舌红的表现，也没有舌淡、脉迟——寒的表现。痰是肯定的，证素里面只有一个痰和一个肺，寒热没有明显的表现，要形成四个字一句的证名，那就是痰浊阻肺、痰浊阻塞，这个证可以有的，要恢复这个证型也是可以的。现在肺有十个证，不可能把肺的所有证型都讲全。肺热炽盛只提热，痰热一定有咯黄痰，现在就把它独立出来了；咯黄痰不明显的时候就叫作肺热证；痰的症状很明显，并且是黄稠痰，就叫作痰热壅肺了。临床辨证就是这样的一个过程。至于说原来讲痰是清稀的，就属于寒痰；痰是黄稠的，就属于热痰。这个话不完全对，痰都是稠的，不存在寒痰就是清稀的、热痰就是黄稠的，清稀的就是饮了。辨寒热是从痰的颜色辨，颜色黄的就是热痰，颜色白的就是寒痰，如果说又是白、又很清稀，那是寒饮，严格说是这样辨的。所以说不要认为寒痰就是清稀，热痰就是黄稠，这个稀和稠不能够作为寒痰、热痰的区别，凡是痰都是稠的。

第十五讲
脏腑辨证（四）

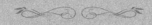

第三节　辨脾病证候

脾病的证候：解剖和生理，这是"中医基础理论"应该讲过了的，我们不讲了。注意一下脾的特性。脏腑的特性这个概念，也是我首先提出来的，我们那时讲"中医基础理论"的时候就讲了，每个脏腑除了功能以外，还有它的特性，肺性肃降、六腑之气皆降、脾性主升、肝性主降、肾性潜藏，这是我首先提出来的，发表在1980年的《上海中医杂志》上面。脾的特性要请大家注意，脾有两个特性，一个是气主升，一个是喜燥恶湿。它喜欢什么，这就是它的特性。规定了脾气主升，所以气下陷的证要归属于脾；脾喜燥恶湿，所以湿的证经常是归属于脾。"诸湿肿满，皆属于脾"，没有说诸水肿满皆属于脾，强调了湿归属于脾。"诸风掉眩，皆属于肝""诸湿肿满，皆属于脾"，湿归属于脾，为什么？就是因为脾有一个喜燥恶湿的特性，中医认为这是脾的特性。

脾的病变范围：一个是运化迟钝，脾主运化，这个运化主要是讲对水和谷，即食物和饮水的运化。运化迟钝以后，一方面就出现吃的东西、饮食不能很好地消化，如果按照现在的观点，更确切的，主要是吸收。消化主要是讲胃肠，而胃就没有讲吸收，应该说主运化主要是一个吸收不良、吸收功能减退。脾运化迟钝就出现了水谷不化，化源不足，水湿潴留。化源不足、营养物质不足，就是吸收功能减退，营养物质不足，生血无源就出现营血亏损。还有一个，根据脾气主升的特点，又容易出现清阳不升。清阳，上次讲过，清阳是什么阳啊？哪一种阳叫清阳啊？它怎么升的啊？实际上就是根据了中医脾气主升这个理论，升的肯定是好东西，不会是浑浊的东西、要排泄的东西往上升！清阳是指清的阳气、好的东西、营养物质，肯定不是那种浑浊的、不好的、要排泄出去的东西，所以它是轻清之气，轻清的一种阳气、营养物质。清阳不升，统血失职，脾主统血。这些就是脾病的范围，这个范围完全是根据脾的生理功能、特性来的。

出现什么症状呢？最常见的症状是腹胀隐痛。肚子胀，脾的运化机能迟钝了。脾到底指的是什么脏器？这不是我要回答的，这个问题应该是由"中医基础理论"回答的。我认为脾的病变恐怕更主要讲的是小肠，小肠很长很长，有几米长啊，小肠的主要功能就是吸收，消化吸收，胃已经独立是一个脏器了，小肠过去说它就是分清别浊，分清别浊是什么意思啊？实际上就是把营养物质分出来、吸收掉，把不是营养的就排到大肠里面去，是这样的分清别浊，就是把营养物质、好的东西、精华的东西分出来，吸收。我认为脾的病，实际上相当一部分是讲的小肠，临床上相当一部分证候，实际上是发生在小肠上，主要是小肠的问题，小肠的位置在肚脐周围的腹部这个地方，小肠的功能减退，古人认为是脾的功能减退，那就出现腹胀、隐痛。不欲食而纳少，纳少除了与脾有关以外，和胃有关系，由于消化吸收不好，下面没有消化吸收，给了你，你都没有消化、没有起作用，我还给你干什么，于是胃纳减退。或者是腹泻、便溏，这种腹泻不是新起的，新起的我们就说是肠的问题，而是长期的、慢性的腹泻、便溏。浮肿、身重，因为脾主湿，运化水湿，喜燥恶湿，所以浮肿、身重可以是脾的证候。脏器下垂是清阳不升的表现。慢性出血是脾统血失职的表现，是讲的慢性出血，这就是脾病的常见证候。

《难经·十六难》里面讲："腹胀满，食不消，体重，节痛，怠堕，嗜卧，四肢不收，有是者脾病，无是者非也。"《难经·十六难》对五脏病变的证候是有明确规定的，哪些证候属于哪一个脏器，你看这些证候归结得好不好啊？腹胀满——脾有病的时候腹胀满吧；食不消——吃了的东西不消化；体重，是什么问题呀？有湿吧，脾为生湿之源吧；怠堕、嗜卧，是什么问题呀？有湿可以怠堕吧，懒惰、想睡觉、身重、体重，这是不是一方面有湿、一方面气虚呀？四肢不收，实际上是讲的四肢不举、四肢没有劲、乏力，四肢不收并不是说脾有病的时候四肢就是伸直、张开的，我理解这个四肢不收实际上是肢体没有力量，就是乏力的表现。"有是者脾病，无是者非也"，是不是把脾的主要症状讲到了？当然可能还有一些症状没讲，便溏、腹泻就没讲，脾的症状应该有这个最典型的表现——腹胀、便溏、腹泻。李东垣也讲，"脾病则怠堕嗜卧，四肢不收，大便溏泄"，就补充了这个症状，就把《难经》里没有讲到的地方补了上来，大便溏泄，这样就把脾病的一些主要症状、脾虚有湿的主要症状归纳出来了。

病理：注意两句话。讲肺的病理是三句话——肺失宣降、肺为贮痰之器、外邪容易犯肺。现在讲脾的病理的时候，突出两句话——气虚为本、湿困为标。脾为生气之源，生气，气血生化之源在脾，所以气虚是脾的一个本质性的病理，脾的虚证是个气虚证，脾的实证是个湿困，脾虚生湿。也就是说脾的病主要是两方面——虚是气虚、实是湿困，这两方面的证候。

原因：脾病的原因有哪些呀？饮食、劳倦、思虑伤脾、病后失调等，可以由这些原因导致。《难经·四十九难》讲"饮食劳倦则伤脾"；王旭高说"思虑伤脾之营，劳碌伤脾之气"。饮食、劳倦、思虑，这是导致脾虚的常见原因，饮食、劳累，现在可能比较少了，强体力劳动，又没有吃的，又要干体力劳动，这种人少啰，应该说脾气虚的少。但是思虑也可以伤脾呀，思虑伤脾之营，劳碌伤脾之气。虽然不见得思虑就一定伤脾之营，但是思虑和劳碌、饮食，确实是导致脾气亏虚的常见原因。

证型：虚证有脾气虚、脾阳虚、脾气下陷、脾不统血。脾气下陷、脾不统血，前提是脾气虚，如果还有怕冷就是脾阳虚了。实证是由饮食不节和外感湿邪导致的两个原因。所以张景岳说"风寒湿热皆能犯脾，饮食劳倦皆能伤脾"，还是讲的这个问题。《素问·至真要大论》里面称"诸湿肿满，皆属于脾"。脾喜燥恶湿，湿归属于脾，所以脾的一个特点是湿困为标。湿的证候可以是湿偏热，就称为湿热蕴脾；湿偏寒，就是寒湿困脾。

一、脾气虚证

第一个，脾气虚证。脾气虚证是讲的脾的运化机能减退了、失职了，脾失运化所出现的虚弱证候。

有什么样的证候表现呢？怎么知道是脾虚失运呢？就是根据它的症状表现来的。脾的症状有六个字必须掌握，哪六个字？食少、腹胀、便溏，有是者脾病也。有的还加一个腹部隐痛，隐隐痛，即食少、腹胀、隐痛、便溏八个字。但是最常见的是食少、腹胀、便溏六个字，请大家掌握。《素问·脏气法时论》说："脾病者……虚则腹痛肠鸣，飧泄食不化。"经常表现的是这几个症状，这种症状现在有的叫作"吸收不良综合征"，西医有这么一个综合征，就是认为脾吸收不良，吸收不良引起营养物质不足、蛋白减少。食物吃得少，肚子胀，腹部隐隐地痛，大便是稀的，并且由这个食少、腹胀、便溏引起全身的营养不足、贫血、蛋白减少，这都是由于脾的运化迟钝、肠的吸收功能不好引起来的，吸收不良。脾的症状——食少、腹胀、隐痛、便溏。脾气虚，除了这个以外，应当还有气虚的表现，也是八个字——气短、乏力、神疲、脉弱。可能那个病人只有六个字，只有乏力、神疲、脉弱，可能没有气短，也可能没有神疲，但是常见的气虚证是这几个——气短、乏力、神疲、脉弱，加上食少、腹胀、便溏、隐痛，掌握这十六个字，脾的证候大体就八九不离十了，有了这十六个字，基本可以说是一个脾气虚证。这十六个字如果全部具备，还能诊断不出是脾气虚？十六个字全部都具备，食少、腹胀、便溏、隐痛、气短、乏力、神疲、脉弱，还没有诊断出来是个脾气虚，这就很糟糕！还有，脾气虚可以出现一些水湿的症状，因为脾除了运化食物、吸收营养以外，还有一个运化水湿的功能，如果水得不到很好的运化，可以出现什么问题呀？胖，甚至有一点肿，或者是白带增多，这些症状我们说是或见症，或者是比较次要的、比较轻的症状。前面的那十六个字，可能没有八大症状，有的病人可能就只有六个，甚至只有五个，那是可能的；有的病人可能还有另外的几个字，比如有点胖，我们讲过"肥人多痰湿"，痰湿是由哪里产生的？是脾产生的，所以可能出现这个表现，但这是或见的、次要的、比较轻的。脾的证候、气虚的证候，是必不可少的，湿的证候是或然出现了，

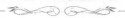

这就是脾气虚。

为什么会导致脾气虚呢？前面讲脾虚的原因已经讲过了，饮食、劳倦、思虑可以伤脾吧。除了这些以外，长期的呕吐、腹泻、年纪大了、体质虚弱了、生病以后没有调养得好等，也可导致脾气虚弱。为什么出现这些症状？不能够消化吸收，不能够运化水谷，气血生化无源，用这些话去解释就行了。请大家要注意的是，脾气虚这个证型，是脾虚的本证，就是说它是一个基础证，脾病的任何证都是以脾气虚作为基础，气虚是脾病的一个基础证，各个证的一个共有证候，凡是讲脾有病的时候，往往都有这个证——脾气虚。阳虚是什么问题啊？脾阳虚，我们以后学脾阳虚，就是因为脾虚了，有了寒冷的表现，就认为是脾阳虚啊。血虚，为什么会导致血虚的啊？气血两虚，为什么会血虚？因为脾气虚了营养不足啊，气不化血，营气亏虚。为什么气陷？气陷还是气虚，还是气虚的一种特殊表现。不统血也应该是气不摄血。生痰湿，为什么生痰湿啊？因为脾不能够运化水湿，运化迟钝，你说是不是虚啊。因此，它是脾病的一个最本质的证、最基础的证，脾病演变成其他的问题，出现其他的证候，都是由这个证演变出来的。

辨证依据：就是食少、腹胀、便溏，有的可以加隐痛，一共八个字，再加上气虚的症状，这就是辨证根据。

二、脾虚气陷证

第二个，脾虚气陷证。我们讲气陷的时候，已经讲过了这个证型。

这个证型有气虚的表现吧，说它是气虚，往往这种病人有食少、腹胀、便溏，可能有这种症状，特别是腹胀，肯定是有的、常见的，吃饭可能也吃不多，营养不良，可能有的。脾气主升，有升托、升举的作用。气陷的特殊表现就是下垂和气坠，内脏下垂、子宫下垂、阴挺、脱肛这些表现，或者虽然没有明显的下垂，但病人自觉有气往下坠的感觉，经常是肛门坠胀、想解大便，一天都要上很多次厕所，又没有大便解出来，感到肛门边有条虫子在那里钻似的，气往下面坠，这就是气坠、气下陷的表现。清阳不升，上面得不到营养物质，可能还有头晕之类的症状。中医认为脾气主升，这种气陷，所以认为是脾的问题。

辨证依据：一般身体比较瘦弱，有脘腹重坠、内脏下垂这种表现，并且有气虚——食少、气短、乏力、神疲、脉弱这样的表现，可以认为就是脾气下陷。没有说肝气下陷，不说肾气下陷，也不说心气下陷、肺气下陷，就是根据脾气主升这个特性来的。病人很可能有些脾虚的表现，肚子胀、吃饭吃得少、有些大便稀、营养不良，这些表现，所以就归纳到脾上面去了，称脾气下陷。

三、脾阳虚证

第三个是脾阳虚证。脾阳虚证是指的脾虚运化机能减退，也就是在气虚的基础上出现了阳气不足、温煦失职，从而出现了寒冷表现的一种虚寒证候。虚寒证候就是阳虚证候，虚寒证等于阳虚证，虚在这里是指的气虚，加上了寒冷，这就是虚寒证候，就是阳虚证。可不可以叫作脾虚寒证呢？完全可以。

证候表现。有脾的证候——食少、腹胀、隐痛、便溏；有气虚证候——气短、乏力、神疲之类的表现；一定还有阳虚则寒的表现，如果只是前面这两类，那就是前面所讲的脾气虚证，不同的地方就是一定有喜温、喜按、畏冷、肢凉、四肢不温、面色白、脉沉迟无力，就是原来讲的寒证有冷、白、稀、迟、蜷那些表现，冷的、白的、大便稀的、脉搏迟而无力等这些表现，这就是脾阳虚证。也同样可以出现一些水湿内停的症状，气虚的时候，阳虚、水湿内停的症状可能不太明显，到了脾阳虚的时候，水湿内停的症状一般比较明显，或者说比较常见，也就是说有一点肿——肢体浮肿、脸上黄肿，或者白带多，舌质淡胖、舌苔滑、有齿印，这些症状仍然说是或有症、次要症，为什么说或有症呢？就是说只要具备了前面那三方面证候——脾虚证、气虚证、阳虚证，就是脾阳虚证。至于有没有水湿证候，是经常可以见到水湿，但是不一定都有水湿，即使没有水湿，只要有前面那三方面的症状出现，就是脾阳虚证。到了有水湿内停的时候应该是什么证呢？水、湿，都是辨证的要素、病性证素，有水、有湿，应该把水湿加上去。严格地说，水湿明显的时候，就不单纯是个脾阳虚证了，已经有四个证素了——脾、气虚、阳虚、水湿，应该称脾阳虚湿困证、脾阳虚水停证、脾阳虚水湿内停证。

分析。脾阳虚的原因，可以是气虚的发展；也可能是因为生冷过度、外寒，损伤了脾胃，苦寒伤胃、伤了脾；或者是肾阳不足，火不暖土。病机就是阳虚以后运化失权，寒从内生，温煦失职，水湿泛溢，就是这个道理，很简单。

辨证依据：食少、腹胀、便溏，这是脾虚的表现；寒的表现有畏冷肢凉；或者有水湿内停的症状。严格地说应该加一个证型，那就是脾阳虚水湿内停或脾阳虚湿困证。这里没有将所有的证都列出来，但脾阳虚水湿内停证临床也是常见的。

四、脾不统血证

第四个证型，脾不统血证。脾不统血证是指脾气虚弱，气不摄血，而出现的慢性出血证候或虚寒性的慢性出血证。

慢性出血，如小便里有血即尿血，大便里面有点血即便血，吐血、衄血、紫斑、瘀斑，妇女的月经量多等。但这些出血是慢性的，不是突然出很多的血，体质虚弱，没有明显的其他原因。同时，往往有脾虚证——食少、腹胀、便溏、神疲、乏力、脉弱这样的表现。由于是长期的出血，往往导致血液亏虚。血虚以后，很可能就面色萎黄或者淡白、舌淡、脉细无力，所以这个病人实际上应该是气血两虚证。由于它是因脾气虚导致的，所以强调脾不统血、气不摄血，名字可以这样叫：脾不统血证可以，气不摄血证也可以。

以出血为主要表现，怎样找原因、怎么进行辨证？损伤、血热、血瘀、气虚，都可以导致出血。脾不统血的出血是慢性的、反复的，这是它的特点。那么第一次出血的时候，第一次发现身上有青紫色斑，或者第一次发现大便里面有血液，怎么知道他是慢性的反复发作？还没有意识到是反复发作，那怎么知道呢？同时，失血以后，任何原因失血以后，都可能有面白、舌淡、脉细这些表现吧，这个症状也不能辨别吧！那就凭脾虚证，可是有的病人脾虚证也不是很典型，食少、腹胀、便溏都没有，那又凭什么辨呢？可以用排除的方法。怎么排除呢？如果这个病人没有明显的外伤史，不是外伤性的出血；第二个，如果发热等症状明显，那是因为热迫血妄行，如果发热、口渴、舌红、苔黄，你绝对不能诊断为脾不摄血吧；第三，如果没有腹内肿块、刺痛、舌下络脉曲张、脉涩等表现，没有明显的血瘀证候，就不属瘀阻出血。

导致出血最常见的原因，可能是热邪迫血妄行；要么就是因为损伤，直接导致血管破裂；要么瘀血内阻，血不循经；要么就是气不摄血。前三个方面的问题都不存在，或者有的胃、肠出血是因为喝了硫酸、饮了烈酒，把胃黏膜烧坏了、出了血，那有一个损伤的原因。如果没有原因，又没有发热、口渴、舌红、苔黄、脉数这些热的表现，剩下的一般是脾不统血，是这样辨证。病人脾虚症状很明显，自然好辨，脾虚症状不明显的时候，根据病久、体弱、劳累疲倦、慢性、反复出血等情况，往往把这种出血归属于脾不统血证，认为是由于久病气虚，损伤脾气，脾不统血所导致的。

辨证依据：有慢性出血的表现，有气虚的表现，也有血虚的表现，有出血这个特点，这种出血不是因为外伤、血瘀，也不是因为热邪迫血所导致的，那就是脾不统血了。

五、寒湿困脾证

第五个，寒湿困脾证。寒湿困脾证是指因外界的湿邪太多，或者是由于饮食肥甘等影响了脾的运化，湿浊内困，影响了脾的运化机能所出现的一种证候，寒湿困脾证。

临床表现：一个有湿的证候，湿的症状曾经讲过，有重、浊、闷、腻、缓五个字。重——困重；浊——秽浊不洁，排泄物、分泌物、面色、舌苔都有秽浊不洁的感觉；闷——胸闷、脘痞、腹胀；腻——口腻，纳呆，苔腻；缓——脉缓，病程缓，病势缓等。湿具有重、浊、闷、腻、缓的特点。湿明显的时候，还可以出现尿少、肥胖，甚至有点肿，白带多，舌质胖，苔白滑、白腻，脉濡缓。另外，有脾的症状，脾的症状是食少、腹胀、隐痛、便溏，这个时候的食少，一般来说应该称为纳呆。食少是讲吃东西没有味、纳谷不香、不想吃、没有食欲；纳呆，要他吃也可以吃一点，不吃也可以，不饿、不灵敏，纳呆多半是有湿，或者是伤食的表现。寒湿困阻了脾的运化机能，也可能出现腹胀、腹痛、便溏，但是这些症状应该说要轻一点，或者后一点，它是一个后果。实际上有的是脾虚生湿、脾虚湿困，强调的是脾虚的症状在前、在先，因此食少、腹胀、便溏、隐痛是主要问题，然后再慢慢出现了身体困重、白带多、胖，那么脾虚在先、脾虚为主。现在这个名字叫作寒湿困脾，或者叫作湿困脾阳，所以强调的是湿在先、在头，脾虚在后，或者是次要。这里面讲寒湿困脾或湿困脾阳，有什么不一样呢？应该是一样的，为什么会一样啊？困了脾阳，这个湿肯定是偏寒，不会偏热，因此是寒湿。还有太阴寒湿，太阴是讲的足太阴脾，意思也都是一样的。

为什么会生湿呢？可以因为外界的气候环境湿度太高；也可能是由于吃了生冷瓜果，寒湿中阻；或者是肥甘厚腻产生了湿，影响了脾的运化功能。这是生湿的原因。机制就是湿困脾阳，阻碍气机，脾失运化，水湿内停。

比较一下，脾阳虚证和寒湿困脾证。脾阳虚证是以脾阳虚为主，湿困脾阳是以寒湿为主，所以有个主次和因果关系，或者病的缓急、新久上有一定差别。从主次和因果上区别，脾阳虚是阳虚为主，因为阳虚了，不能运化水湿而出现的寒湿内停，所以强调的是虚；寒湿困脾强调的是寒湿内盛，由于寒湿内盛阻碍了脾的运化机能，阻碍了脾阳，所以是以湿为主。从理论上说是这样的区别，但临床上很难说是脾虚在先还是湿困在先，脾虚重一些还是湿困重一些，如果分析不了，说阳虚湿困还是湿困脾阳，没有很大的不同，可以不严格区分，能区别开来的就区别一下。

辨证依据：有湿困、生湿的原因，有纳呆、腹胀、便溏，有身体困重、苔白腻这样的表现。纳呆、腹胀、便溏说明在脾，困重、苔白腻说明有湿，这是辨证依据。

有这样一个病案，男，45岁，7月7号就诊。注意，强调了是7月7号，这个时候应该是潮湿、湿热的气候吧。前天起腹泻，水样便，大便和水一样的，一天拉20多次，医生就给他用鸦片酊止泻吧，内服了乌梅、五味子、生牡蛎，是收敛的。反正这个医生估计中医学得不是很高明，但是还很钻研，可能看了很多的书，大便拉稀一天拉20多次，这还了得！赶快给他止住，不让他泻了，就用了一些收敛的药，并且外用苦参膏来敷肚脐。用这个方法治疗以后，腹泻确实减少了，一天只有七八次了，但是出现问题了！肚脐这个地方有手掌大的一块部位发凉，腹胀更严重了，腹痛不减、食少脘闷、肢体困重、舌淡、苔白腻、脉濡。这是什么问题？看来是寒湿之邪作祟。腹泻当然不是好事、是坏事，但是把邪气关在里面，寒湿之邪没有排掉，这就属于闭门留寇，就出现了这些问题。这时怎么治疗呢？用胃苓汤加干姜、草豆蔻、薏苡仁。胃苓汤燥湿，并且加干姜、草豆蔻，要把寒湿祛除，门已经关上了，当然不好再打开，不能再用点大黄、芒硝，让它泻一顿！那不行，只好关门打狗了，就用干姜、草豆蔻燥湿，用燥湿的方法进行治疗。这个病人应该是湿困脾阳证，不是脾虚湿困，为什么？因为他原来没有脾虚的表现，突然起的，因此说他是寒湿困脾，或湿困脾阳。

六、湿热蕴脾证

第六个证型，湿热蕴脾证。湿热内蕴有时也叫中焦湿热，但中焦湿热不仅仅是脾，也可能是胃，肝胆也是中焦。因此，严格地说不能叫中焦湿热，但是经常把湿热蕴脾称为中焦湿热或者脾经湿热。湿热蕴脾，就是除了湿以外，还有个特点就是热，脾失健运，表现为湿热的证候。

表现：湿热让，不单纯是湿，不单是困重、闷、腻那些有湿的表现。有热，出现了身热不扬，因为有湿的包围，热里面有很多的湿，湿热交织在一起，所以发热不是壮热不退，而是身热不扬；甚至出现黄疸、皮肤瘙痒、尿短黄，这些都是次要的。有的病人出现黄疸，但不是每个病人都出现黄疸，所以没有把它作为重点。湿热证——身热，困重，苔黄腻，脉濡滑数，脉濡数或脉滑数。苔黄腻，黄是热，腻是湿；脉濡或者滑是湿，脉数是热；身热说明热，困重说明湿，既有湿又有热，这样一类表现。湿热蕴脾，当然有脾的证候，脾的证候还是前面讲的那句，食少、腹胀、便溏。这个食少，湿热蕴脾主要不是虚，所以不要说纳谷不馨、食欲不振，用纳呆可能比较好一些，实际讲的是不想吃饭，甚至一闻到油就厌烦，是在脾的表现。口黏腻，大便溏而不爽，气机不畅了，口渴不多饮，这些都是湿热在脾的表现。

原因：可以是直接感受湿热；或者是寒湿化热，湿邪停久了以后化热；或者是因为肥甘、饮酒酿成了湿热，内部生成的湿热。病机是湿热中阻，脾失健运，湿遏热伏，湿和热交织在一起，热不容易排除掉，湿也不容易排除掉，互相裹结在一起，阻滞气机。

比较一下寒湿困脾和湿热蕴脾。这两个证型都有湿、都在脾，因此湿的症状可以相同，身重、体倦、闷、肚子胀、苔腻、脉濡、脉滑。不同的是寒湿困脾属于寒，因此苔是白腻，湿热苔是黄腻，注意这样的区别，有偏湿偏热的不同。寒湿困脾没有发热的症状，湿热蕴脾经常有身热不扬之类热的症状，从舌脉上也有一定的区别。

　　辨证依据：既有热的症状又有湿的症状，脉滑数、苔黄腻，一个代表湿，一个代表热，再有腹胀、纳呆、便溏，就湿热蕴脾了。

第十六讲
脏腑辨证（五）

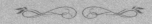

　　首先小结一下脾病的辨证。脾的病变范围是运化迟钝，水湿潴留，气血生化无源，清阳不升，气不摄血，这是它的范围。常见症状，最主要的是食少、腹胀、隐痛、便溏，脾病的这几个症状必须记住。浮肿、困重是有湿的表现；脏器下垂、气坠感是清气下陷的表现；慢性出血是讲的脾不统血。典型症状是六个或者八个字，食少、腹胀、便溏、隐痛，虚证实证都可以出现。出现的时候，实证一般不叫食少、纳谷不香、食欲不振，叫作纳呆，有这个区别。脾病临床很常见，消化系的病很常见，但是证型不复杂，辨证比较容易，它是"气虚为本，湿困为标"。脾气虚、脾阳虚、脾气下陷、脾不统血，都是以气虚作为根本，只是兼有寒的就叫脾阳虚；兼有气陷的、内脏下垂的叫脾气下陷；兼有慢性出血的叫脾不统血，但是都是有气虚。湿有两个证——寒湿、湿热，都是一个湿，只是偏寒、偏热的问题。脾病的辨证就这么两类，气虚是一类，湿困是一类。六个证，当然六个证还可以组合，气虚湿困、阳虚湿困，还可以组合成其他的证，但是它的基本证型应该是不复杂的。

　　中医理论里面研究脾最好的医家是李东垣。李东垣著《脾胃论》，他对脾病的认识强调三点：一是脾为元气之本；第二脾为升降之枢；第三重视脾和湿的关系。也就是我开始说的三句话：脾主运化，脾气主升，脾喜燥恶湿。这三句话提示脾的病变有三大方面：一个是气虚，李东垣强调脾为元气之本；第二，脾为升降之枢，升降之枢在脾这里强调的是升，并不是强调降，是强调升；第三个，与湿的关系非常明显。根据这三个，李东垣在治疗上就重视六个字——益气、升阳、除湿。怎么知道这六个字？查遍李东垣的书，没有发现李东垣诊病有六个大字——益气、升阳、除湿，但是从他的方名上，我是从他的方剂名称上得来的。李东垣的方剂：升阳益气汤、升阳除湿汤、补中益气汤、升阳益胃汤、升阳益气除湿汤、升阳化湿汤、补脾益气汤、升阳降火汤……都是升阳、益气、除湿六个字，大部分的方剂名字就是这六个字，不信可以去查，李东垣的几十个方剂里面，有很多方剂都是这六个字，说明李东垣对脾病确实抓到了要害，就是强调了益气、升阳、除湿，也就是强调脾主运化、脾气主升、脾喜燥恶湿。

　　至于有没有脾阴虚，这是讨论得很多的一个问题。有人认为脾为至阴，什么叫至阴？最阴的地方，脾属阴土，以阳气为本。肾应该是最阴的吧，但是肾里面还有肾阳、有命火，而脾里面没有讲有火，所以脾为至阴。脾又喜燥恶湿，完全靠阳气来运化。根据这么一些理由，往往就不提脾阴虚，即使有脾阴虚，也把它说成胃阴虚，所以历史上没有脾阴虚这个提法。并且认为用滋阴的药，会影响脾的运化功能，因为滋阴的药往往滋腻，油脂含得比较多，吃了滋腻的药以后，脾就更不想吃饭，阻碍脾的功能，所以认为脾没有阴虚。实际上脾阴虚也是有的，比如习惯性便秘，中医叫作脾约，脾约是什么问题啊？津液不足，大便干燥，三五天不解一次大便，叫脾约，麻子仁丸主之，麻子仁是什么？就是蓖麻子，蓖麻子里面的油脂很多，起润滑作用，这是不是脾阴虚呢？应该说是种脾阴虚的表现。临床上有的病人有气虚的表现，又有一派阴虚的表现，疳积的病人就是这样，小孩子饭不吃，就喝点水，人很消瘦，大便又干燥，或者是过一段时间以后又拉稀，是脾的气阴两虚。古人也认为有脾阴虚，特别是吴澄《不居集》里面有一个中和理阴汤，中和理阴汤是什么药？人参、燕窝、山药、扁豆、莲肉、老米，这些药干什么用的？一方面补气，一方面滋阴，补充营养。现在有好多怀山营养制剂，小孩子吃的怀山粉，怀山一煮了以后，里面有很多很滑腻的东西，既补气又滋阴，扁豆、燕窝，这些都是既滋阴又补气，所以脾阴虚我个人认为实际上是气阴两虚，既有气虚的表现，又有阴虚的证候。古代虽然没有提脾阴虚，但不等于说脾没有阴虚，只是这个阴虚很可能是气阴两虚，不是单独的阴虚火旺、阴虚内热，不是那种表现。

　　脾有没有血虚？脾为气血生化之源，脾虚又不能统血，所以脾只提气虚，不提脾血虚。实际上脾气亏虚的人很可能是气血两虚，很容易导致气血两虚，但是一到了血虚的时候，往往就称心脾气血两虚、心脾两虚了，就把心拿进来了，因为心主血脉，这是人为的因素。

第四节　辨肝病证候

脾病的证候，比较容易掌握的。肝病的证候就复杂一些了，脏腑的证候里面，肝病的证候最复杂、最难掌握。

生理提要：生理方面，肝的经络循行很长，它的功能也比较广，主疏泄，实际上包括四五个方面的疏泄，不是一个方面。比如说对气机的调节；对情志的调节；分泌胆汁、帮助消化；贮藏血液、调节血量；和生殖也有关系，肾主藏精，肝主疏泄，就是精也不能够老藏，藏和泄也是种辩证关系。肝主疏泄可以概括五个方面的功能，就与五个方面有关系。同时肝主藏血。肝的特性是什么？肝气升发，性喜条达，喜条达而恶抑郁，这是肝的生理特性。

由于肝的生理比较复杂，所以病变范围也比较复杂。肝的病变范围，一个方面是疏泄功能的失常，刚才讲到肝有五个方面的疏泄，疏泄功能失常了，可以导致多方面的病变出现。比如说肝对全身的气机有疏泄作用、调节作用，气的顺畅不顺畅，经常和肝有关系。所谓气滞，作为脏腑来说，最常见的是肝气滞，这是最常见的；还有精神方面、情志的活动异常，与肝的功能有关系；肝能够分泌胆汁，帮助消化，所以与消化功能有关系；肝能够疏泄精液，所以与生殖功能也有关系，某些生殖病变也可能和肝有关。因此肝的功能失常，涉及气机、情志、消化、生殖多个方面。肝能够藏血，并不是孤立的藏，而是藏血和调节血量，藏象里面讲肝主藏血，调节血量，人卧则血归于肝，动则血行诸经。所以藏血功能失常的时候，可以导致出血；或者是气血的瘀滞，血液运行的阻碍；或者是藏血减少，导致血虚。所以，肝藏血功能的失常，也有几方面的病变，可以是出血，可以是血瘀，可以是血虚。由于肝主筋，开窍于目，肝的经络循行部位很长，从足跚指，沿足的内侧上行，绕阴器、过少腹，属肝、络胆、循乳头、上夹喉咙、连目系、上额交颠，从脚的最下面跚指那个地方开始，一直到颠顶，循行部位很长，这里特别讲了和辨证密切相关的足厥阴肝经绕阴器、过少腹、布胁肋、属肝络胆、循乳头、夹喉咙、系目、上额交颠顶，如果在这个循行路线上出现了经气阻滞，出现病变，也和肝有关系。因此，肝的病变范围就显得比较复杂，范围大了，症状自然也就多了，表现也就复杂了。

症状： 肝脏有病，病位肯定是在肝。胁肋的胀痛，是最常见的，或者肝脏胀大，或者肝脏里面有肿块、癥积，肝脏硬化，形成结节，肝脏肿大。肝能够分泌胆汁、疏泄胆汁，所以黄疸的病人，应该说很多是属于肝，黄疸这个症状的出现往往和肝有关。情志的症状，肝能够疏泄情志，调节情志，主要反映在一个是愤怒，容易发脾气，急躁易怒，另外一个就是抑郁。情志分属于五脏，情志方面的症状，过喜、过恐、过惊一般不归于肝，与肝密切相关的是烦躁易怒、情志抑郁，这两个症状出现的时候，一般要考虑是肝的问题。肝经所过部位的症状，可以出现什么问题？胸胁、少腹、乳房的胀痛，颠顶痛，偏头痛。肝经是布胁肋，络胆属肝，两边的胁肋都是肝经所循行的部位，因此胁痛、胁胀这是肝经的问题；小腹的两边是少腹，肝经就是绕阴器、过少腹、布胁肋，所以这些地方的疼痛，特别是牵连着痛，少腹疼痛的时候，放射到阴部、大腿内侧，肝经所过的部位，这是肝经的病变；肝经上额交颠，所以颠顶痛属肝；肝胆的经络都行于侧面，所以偏头痛也与肝有关。还有动风的症状，"诸风掉眩，皆属于肝"，肝属于风木之脏，有动风的症状，动风的症状就是有动摇不定的症状，眩晕、麻木、瘙痒、肢体震颤、抽搐这些症状，动风的症状归属于肝。还有眼睛的疾病，肝开窍于目，目眦肿痛，晕花就是视力减退、看不清；月经的不调，睾丸的肿痛等。出现这些症状的时候，经常考虑的是肝的病变，病位在肝的可能性较大，比如胁胀胁痛，肝脏肿大，情志抑郁，就是肝病很常见的症状。肝病证候涉及面很广，肝病的证型和症状都很复杂。

病理特点： 肝病的病理特点是什么呢？古人认为肝为刚脏，体阴而用阳。从生理上来说，认为肝是将军之官，其性格耿直、刚强、直爽这么一种阳刚之脏。肝体阴而用阳，肝的功能需要物质作为基础，物质是阴和血，即肝阴和肝血；它的功能是肝气、肝阳，升发、条达、疏泄、动摇这都体现了一种阳的特性；升发向上，肝气条达，要自由舒畅，不能受到压抑，需要疏泄，肝木、风木又容易动，这些体现了肝的用阳特性；而以血为体，这是体阴，所以体阴用阳，以气为用，以血为体。在病理上，这样一个特性，导致什么问题呢？体阴不足的时候，就出现肝阴虚、肝血虚、阴血亏虚。用阳有两个方面，一个是用阳不及，被压抑了，它要疏泄、它要升发，现在不让它升发、不能疏泄，可能就导致肝气易郁，容易郁结；肝阳又容易亢，体阴少了、阴血不足，阳就偏亢，肝阳易亢、肝风易动、肝火易旺，所以就有肝气、肝阳、肝风、肝火这样的病理变化。这是肝的病理特点，就是体阴用阳。

证候分类：实证多，虚证少。相对来说实证显得比较多一些，刚才讲有肝气易郁，肝藏血，可以出现肝血瘀阻、肝阳偏亢、肝风内动。除了这些以外，还有肝火易旺，还有湿热、寒凝，都可以影响到肝，寒滞肝脉、肝胆湿热、肝经实热，所以肝的实证见得比较多，临床上确实很多患肝病的人，辨证属于实证的证型多一些。而虚证只有两个，肝阴、肝血亏虚，不提肝阳虚和肝气虚，不提这个名称，只有肝血虚和肝阴虚。这就是肝病的一些基本概念。

一、肝血虚证

肝血虚证是讲的血液亏虚，肝脏本身及肝所主管的组织、器官失养所出现的虚弱证候。血虚证，再加上肝有关的这些脏器组织出现的症状，失掉了血液濡养所出现的证候。

证候表现：肝血虚证的临床表现有哪些？因为肝开窍于目，目得血而能视，眼睛只有得到肝血的濡养以后，看东西才能够清楚，现在眼睛得不到血的濡养，就会出现眼花、视力减退，或者夜盲等症，认为是肝血不足，也可能有的是阴虚，肝阴不足、阴血亏虚。另一个是动风的症状，血虚可以动风，出现肢体麻木、筋脉拘急、手足震颤、肌肉𥆧动。肝为女子的先天，肝藏血，月经主要是要血液的充盈，所以肝血虚的病人，往往有月经的量少、色淡质稀，甚至闭经。当然应该有全身的血虚表现，头晕、眼花、动风、肢体震颤，是不是肝血虚？一定要有血虚的表现，血虚表现这几个白，其中作为肝血虚的表现，体现在肝开窍于目，眼睑白；肝主筋，爪为筋之余，爪甲、指甲白，认为是肝血虚。有五个白、脉细，并且症状主要表现在眼睛、月经和动风等这样的问题，应该说这是肝血虚。为什么不叫心血虚？血虚只有肝血虚和心血虚，没有讲脾血虚，也没有讲肺血虚、肾血虚，只有肝和心。那么什么情况下归属于肝？什么情况下归属于心？如果以心悸、失眠、多梦、健忘为主的，应该说那是在心。现在是眼睛看东西不清楚，或者是眼花为主要表现，或者是妇女的月经量少、色淡、经闭、延迟，或者是有肢体的震颤、麻木等这样的症状，这是与肝有关系，因为这几个和肝的功能有关。因此，血虚的病人，这是个前提，临床又主要表现为肝有关的症状，所以叫肝血虚。

分析：为什么会导致肝血虚？饮食不足，脾生化不足，或者失血等，很多原因，不一个个详细讲了。因为血液亏虚以后，眼睛、筋脉和胞宫、头面等失养，所以会出现那些症状，就是血液不能濡养那些组织器官了，所以出现了那些症状。

辨证依据：有血虚的病因、病史，有血虚的这种病史可以查到，现在表现为是眼睛、月经和肢体麻木震颤等动风的表现，全身呈现血虚的证候基础，有面白、脉细这样的症状，而现在主要表现在肝，与肝有关的脏器、经络、部位，出现的证候，这就是肝血虚证。

二、肝阴虚证

第二个肝阴虚证，是指肝的阴液亏虚，肝失濡养，并且体现为阴不制阳，阴少了阳就亢。气血虚往往具有同一性，没有说血少了气就会旺，血少了往往气也不足。而阴少了，阳相对就要亢，这就是中医对这种病理生理的认识，阴少了阳就亢，因此它出现虚热的证候，虚热证候又重点是反映在肝，与肝有关的这些症状上。

表现：有肝的什么症状？眼睛，肝阴虚、肝血虚都可以出现眼睛的干涩、头晕眼花、视力减退等，这些症状和肝血虚是相同的。还有胁痛，是比较常见的。手足蠕动——一伸一缩、一收一张。手足蠕动、震颤麻木，在这个地方应该说没有本质的区别，不能认为肝血虚就是手足震颤。肝阴虚就是手足蠕动，不是这样，就是说有动风的症状，阴虚可以动风、血虚也可以动风，不要以为描述得好像不一样，阴虚就是讲手足蠕动，血虚是讲的手足震颤。实际上是同一类证候，阴虚也可以震颤，血虚也可以震颤；阴虚可以蠕动，血虚也可以蠕动，不要以为阴虚一定就是蠕动，血虚一定就是震颤，不是这样，都可以出现的。不同的地方在哪儿呢？血虚重点讲月经少，甚至闭经；而阴虚病人经常可能有胁痛、隐隐的灼热疼痛这样的表现。眼睛和动风的症状是相同的，主要的不同在于：血虚是白，阴虚是红；血虚是偏寒，阴虚是偏热。因此阴虚有灼痛，烘烘发热，感到热气一阵阵地往上冲这样一种表现。比如更年期综合征，到更年期的时候，有的就出现好像一股气往上一冲，感到身上就发热，感到烦热，过一下她又好了，体温实际上也不高。烘烘发热、唇红咽干、五心烦热、盗汗、舌红少苔、脉细数，这都是阴虚火旺的表现。阴虚火旺，再加一个目眩、脉弦来体现是肝，体现是肝的阴虚。肝血虚和肝阴虚，主要表现上一个是血虚、白偏寒，一个是阴虚、红偏热，在肝的表现上，眼睛和动风的表现是相同的。有一点不同的是，肝血虚，往往是月经的改变，因为肝为血海，月经要血液的充实，要血液充足，所以与月经有关；而肝阴虚经常出现胁痛，这样一个不同。

为什么会阴虚？气郁化火，郁久伤阴；肾阴不足，水不涵木；热病后期损伤津液等这样一些原因。由于阴液不足了以后，这些部位失却滋养，虚阳偏亢所出现的证候。

肝阴虚与肝血虚要比较一下。临床表现刚才已经比较了，眼睛和动风的症状是相同的，不同的是血虚没有发热的表现、没有热象，并且往往偏寒；而阴虚是虚热的表现明显。病理上肝阴虚与肾的关系密切，肝血虚与脾的关系密切。治疗上也有一定的差别，阴虚往往是水不涵木，阴虚阳亢，所以肝阴虚的病人可能肾阴也不足、水少，水不涵木，所以治疗往往要兼以补肾阴；脾为气血生化之源，肝的血要靠脾来化生，因此肝血虚的病人，往往要兼以补脾气。

辨证依据：有眼睛和动风的症状，有胁痛特点，有阴虚、虚热的表现。

三、肝郁气滞证

第三个证型，肝气郁结证。简称肝郁证，也叫肝郁气滞证。肝郁证就是肝郁气滞，气滞在这里可加可不加，肝郁证、肝郁气滞证、肝气郁结证，这几个名称都可以。甚至有的简称肝气，王旭高就简称肝气，那又不太恰当，肝气到底是郁结还是阻滞、还是虚弱？不够确切，所以还是叫肝气郁结证或者肝郁气滞证，这样比较好一点。

含义：肝应该疏泄，疏泄可以疏泄得太过分，也可以疏泄得不及。肝郁气滞证是肝的疏泄功能不及所表现的证候。肝气郁结是讲肝的疏泄功能减退，应当疏泄不疏泄，应当条达、舒畅，没有得到条达、舒畅，所以出现了气机郁滞，气滞、郁结的证候，不是疏泄太多了、排泄太多了，肝气郁结，是一种郁结、疏泄不及的病情。

症状：可以有情志的症状，肝的情志症状最常见的是什么表现？一个是抑郁，一个是烦躁易怒，在肝气郁结的时候，应该说是抑郁、善太息、胸胁胀闷，气都没有发出来，闷在里面，胸胁胀闷、抑郁，老是不高兴，唉声叹气，情绪很低落，这种情绪低落，是疏泄太过还是疏泄不及？肯定是疏泄不及，处于一个疏泄不及的状态。除了情志症状以外，还可以出现月经的不调，月经可能有时候先期、有时候后期、有时候无定期，这个不调是讲月经没有一定的规律，疏泄不及，一般来说，应该是以月经推迟、量少为主要表现，因为情志因素经常就可以影响到月经。第三个症状是胀和痛，什么地方痛啊、胀啊？少腹、乳房、胁肋，特别是胁肋、乳房胀痛，要来月经的时候，小腹部出现胀、痛，痛经，这种痛有走窜不定的特点，胀痛就是气没有疏泄开来，所以胀和痛。第四个方面，可以出现痰气结块的症状。痰气结块，是指病人自己感觉或者客观检查到有圆滑的包块，这种包块认为是由气和痰结合形成的。常见的表现是指梅核气，什么叫"梅核气"？咽喉部有一种异物感，咽中、口中如有炙脔，好像一块肉，烤熟了的肉，黏在喉咙上了，吞又吞不下去，吐又吐不出来，实际上并不是真正有一块肉在那个地方，如果有一块肉，那用喉镜就应该可以看得到，它没有。为什么会出现这一种表现呢？中医认为是由心理因素、情志因素引起来的，所以认为是气结，而肝经又循在喉咙这个地方，所以认为这是肝经，和情志有关，又是结在喉咙的地方，因此这是一种气结，病人又感觉好像有一块东西黏在那个地方，那是个什么东西呢？可能是瘀血，有时认为是一种痰，圆滑的包块。颈部的瘰疬是种圆滑的包块，按上去就像一个黄豆、一个大豆那么大，按上去圆滑的；还有瘿瘤——甲状腺肿大；乳房结块，如乳癖；或者胁下出现肿块，如脂肪肝。这种圆滑肿块，认为是痰。我认为不应该把痰气结块的症状作为肝气郁结的一种常见症状，临床还是比较少见的，是或见症。当然当肝的经络、肝的循行部位出现了圆滑的肿块，并且与情志的关系比较密切，与气机郁结、气行不畅有关。根据这样一些情况，把它归属于肝气郁结也是可以的。实际上不是一个简单的肝气郁结，起码还有痰，也不是肝气郁结的病人一定会要见到这种症状。肝气郁结临床是很常见的，情志抑郁不乐、唉声叹气，胸胁胀闷，甚至胀痛，脉弦，这种病人很常见，是不是一定有梅核气，一定有瘰疬、乳核？不一定。只是出现了这种症状的时候，那么心、肝、脾、肺、肾，归到哪一脏呢？归到肝了，因为肝与情志有关系，肝的循行部位在颈部、喉咙、乳房这些地方，所以归属于肝，这是一个归属的问题，真正的病位并不一定就是肝脏。肝气郁结证的症状，最主要、最基本的表现，是以情志的抑郁和胸胁等部位的胀痛为突出表现；或者表现为兼有月经的不调；或者是肝经所过的哪个部位出现了圆滑的包块，可能和肝有关。这是肝气郁结证。

分析：为什么肝气会郁滞？多半是因为精神的刺激，情志不舒畅。除了精神因素以外，也可以因为有邪气，比如说湿热之邪，湿热阻于肝胆，也是可以导致肝气郁滞的；寒邪凝滞肝经，也必然导致肝的经气不利。或者是其他的脏腑病变的影响，最常见的原因是情志。病机：肝郁气滞是疏泄不及，一定要理解是疏泄不及，不是疏泄得太过了，气机处于郁滞状态，经气运行不通畅、血液运行也不通畅，处于这么一种不及的状态，整个机制是处于不及的状态，因此出现胀、痛，情志抑制——情绪很消沉，精神很抑郁，这样一种状态，所以疏泄不及。肝气郁结是肝病的一个基础证，很多证都是由肝气郁结进一步发展形成的，或者最开始的阶段多半出现肝气郁结。脾的基础证是什么？脾气虚，好多问题都是脾气虚发展形成的。肝的问题、肝的病变，很多证型都是由于肝郁所导致的，肝郁了以后，比如说可以犯脾，可以侵犯到胃；肝郁可以化火；痰气郁结的肿块，实际上应该说是肝气郁结的发展，已经到了有痰，仅仅说肝气郁结已经不够了，是有痰了，不是一个单纯的肝气郁结、肝郁气滞了，是痰气互结了；甚至成为郁厥。什么叫"厥"？以神志不清，昏迷、昏倒为主要表现，因为情志、精神因素引起来的，昏厥、歇斯底里，所以叫郁厥；也可以出现阳亢；可以出现血瘀。所以肝气郁结的证候表现，可以发展很多类型，可以导致很多的后果。肝气郁结这个证，是由于肝气郁滞，疏泄不及引起的。疏泄不及就是气机、物质、血液等都裹积在肝这样的位置上，那么外面、它的周围是多还是少呢？对周围来说应该是不及、少，而内部是多、郁积，气都郁在那个地方，里面是一团气、一包的气，所以肝气郁结的内部是实，外部是虚。肝主疏泄，应该要疏泄出去，没有疏泄出去，就出现这样表现。

辨证依据：往往和情志因素有关，并且是情志抑郁的这种表现，以胸胁、少腹、乳房等部位的胀甚至痛为主要表现的，这是肝气郁结证。掌握三点：一个与精神因素有关，有的人可能说他没有精神因素，问他是不是有包袱？他说"没有包袱，我想得开"，不承认！生病了以后就怀疑是得的癌症，或是其他什么绝症！思想包袱重得很。问他是不是有精神因素？他说"没有"！没有受到什么刺激，但实际上他精神包袱很重。比如有的女同志，不生小孩，到了30岁还没有怀孕，问她是不是有什么包袱？"没有，没有小孩还好得多、还舒服得多"，实际上心理压力大得不得了，别人都生，为什么我就不生小孩？不生，好，带一个小孩、抱养一个小孩，这个小孩抱回来不到三个月，她自己也怀孕了，什么问题？精神压力在那里，为什么？因为肝疏泄还包括了疏泄生殖，包括了疏泄情欲，包括了情欲的疏泄。有的男子出现生殖机能障碍，什么遗精、阳痿这些问题，他思想包袱重重的，或者夫妻不和，或者精力一点也没有考虑到情欲方面去，他怎么会兴奋得起来呢！所以和生殖有关系，和月经有关系，这种情况，往往是有情志因素的，有些可能是自己不承认，可能有时是没有注意到，实际上思想有包袱、有压力。现在社会竞争很激烈，一到了评职称的时候，就紧张得不得了，有这些思想包袱在里面，都是因素。并且有情志方面的表现，唉声叹气，精神很抑郁，情绪很低落，就是情志证候里面讲的扰郁证、忧思证。还有胸胁、少腹的胀闷，严重的时候甚至出现胀痛的表现。有这三个问题存在，就是一个肝气郁结证。要检查，做什么检查？情志因素、情志证候，可能检查不出什么问题，检查不到明显的器质性病变。肝气郁结，临床很常见，日本人是竞争很厉害，上班的时候都是很紧张的，可能经常存在着肝气郁结，所以日本人就吃小柴胡汤，把小柴胡汤作为健康饮料，长期服小柴胡汤、人人都吃小柴胡汤，就像现在可能很多人都知道了吃六味地黄丸，日本人喝小柴胡汤饮料，小柴胡汤吃多了，会导致肝阴虚，柴胡劫肝阴。最后找麻烦来了，你们这小柴胡汤有问题！有什么问题？在情志抑郁、肝气郁结的情况下，吃小柴胡汤来调节可以。你本来就是阴虚的人，还吃小柴胡汤，本来就是阳亢的人，你还吃小柴胡汤，当然不对，我们是要辨证论治，没有说要长期服小柴胡汤，你没有肝气郁结了，还服小柴胡汤干嘛！凡是用得太过都是一种不利，过则其反，只给你调正，你用得太过了，用得太久了，所以小柴胡汤在日本出现很大的风波。

第十七讲

脏腑辨证（六）

四、肝火上炎证

第四个证型，肝火上炎证。肝火上炎也叫肝火炽盛，或者简称肝热证、肝火证，都可以。上炎、炽盛，都是副词，就是病理的形容，本质上就是热、实热，病位是在肝。

含义： 火热炽盛，内扰于肝区或者是气火上逆的一种实热证候，就是归属于肝的实热证候。

表现： 有火热证——热、红、数、干、乱等共同的表现。诊断是肝火，肝火就应该有肝的特殊表现，主要表现在什么地方呢？头目胀痛，目赤肿痛，口苦，急躁易怒，突发性的耳鸣耳聋，或者噩梦纷纭等，就是火往上冲。肝火，肝气是升发的、上升的，肝主升发。心火也是上炎，火都是上炎的。肝火上炎，上炎到什么地方呢？眼睛，这是常见的，目赤肿痛是肝火上炎；或者是耳朵，因为肝的经络可以绕于头的侧面，所以突然的耳朵听不到了，或者突发性的耳鸣；急躁易怒等，像这样一些表现，又有热、红、数、干的特点，可以认为是肝火上炎。或者还有胁肋灼痛，吐血、衄血，病情表现复杂。肝的症状、肝的病位、肝的范围复杂，可以从好多个方面反映出来，可能是这方面反映，可能在那方面反映。脾的证候，食少、腹胀、便溏，往往三个症状都同时存在；气短、乏力、神疲、脉弱，都同时存在；肺的病，总是咳嗽、气喘、咯痰，这是肺的病；一讲到心，就是心悸、心痛、失眠、多梦，症状很单纯，就是那几个方面。讲到肝，哪几个症状一定都存在？到底哪些症状体现为肝的病变？讲不清。肝的症状，有好多，很复杂，不是几个症状概括得了的。除了胸胁胀痛这个症状以外，一定是有全身实热的特点，并且主诉、就诊的原因，是胁胀灼热疼痛，或者目赤肿痛等；口苦、急躁易怒等，也是肝火的特点。

分析：为什么会有肝火？可以是情志抑郁化火，也可能是火热之邪内侵，也可能是其他脏腑的火热影响到了肝。

火热炽盛上炎所出现各种症状，要比较一下肝火炽盛和心火亢盛。心火也是上炎的、肝火也是上炎的，心火也炽盛、肝火也炽盛，到底什么情况下称为肝火，什么情况下称为心火？一个是胁这个地方的疼痛、胀，那是属于肝，头、目、耳朵，特别是眼睛或者耳朵这个地方的症状为主要表现。目赤肿痛为主诉，或者是以胁痛为主诉，以突发性耳聋耳鸣为主诉，像这种情况，应该是归属于肝；愤怒、急躁易怒，归属于肝。其他的扰乱心神、动血、下移——可以出现小便的特殊改变，舌体溃烂、舌、口腔出现了灼热疼痛等，这些情况归属于心。没有说肝火上炎到口腔里面去、跑到舌上面去的。这是一个人为的归属，实际上是一个全身的火热证候，只是症状表现在哪一个脏器所主管的位置上，就说是肝火或者是心火。

辨证依据：实际上就是全身的火热证，加上肝相关部位上的症状为突出表现的，就是肝火炽盛。

肝火炽盛证，讲两个病例。一个病例是一名赤脚医生，搞计划生育的时候，他做了输精管结扎，平常身体比较好，做了输精管结扎以后，就觉得阴部这个地方烧灼，睾丸肿硬，确实是显得肿一点、硬，做了输精管结扎以后出现这个表现，并且有头痛头胀，他自己说头痛起来、胀起来厉害得很！没办法，恨不得用刀把头劈破就好，他自己这样子描述，头痛、头胀很厉害，睾丸肿胀，灼热，阴部有灼热感，并且有烦躁、失眠、口苦这样的表现，面色稍微暗一点，诊脉——脉弦数。这个病人按照部位来说，应该是归属于肝火炽盛、肝经的火热证。为什么？一是影响到了睾丸、阴部，肝经绕阴器、上颠顶，他头痛得很厉害，并且烦躁、失眠、口苦，这些都符合肝的病情表现，因此是肝火炽盛。我估计这个人可能就是有点思想包袱，输精管结扎，是不是把精气阻断了？或者他可能就不太愿意结扎，结扎以后老觉得有问题，可能气郁就化火而出现这种情况。他自己说，天热的时候要睡到露天的地方就感到舒服一些，不能睡到房子里面。是火的表现，当然并没有发热，但这些表现是火的表现，又有肝的特点。因此，就给他用龙胆泻肝汤而给治好了。

还有一个病人，55岁，是一个农民，偏头痛，一边头痛得厉害。到县里面一检查，什么问题？青光眼。医生说：你这个眼球要赶快摘掉，这个眼睛很快就会看不到了、会瞎掉，如果不把这个眼球拿掉，另外一个眼睛也同样会痛的，也会看不到的。农民他不知道，好吧，那有什么办法呢！按你们说的，就把这个眼球拿掉吧！眼球摘除以后，头痛没解决问题，还是痛，并且发狂——烦躁如狂，还是头痛。你们说眼球摘掉了以后就会好的，现在我痛得更厉害了！见着医生就骂，要和医生拼命，就是你这个手术给我动坏了！医生说，没问题，这手术做得很好、手术没有错，里面又没有炎症，又没有感染，手术上没有问题。不信，跑到长沙，到长沙省人民医院一检查，这眼睛里面没有什么问题，他没办法只好回去了。这个时候就找我来看，我给他看的时候，人要发狂，整天狂呼、大哭，才感到舒服，身上热、烦躁、不能睡觉，大便、小便都不通畅，脉弦数这样的表现。这些表现，也是典型的肝火炽盛，仍然是用龙胆泻肝汤，加了一些重镇的、潜阳的药。好像是吃了五剂药，大小便一通，头痛好了，烦躁等症也都消退了，龙胆泻肝汤里面既能通大便又能利小便，二便一通，火热之邪随二便下泄，于是症状减轻。症状减轻以后，病人提了一个问题，他说朱医生，如果我早知道是这样的话，我找你来看病，我这眼睛是不是可以保得住？我说，这就不好说了，不能事后诸葛亮，当时我给你吃药就能够保证你的眼球不挖掉，那不好说。反正中医看来是肝火，你的肝火太旺了，你今后一定不要急躁，不要动不动就发脾气，你要注意这个问题。像这种情况是肝火上炎导致的，虽然挖掉了眼球，但是肝火没有清除，所以仍然头目胀痛。

五、肝阳上亢证

第五个，肝阳上亢证。肝阳上亢证是阳亢于上，而阴亏于下的上实下虚证。我强调的是阳亢于上，肝阳上亢是主要矛盾，主要矛盾是阳亢，由于阳亢也可以导致阴虚，肝肾的阴液亏少，形成了上面实下面虚，就是阳亢水少，阳亢阴虚，强调这个矛盾里的主要是阳亢。请大家注意，这是一个观点问题，原来的教材都是讲肝阳上亢是由于肝肾阴亏，阴亏以后阳亢，那应该是什么问题？阴亏是主要问题，阴亏是原因、阳亢是后果，阴亏在先、阳亢在后，阴亏为主、阳亢为次，不能这样理解吧！我们现在既然把它叫作肝阳上亢证，就应该强调是阳亢为主，不然你就应该叫肝肾阴虚证、肝肾阴虚阳亢证，就应该那样叫。现在名称是肝阳上亢证，就应该强调的是阳亢为主。

表现：有什么表现呢？眩晕耳鸣，头目胀痛，急躁易怒，失眠多梦，面红目赤，头重脚轻，腰膝酸软，舌红少津，脉弦有力或弦细数。症状也复杂，不像我们讲脾、讲肺、讲心的症状那么简单，可以推得出来是哪几个症状。肝阳上亢的症状表现得复杂，怎么复杂呢？应该说是以头目胀痛、急躁易怒为主要表现，头晕、头重、头目胀痛、急躁易怒，这些症状是阳亢的主要表现。面红、目赤这都是阳亢。头重脚轻，头上感到重，当然病人可能不是说我头重脚轻，可能病人就只会描述，我跟孙悟空一样的，有点腾云驾雾的感觉，这个感觉显然是个头重脚轻。或者说走路脚踩下去好像没踩实一样的、踩在棉花上一样的，踩在棉花上是什么问题？下面空虚上面实。腰膝酸软是次要的，第一个症状不是腰膝酸软，耳鸣、腰膝酸软，如果把那个症状摆在前面、作为主诉了，那当然是阴虚了。现在强调的、病人的主诉是头痛、头晕、头重、面红、目赤、急躁，强调的是实、阳亢的这方面，注意临床表现上强调这个重点。不要把腰膝酸软、腰痛、耳鸣那些肾虚的症状摆在头前，或者把它摆在主要的位置上，其他的都是次要了，那当然是阴虚阳亢了，注意这个问题。肝阳上亢，肝本来是主升发、本来就是一个刚脏，肝为刚脏、肝性刚强、肝性升发、恶抑郁。所以肝出现阳亢是它的自然规律，很容易出现，肝阳本来就容易亢。因为各种原因，比如说气机郁结，气郁以后可以出现化火、可以出现阳亢，各种原因导致了阳亢。从功能的角度讲，肝阳上亢证，肝的疏泄功能怎么样呢？疏泄得太过了。肝气郁结是指疏泄不及，内部实、外面虚，都郁结在里面、窝里斗，又不到外面去，那是肝气郁结。肝阳上亢是疏泄得太多，什么疏泄得太多？五个疏泄，阳亢主要表现在气、血，气血都疏泄出去，该藏血它不藏，疏泄得太多，气血上涌、气血上逆，不是讲胆汁疏泄得太多了，胆汁疏泄太多可能出现口苦，当然胆汁也可能疏泄得太多，但主要是讲气血疏泄得太过、升发太过，血随气升，气血都往上、冲上去了，所以出现了上实，上实以后，肝阳上亢的人，他的气血比其他的人多好多倍！不见得，一个人的气血总是那么多，它都疏泄往上了，自然它的下面、它的内部就会少，都往上、都疏泄出去了，内部、下面的气血就相对少一些，因此形成上面实下面虚、外面实内部虚。肝气郁结是内部实、外部虚，都郁结在里面，一团麻，解不开，但是外面得不到，是内部实、外部虚。而肝阳上亢是外部实、上部实，下部虚、内部。它的主要矛盾是疏泄太过了，是用阳太过了，因此阳亢为主要矛盾方面。由于疏泄太过、气血上冲，于是许多症状都可以解释了，为什么头目胀痛？为什么烦躁易怒？为什么失眠多梦？都可以解释。气血往那里冲，那个地方在打仗，聚集了很多的部队，你说它能够安宁得了吗？安宁不了。

　　比较：一是肝火炽盛和肝阳上亢有什么不同？不完全一样。火热实证、肝火炽盛，一派邪实，没有什么虚，要虚是什么东西虚？热盛、火热伤阴，可能是阴液的亏虚、津液的亏虚。肝火炽盛一般更急，病情短，以热、红、数、干为主要表现。肝阳上亢是阳亢了以后，阴液暗暗耗伤，是上盛下虚，下虚，刚才讲了并不是气血太多，而是都跑到上面去了，所以下面显得虚。阳亢为主，是正气的紊乱、用阳功能的失常。肝火炽盛往往有邪气，有暑热、火热之邪的侵袭。肝阳上亢没有外面的邪气，是正气的紊乱、是用阳太过，上实下虚，要理解这个病理机制。相对来说，肝阳稍微缓慢一点，由气郁到化火、到阳亢，阳亢以后引着气血上冲，这个过程比肝火证可能稍微缓一点，时间也要长一点。这是从肝阳上亢和肝火炽盛的病理机制上加以区别。症状上应该也是有区别，肝火上炎，肝火炽盛一定有发热，口渴，热、红、数、干的症状很明显。而肝阳上亢虽然面色很红，但是不一定有明显的发热，重点表现为急躁易怒，头目胀痛，头重脚轻这样的症状。第二，肝阳上亢与肝肾阴虚阳亢的比较。原来教材讲肝阳上亢是由于肝肾阴虚，由于肝肾阴虚，那就是肝肾阴虚是本、是因、在先、为主。肝阳上亢如果转成阴虚为主了，如果病人肝肾阴虚的症状很明显，或者确实是阴虚在先的话，就应该强调是肝肾阴虚阳亢，就要把阴虚写在头，甚至可以不写阳亢，就是肝肾阴虚。注意现在强调的是肝阳上亢，因此一定要突出阳亢的症状，病情相对来说还是比肝肾阴虚快一点，体质应该显得壮实一点，是面红目赤、烦躁易怒、头目胀痛、头重脚轻，强调的是这些症状，上面的实，强调这个问题。第三个比较，肝气郁结和肝阳上亢。刚才已经讲过，一个是内实外虚，一个是外实内虚；一个是疏泄不及，一个是疏泄太过，有这样的不同。如果从情志因素来说，肝气郁结可能受到的是那种阴性的、抑郁性的情志刺激，症状表现以抑郁为主；肝阳上亢可能受到的是一种愤怒性的、带有刚强性的那种情志刺激，症状表现为急躁易怒。应该从病理机制上加以区别。

辨证依据：反复讲了这么多，应该可以知道了。头晕，头目胀痛，面红目赤，烦躁易怒是主要表现。腰膝酸软是次要的，放到后面，不是主诉，不是最主要的矛盾。

六、肝风内动证

第六个，肝风内动证。肝风内动证是指病人有动风那样的表现——震颤、抽搐、麻木、眩晕（头晕眼花），好像在动等动风的症状。因为肝属风木，所以把风归属于肝，"诸风掉眩，皆属于肝"，凡是有动风症状的归属于肝。肝风内动的原因，为什么出现风？不是因为感受了外来的邪气，不是破伤风杆菌的侵袭，不是因为风邪引起了口眼歪斜，也不是因为过敏引起了瘙痒，不是因为外来的因素，而是内部的病变所导致的，所以叫作肝风内动证。

实际上肝风内动证，这个风、风动，不是指一个症状，是一类症状，就是有眩、麻、晕、痒、抽、震颤等这些症状，一个病人可能不会全部出现，有这一类症状就把它叫作动风。动风不是一个完整的证。为什么会动风的？肝风内动只知道不是外来的风、是内部的风，还没有讲到根本原因，还要追究是什么原因导致了动风，所以不是一个完整性诊断。原因有哪些？可以因为风阳——肝阳化风、火热——热极动风、阴血亏虚——阴虚动风、血虚生风。

（一）肝阳化风证

肝阳化风，第一个证型肝阳化风证。肝阳化风证就是前面讲的肝阳上亢证，动摇特点的症状很明显。肝阳上亢证本身就有动摇的特点，肝阳上亢已经就有了动风的表现。

表现：头晕目眩，这是肝阳上亢的一个主要表现，比如说高血压的病人，很多人都是以眩晕为主诉。阳亢——急躁易怒、头目胀痛、面红目赤等，在阳亢的基础上，现在动风的症状很明显了。本来肝阳上亢，上面实下面虚，就有点像个不倒翁了，上面多下面少、上面大下面小，像一个不倒翁、像小孩玩的陀螺。本来就有一点摇了、就有点动风了，现在如果是动风症状明显了，不是一般的上亢、一点点风的时候了。出现什么问题呢？头摇，甚至走路走不稳，怕跌倒，步履不稳，肢体颤动，手脚发麻。前人曾经有一种说法："大拇指发麻，三年之内必有大风。"说话也有点讲不清楚，有这种动的表现，并且动摇的表现很明显了，那是肝阳化风了，这个是一般的风，是肝阳素亢，阴液不足，阴不潜阳，因此出现了上实下虚这样的表现。甚至出现"风阳暴动"，就是严重的时候，可以大风突至——突然刮起台风、突然刮起有旋涡的龙卷风。有什么表现？突然昏仆、口眼歪斜、半身不遂、舌强语謇。刮龙卷风、刮台风，恐怕也有个基础，估计都是在天气炎热的情况下出现的。本来就是肝阳上亢，就有一个阳亢的基础，原来就有一些阳亢的表现，气血逆乱于上、气血上冲颠顶，把颠顶的血管一冲破，就突然之间昏倒了，半身不遂、口眼歪斜、手足抽搐、舌强语謇，这就叫作肝阳暴动、风阳暴动，这仍然属于肝阳化风，但是突然发的大风、刮了龙卷风，就出现了这种表现。

辨证依据：常见的就是眩晕、麻木、震颤、头目胀痛、面红目赤、急躁易怒那些表现。风阳暴动也是在原来就有头目胀痛、头重脚轻、烦躁易怒等症状基础上，突然出现了昏仆、歪斜、不遂。这都属于肝阳化风。

（二）热极生风证

高热的情况下出现抽搐，实际上是影响了神明。

证候：热极、神昏、抽搐，表现应该为三个方面，一个是热极，第二个有神昏，第三个有抽搐。这种抽搐，不是震颤，也不是蠕动，也不是手足麻木，也不是头晕目眩，而是手足强直性的抽搐，角弓反张，牙关紧闭，两目上视或叫目睛微定等这样的表现。热极，应该很常见，应该很容易理解。

分析：热极生风的机制比较难解释，原来说是热盛以后，耗伤阴液，肝主筋，抽搐认为是筋的问题，筋脉失养，那要多长时间？热盛以后把津液耗伤，阴液不足，阴液不足以后筋脉失养，燔灼了筋膜，筋脉失养了以后才开始抽筋，这恐怕是一个比较长的病理过程；津液烧干了、阴液不足了，筋脉失养了，它不会是强直性的，应该是蠕动或者是震颤，不会有那么大的力量，那么大的力量肯定是实证，所以这个道理不太好理解。主要应该是由于热盛以后，神明受到了损伤，因为神志昏迷，神不能够正常地主管肢体的运动了，从而表现为热极动风。

（三）阴虚动风证

第三种类型，阴虚动风证。阴液不足以后所出现的动风，阴虚则阳亢，阳亢以后虚热内生、虚风内动，可以出现这种情况。

表现： 有动风的表现，这个动风和前面讲的热极动风、肝阳化风，特别是风阳暴动的表现不太一样。有什么不一样？这种是手足震颤、蠕动。什么是蠕动？比如蚯蚓的运动，那就是典型的蠕动。手足蠕动是什么表现？是讲手指、手足伸缩的时候，没有什么力量？时时轻微动一下，没有什么力量，这样慢慢地抽动。四肢抽搐就是很有劲，手足强有力地抽动，角弓反张。这个动风和热盛的动风不一样，和肝阳暴亢，突然昏倒、半身不遂的动风也不一样。它的特点，以震颤、蠕动、麻木，或者出现瘙痒这样的表现为主。头晕、眩晕当然也是一种动风的表现。另外就是一定有阴虚证，是在阴虚证的基础上，阴虚在先，阴虚为基础，出现了这样的动风表现，所以是阴虚动风证。

机制： 道理很容易解释，多半是病久体弱，阴虚内热，筋脉失养，筋脉挛急，可以解释。在阴虚的基础上，加上了这些动风的症状。这个动风的症状有它的特点。

（四）血虚生风证

第四个是血虚生风证。血虚了以后出现的动风症状，血虚生风证，因为筋脉失养，血液不能够濡养筋脉所出现的动风症状。

症状： 有动风的表现，这个动风表现和阴虚的动风表现有相同的地方，比较近似。为什么？都是虚，一个是阴虚、一个是血虚。前面那两个——肝阳化风、热极动风，都是实、阳和热，性质是一类。现在的阴血亏虚是一类，眩晕、肢体震颤、肌肤麻木、肢体麻木，皮肤瘙痒，肌肉瞤动。肌肉瞤动是什么意思？自己感到肌肉在那里颤动，有时候肌肉在那里颤，甚至肉眼都可以看到肌肉在轻微地跳动。血虚病人、阴虚病人都可能出现这些症状，所以在动风的表现上，阴虚动风和血虚动风的动风表现，没有本质的不一样，不要认为书上写的是阴虚就蠕动，血虚没有写蠕动，血虚写的是肌肉瞤动，阴虚没有写肌肉瞤动，实际上都可以出现的，不要机械地划分。不同在于，一个是属于血虚，一个是属于阴虚。血虚的表现，阴虚的表现应该掌握了。这就是血虚动风的表现。

要鉴别一下四个动风证：前面两个属于实证、属于阳热太盛之类，后面两个属于虚证、阴血不足这一类。肝阳化风是以头晕目眩、头目胀痛、头重脚轻、烦躁易怒等症状为突出表现，在这个基础上出现了动风的症状，头重脚轻、头晕眼花本身就是动风的表现，如果出现了麻木，甚至是晕倒、半身不遂、口眼歪斜，那就是肝阳化风证。热极动风是在热证的基础上、实热证的基础上出现了抽搐、神昏。阴虚、血虚的动风都可以出现震颤、麻木、瘙痒、蠕动、肌肉瞤动、头晕眼花等这种症状，属于虚性的动风，这些动风的症状是相同的。不同的是阴虚是色红，血虚是色白。并且有三个证都是色红——肝阳化风是面红目赤，头面是红，气血上涌；热证肯定是红；阴虚阳亢以后也是红。所以只有血虚的人就是面白。

动风除了肝的病、肝风内动以外，实际上脾虚也可以动风。但是受了《素问·至真要大论》里面那句话的束缚——"诸风掉眩，皆属于肝"。如果要加上一句，也有属脾的。比如可以见到这样一种提法——慢脾风、慢惊风、慢脾惊风。慢脾风，显然有动风，这种病的病势慢，病位在脾，主要是由脾引起来的，出现了动风的症状——肢体蠕动、抽搐没有力。对这种动风的解释是脾阳气虚，土崩木摇，土已经崩了，没有土了，物质基础不存在了，阳气亏虚了，出现了虚风内动，木在那里摇动。这种情况是有的，比如说有的小孩子缺钙，缺钙的小孩容易出现抽搐，当然是轻微的抽搐、蠕动，缺钙、营养吸收不好，应该属于虚吧，属于脾虚，不是肝阳、肝火，容易出现动风。特别是久病之人，脾胃虚弱，气血营阴大亏，要他站起来、稍微动一下，就肢体震颤、发抖；小儿疳积，极端亏虚，全身很瘦、皮包骨，也可以见到动风的表现——不是抽搐，而是手足蠕动、震颤这种情况，这就是慢惊风、慢脾风。

七、寒滞肝脉证

第七个，寒滞肝脉证。寒邪侵袭到肝的经脉部位的实寒证。这是个实寒证，因此具有突发、病急、疼痛剧烈等特点，有实证、寒证的特点。由于是寒邪侵袭，凝滞了经络所导致的，表现在肝经的证候。肝经所循行的部位，曾经特别强调是绕阴器、过少腹、布胁肋、上额、交颠，所以临床上出现了颠顶、少腹、阴部、阴器的坠胀冷痛，特别是冷痛、收缩引痛，痛得很厉害，牵掣痛，小肚子痛连到阴器，或者是颠顶痛，还有小腿的转筋挛痛，经常有的是在游泳时候突然出现脚抽筋了，或者晚上脚没有盖被子，半夜醒来，小腿肚痛得很厉害。这种痛的特点，痛得很厉害，突发性的，疼痛的部位是肝经所循行的部位，因此叫作寒滞肝脉证、寒凝肝脉证、寒凝肝经证，都可以，实质相同。有实寒的特点——突发、冷痛、剧痛、痛得很严重、怕冷、舌淡、面白、肢凉、脉沉紧或弦紧，强调的是紧，不是虚证，是实证，是突发的，疼痛特别剧烈。常见的病，比如肾绞痛，肾脏有砂石，可能有的石头比较小，砂石随着尿冲下来，一下子卡在输尿管上面，卡住了，痛得非常厉害。输尿管在腹部的两边，相当于少腹部位，少腹痛，肾绞痛，沿着输尿管往下，就连到阴部，所以少腹痛连到阴器，中医认为这是寒滞肝脉证。因为肝的经络绕阴器、过少腹，这种典型的、突然发生的剧烈疼痛、绞痛，体质又不虚弱，并且有寒证的表现——痛得很厉害的时候，手脚都发凉，脸色都发青、发白，脉弦紧，你说这不是寒滞是什么呢！应该是寒滞肝脉证。

比如有一次，住在同楼的一位姓陈老医生，那是住大通道的那种房子，这位老医生半夜起来上厕所，不知道是拉肚子还是什么。一两点钟的时候听到厕所里面有个人在哼哼叫叫——"唉哟"，这是谁啊？赶快起来一看，是陈老医生在厕所里面，身上只穿了一件单衣，肚子痛得厉害，他自己说是一种缩阴痛，感到阴器往里面收缩，绞痛。冬天穿件单衣上厕所，可能就是受寒，突然腹部绞痛，阴器往里面收缩，小肚子痛连着阴器，痛得特别厉害，手脚冰凉，这并不是肾绞痛、不是什么输尿管结石，而是"缩阴证"，寒邪直中肝经，寒滞肝脉。怎么办？赶快把他扶到床上，盖上两床被子，把炉火生得很旺，用热敷、拔火罐，这样来解决。这就是寒滞肝脉证。

机制： 因为寒凝气滞，甚至气闭，寒性收引所导致的。

肝病的辨证，小结一下。肝病虽然只讲了七个证，但肝风内动就包括四个，实际上还有肝胆湿热证，很常见的一个证没有讲，肝胆湿热放到脏腑合病里面去讲了。

病变范围： 很复杂，讲了好多方面，疏泄就有五个方面的疏泄，还有藏血，筋，目，肝经所过部位等的病变。

常见症状： 也显得复杂，主要表现为一个有情志方面的症状，特别是以急躁易怒和情志抑郁这两种为主要表现，肝经部位的症状，动风的症状，眼睛的症状，月经的症状，经常是和肝有关系的。

特点： 肝病最杂，病情很复杂，范围很广。为什么说肝的病情复杂？肝的病变范围很广、很乱。肝气郁结的变化证很多，由肝气郁结可以导致很多的证候，可以犯脾、犯胃、肝气上逆、肝阳上亢、肝郁化火、气滞血瘀等；肝火的症状也很杂；肝风的原因起码有四个；寒滞肝脉的部位可以是少腹、阴器、乳房、颠顶，部位多，所以说肝病最杂，不是必有的三五个症状，不是牢记八个字、六个字就够了，肝病不是那么简单。

研究肝病最好的是哪位医生？是王旭高。研究脾病最好的是李东垣，研究肾病最好的是张景岳。王旭高他怎么说？他说："肝气、肝风、肝火，三者同出异名。"可以有肝气易郁——肝气郁结，肝阳易亢——肝阳上亢，肝风易动——四种肝风内动，肝火易旺——肝火上炎。讲了有肝气、肝火、肝风、肝阳，它可以乘脾、侮脾、乘胃、冲心、犯肺、夹寒、夹痰，本虚标实，种种不同。请大家把这句话记住——"肝病最杂而治法最多"。肝病最复杂，治疗的方法也最多，什么疏肝、理肝、调肝、柔肝、泻肝、清肝、伐肝，我记得治疗肝的方法好像是十九个，疏肝，这是一个，清肝，龙胆泻肝汤，泻肝，还有伐肝、补肝、滋肝、柔肝，滋阴就是柔肝等，好像有十九个，所以"肝病最杂而治法最多"。《柳州医话》里面也讲："肝病犹龙，变化莫测。"魏玉璜又说："肝为万病之贼。"一万种病都是由肝引起来的，当然说得太过分了，但反正说明肝病是很复杂的。

肝病的特点是肝病的辨证较难掌握。如果要概括，大约是：实证较多，有肝气郁结、肝火炽盛、肝阳上亢、肝风内动、寒滞肝脉，还有肝经湿热、肝血瘀阻，起码有七个——气、火、风、阳、寒、湿、瘀。实证多，虚证相对较少，只有肝阴虚和肝血虚两个证型。临床所见，不但虚证的证型少，并且辨证属于虚证的病人也比实证的少。热证较多，寒证较少。热证多见，肝风、肝阳、肝火、湿热都是偏热。寒，只有一个寒滞肝脉，又没有肝阳虚的虚寒证，只有一个实寒的寒滞肝脉，所以热证多，寒证少。肝病的证型特点是：肝气易郁，肝阳易亢，肝阴肝血易虚，肝风易动。

有没有肝阳虚和肝气虚？这是个有争论性的问题，实际上古代有很多书上都讲到了肝气虚、肝阳虚，但临床习惯不提肝气虚、肝阳虚，实际上也是有的。

第十八讲
脏腑辨证（七）

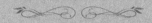

第五节　辨肾病证候

肝病犹龙，变化莫测，肝病最杂而治法最多，所以肝病恐怕比较难以掌握一点。肾病比较简单。肾的解剖和生理我们不讲了。

病证特点：主要反映在这么几个方面：一个是生长发育，发育迟钝或者是早衰，小孩子生长、发育缓慢，生殖和性欲的障碍、虚衰，一个是障碍，一个是虚衰，障碍还不完全是属于肾，我们刚才讲肝气郁结的时候，也可以引起障碍，但是虚衰，生殖机能的衰退，那是属于肾的。第二是水液代谢的失常。第三呼吸功能的减退，呼吸功能主要是减退，肾不纳气的问题。同时，肾和奇恒之腑的关系密切，奇恒之腑里面的骨、髓、脑、女子胞都和肾有关系，奇恒之腑除了脉和胆与肾关系不密切以外，其余的脑、髓、骨、女子胞都和肾有关。中医还认为肾开窍于耳，其华在发，肾主二阴，所以这些方面的病变、证候，临床辨证的时候都要考虑是不是肾的问题，肾有病的时候往往是反映在这些方面。

常见症状：腰膝酸软，耳鸣耳聋，齿摇发脱，阳痿遗精，精少不孕，经闭不孕，水肿，气短而喘，二便异常等。腰膝酸软，齿松发脱，耳鸣失聪，这是肾虚的常见表现，或者说基本的表现，我们讲肾虚，肾虚常见哪些症状啊？一般都是提腰膝酸软，胫膝酸软。由于齿为骨之余，耳为肾之开窍，肾之华在发，所以牙齿松动、耳鸣耳聋、头发脱落，这些症状是肾虚的一般表现。由于肾主生殖，所以阳痿、遗精、精少不孕、妇女的经闭不孕都和生殖有关系。水液代谢失常，最常见的就是水肿，肾阳虚也可以小便清长，这是最有代表的、水液气化障碍的水肿。还有肾不纳气的气短而喘、二便异常等。肾的主要表现就是这些，所以不是很复杂。我记得刚开始学医的时候，我们当地有一个老中医，姓胡，很会看病，乡里面、农村里面都喊他"胡半仙"，我们上课的时候，请胡老先生给我们上上课，他说我没有讲的，我"人老肾气衰，拉尿打湿鞋，耳聋牙齿落，打屁屎也来"。老先生很幽默，这几句话，说明他老了，当时已经七十多岁，人老肾气衰了，肾气衰有什么表现？拉尿打湿鞋，肾主二阴，阳气亏虚以后，肾气不固，有的小便淋沥不尽；耳聋牙齿脱，耳朵也聋了，牙齿也脱了，这不都是肾的表现吗？打屁屎也来，后阴失禁，不能控制，肾主二阴，肾开窍于耳，齿为骨之余，虽然没有讲肾的症状常见哪些，但他这首打油诗、几句话能够帮助我们理解，肾虚有哪些症状？可能常见的症状就是这一些。

肾的病理：肾多虚证，为什么会虚？一方面是禀赋不足，先天的因素，特别是生长发育，母体获得的、先天性获得的这种体质因素差了，是禀赋不足；老年体质亏虚，精气不足了，人老肾气衰了；房事不节，包括早婚、多育，现在多育的没有了，过去确实是多育，生十多个，不肾虚就怪了；或者是他脏病变的影响。除此之外，情志因素里面有一个惊恐伤肾，常见的原因有这些。肾的特点，多虚证，《小儿药证直诀》里面讲"肾主虚，无实也"。没有实证，所以肾的证候就是肾阴虚、肾阳虚、肾精虚、肾气不足等这样的表现。实，如果说水肿是实、二便不通为实，但本质上还是因为虚所导致的，所以多虚证。久病及肾、五脏归肾，病久了，可以导致肾虚。久病及肾，病久了，因为肾火、肾阴不足，肾阴是下焦，下面的水都没有了，上面的水当然也就会少；命火是在下面，下面没有火了，它不能蒸发上去，当然上面的火也不足。所以各个脏腑的虚损，病久了都会累及肾，"五脏之伤，穷必及肾"，这是张景岳讲的。五脏虚了，肝虚了、脾虚了、心虚了、肺虚了，都会影响到肾。肺主气，肺虚了以后导致肾虚，就出现肺肾气虚、肾不纳气；脾为土，脾土虚了以后，火不生土，出现脾肾阳虚；水能涵木，肝阳亢，肝阴虚，往往是肝肾阴虚，水不涵木，所以各个脏腑的虚证，都往往久病及肾、穷必归肾，因此肾的兼杂证最多。一般没有实证，我说的是一般，也有人提出来了，说肾也有实证，有很多人都提出了这个观点。

一、肾阳虚证

第一个，肾阳不足了，失却温煦，出现的虚寒症状。

虚寒症状反映在什么地方？一个是反映在肾的特点上，出现腰膝酸软、冷痛。肾虚的一个很常见表现是腰膝酸软，现在阳虚了，当然就是冷和冷痛。生殖机能的减退，阳气、肾阳这个火不足了，命火不足、相火不足、命门火衰，生殖机能减退，所以可出现阳痿、早泄、精冷、宫寒这些表现。肾主二阴，可以出现久泄、完谷不化、五更泄、夜尿多，这些症状都可以是肾虚的表现。肾阳虚的表现，长期的腹泻，应该说主要归属于脾，但是也和肾有关系。第二个方面是阳虚，阳虚最典型的表现是畏冷、肢凉，长期的怕冷，四肢经常是凉的，还只到秋天，有的人晚上就睡不热了、就很冷了，四肢凉、畏冷，这是肾阳虚的表现。肾阳虚的表现，主要是根据肾主生殖、主髓、主二便，腰为肾之府，等等这些方面来体现的。肾阳虚的人是牙齿怕冷，至于耳朵、头发就不好反映了，耳朵是凉的，还是头发是冷的，这个不好讲，而是从腰膝、生殖、二便这些方面来体现。肾阳虚证还可以出现什么问题呢？曾经讲过，可以出现面色㿠白，或者黧黑，这也可以是肾阳虚的表现，㿠白是色白而兼有一点肿，显得有点反光，对不对？面色㿠白是兼有一点水肿，肾阳虚不能气化水液，所以面色㿠白，面色黧黑、晦暗无光泽，也可能与肾阳虚有关。尺脉弱，肾阳虚证。

为什么导致肾阳虚？久病及肾、穷必归肾，多种原因可以导致，病久了都可以导致肾阳虚。

要注意区别的是，肾阳虚和虚阳浮越。虚阳浮越本质上属于肾阳虚，虚阳浮越是什么虚？一定是阳虚。哪一个脏腑的阳虚？应该说本质上是肾阳虚。阳气都跑到上面去了、浮于上，所以是虚火浮在上面，就像戴的红帽子一样，这是虚阳浮越，属于肾阳虚的一种比较特殊的表现。就像脾气虚可以出现脾气下陷，那么肾阳虚可以出现虚阳浮越，虚阳浮越证实际上也是肾阳虚证，只是它特别表现为一点点阳气浮在上面，下面都是阴寒，虚阳浮越证，这个容易掌握。

二、肾虚水泛证

肾虚水泛证是指在肾阳虚或者肾气虚的基础上，以水肿为主要表现，临床很常见，肾主水，以水肿为主要表现的这样一种证候。

证候： 有肾虚的表现，病的时间很久，久病可以穷必及肾；可能还兼有腰膝酸软、耳鸣、牙齿松动等这样的表现，肾虚的一般症状可能有。多半是由于阳虚不能够气化水液，所以有畏冷、肢凉、舌淡、苔白滑、面色㿠白这样一些阳虚的表现，称它为肾虚水泛。其突出反映在小便不利、浮肿腰以下为甚。如果是头面肿、突起的，曾经讲过是风水相搏，往往归属于肺，这就是讲的长期的，并且是下肢肿得很明显的，一般是归属于肾。为什么？肾阳虚，不能气化水液。水液失去肾阳的气化而不行，水液停聚，水往低处流，所以下肢、腰以下为甚，水太多，可以逐步往上涨，甚至出现腹水；甚至影响到心，就出现心衰，心悸气喘，变成心衰的水肿；水还向上可以停聚于肺，肺里面有很多的水，也可以说是支饮，有很多的水饮，出现咳嗽、吐清稀泡沫痰、胸闷、气短等表现。这些中医认为也和肾有关，久病及肾了，所以称为水泛，泛滥成灾，不仅仅是足背、踝部有凹陷性的水肿，而是水慢慢泛滥全身，从下面慢慢涨上来，一直涨到了脾、涨到了心、涨到了肺。所以肾阳虚水泛的本质是在肾。

机制： 由于肾阳虚，不能够制水，水液停聚而上泛，泛滥以后叫什么名字？肾水泛脾——脾肾阳虚水停证；肾水凌心——心肾阳虚水停证；水寒射肺——肾虚水饮停肺证。肾水泛脾，本来是土克水，现在反而是因为水太多了，影响到脾胃的功能、影响到脾阳不足，导致腹水之类的表现，所以是肾水泛脾。凌心，心本来是火，现在水太厉害了，水来克火，损伤了心阳，所以叫水气凌心。肺为水之上源，肾为水之下源，现在病由肾脏开始，这个水一直到了肺，所以叫水寒射肺，上射到肺了。这些都是水液的泛滥，强调泛滥这两个字，什么叫泛滥？水可以到脾、到心、到肺。

比较： 肾阳虚证和肾虚水泛证。实际上肾虚水泛证，本质上也是肾阳虚证，只是病人以水肿、尿少为主要表现，病人来就诊，哪儿不舒服？肿得很厉害、小便少，所以突出这个证型，以水的停留为主要矛盾，病性上面有了一个水，所以就把它称为肾虚水泛证。肾虚水泛证实际属于肾阳虚的范畴，肾阳虚证可以包括肾虚水泛。而一般讲的肾阳虚证，主要是讲的阳气不足致性功能减退、久泄、腰膝酸软、畏冷肢凉，是指肾阳虚的一般表现。肾虚水泛证，是肾阳虚的一种特殊表现，影响到了水液代谢，导致水液泛滥的这种证候，叫作肾虚水泛证。

三、肾阴虚证

第三个，肾阴虚证。肾的阴液不足，肾水、肾阴为五脏之真阴，肾阴虚了以后，必然导致虚热内扰，而形成的一种虚热证。

表现： 阴虚的表现，真正到了肾阴虚的时候，很可能出现潮热盗汗、颧红、五心烦热，甚至骨蒸发热，出现骨蒸发热这种症状都有可能。肾虚，怎么知道是肾的阴虚了呢？应当有肾虚的表现了，像那位"胡半仙"老先生说的，齿松牙齿脱、脱发、腰膝酸软、酸痛等这些表现。因为肾藏精，精生髓，髓上注于脑，还可能出现脑力的减退、智力减退，痴呆、失眠、健忘，年纪大了都容易出现健忘，可能是肾精不足，精与阴应该也有关系，可以出现这些问题。有肾虚的表现、阴虚的证候，全身是个阴虚的表现，并且以肾的症状为主，哪不舒服？经常觉得耳朵里面叫——耳鸣，或者是耳朵不行了、听不见了，或者是腰痛、腰酸，以这个为主要表现的，肾病位上的症状作为主诉，所以是肾阴虚证。还可以出现生殖、性机能方面的改变，这种改变多半是因为阴虚了以后，阳偏亢，出现虚性的兴奋，阳偏亢，本质上是一个虚，阴虚阳亢，出现遗精、早泄、阳强易举、女子梦交、月经先期等，这些过去一般称为相火旺，其实这是性欲、性机能相对偏旺，肾虚本来应该是性机能减退，现在并不是减退，甚至还偏旺一点，不好说性机能太旺盛了、肾气太足了，就说相火旺，实际上是带有一点掩饰性的贬义词，相火旺、阴虚阳亢。

原因： 为什么会出现这种情况的？禀赋的阴亏，年老的阴亏，房事不节、虚劳，久病及肾，特别是痨病、痨虫引起来的，温热病的后期，古代特别还有一个服温燥药、服丹石，一些人希求长生不老，喜欢炼丹，吞服丹石，那些丹都是石头经过火上面久炼、煅、火烧出来的，那里面有火，所以服丹石以后容易导致阴虚阳亢、虚性兴奋、相火妄动，这就是肾的阴虚证原因。

鉴别：肾阴虚证和虚阳浮越证是完全不相同的。虚阳浮越证是讲的阳虚，肾阴虚证是讲的阴虚阳亢，上面好像都是热，虚阳浮越上面是热、上面好像是火，阴虚阳亢上面也是火。但根本不同之处是：肾阴虚证下面也是热，阴少；虚阳浮越证下面是寒，是阳虚，这是本质的不同，阴虚和阳虚显然不一样。这个比较容易鉴别，除了肾虚有相同的表现以外，一个是阴虚、一个是阳虚，一个寒、一个热，显然不一样。

四、肾精不足证

第四个，肾精不足证。肾的精液不足了，精气亏虚，这是什么意思呢？就是说阴和阳的症状不明显，既没有明显的畏冷肢寒，也没有五心烦热、潮热、盗汗等阴虚的表现，阴虚、阳虚的寒和热的表现不明显，仅仅表现为肾的生殖机能、肾精不足。

主要表现：把哪些症状归属于肾精不足呢？一个是早衰，未老先衰，有的人三四十岁就牙齿松动，开始脱牙齿了，到五十岁，牙齿都脱得差不多了；也有的到了四五十岁耳朵就听不见了，记忆力就很差很差了，头发也脱得差不多了，腰膝酸软、腰痛。这些症状都明显，就是早衰、未老先衰。现在七老八十的都还很健康，而他是到了四五十就已经衰老得不行了，未老先衰，那是什么问题？认为是肾的精气不足了。第二个是小孩子，不能说小孩未老先衰，主要是先天性的发育迟缓，囟门迟闭，五迟、五软，该说话了还不会说话、不知道数数、站也站不起来，智力低下等。第三个是生殖机能的减退，男子的精少不孕，女子的经闭不孕，性欲减退。这三个方面，都表现为精气不足，没有明显的寒和热，重点是反映为生长发育和生殖机能的减退，成年人就是早衰，生殖机能减退，没有性欲的要求，甚至是闭经，小孩子就是发育迟缓。有的女同志，四十岁以前就停了经、就没有月经了。像这种情况，都属于精气亏虚，它没有明显的寒和热的表现。

分析：因为肾主精，肾藏精，精生髓，骨里面有髓，上注于脑，所以发育迟钝、骨骼萎软、腰膝酸软、记忆力减退、智力低下、痴呆等这些症状都出现了。

比较：肾阴虚和肾精不足的区别。不同在于肾阴虚有热的表现，肾精不足没有明显的热证。可不可以两个证同时存在？既有肾精不足，又有肾阴虚，可以两个都有，那就是肾的阴虚精亏证、肾的精亏阴虚证，有的以生长发育迟钝、迟缓或者是早衰，或者是生殖机能低下为明显表现，而没有明显寒和热的症状时，就叫肾精不足或者肾气不足，或者肾的精气亏虚证。在辨证这里，肾精与肾气的概念是相通的，因为肾精足不足无法测量，主要是从肾机能、性机能、生长发育等上面体现出来。所以肾精不足就是肾气亏虚，通过性机能及性欲的低下、生长发育迟缓、未老先衰等，说明存在着肾精不足。肾气以肾精为体，肾精以肾气为用，体用不分、精气不分，肾精不足证可以称为肾气亏虚证。

五、肾气不固证

第五个，肾气不固证。肾为封藏之本，肾主封藏，肾的特性是潜藏，命火要潜伏在哪里？命火要寓于肾水之中，叫作龙藏海底，如果是命火不藏在水里面，那就出现龙火飞腾。龙火飞腾是什么表现？虚阳浮越，龙不在水里面藏着，跑了出来、离开了水，当然是不好的，命火要潜、肾精要藏。所以肾的特性是潜藏，肾为封藏之本。如果肾的功能减退了以后，不能够封藏了，封藏失职，所出现的虚弱证候，叫作肾气不固证。

表现：有肾虚的一般表现——腰膝酸软、齿松、发脱、耳鸣。有的有，有的不明显，但是说到肾虚，就只能点这几个症状，腰膝酸软、齿松、发脱、耳鸣，肾虚的一般证候就是这几个。除此之外，能说哪一个症状是肾虚？鼻子闻不到是肾虚？眼睛看不见是肾虚？不想吃饭是肾虚？头晕是肾虚？不好说，肾虚的常见症状就是腰膝酸软、齿松、发脱、耳鸣这几个症状。除了肾虚以外，现在说的是肾气不固，因此重点是讲不固，哪个不固？我们曾经讲过有六个不固，讲过容易出汗是什么不固？容易出汗、自汗是卫气不固。还讲过脾不统血是气不摄血，也可以认为是脾气不固、气不摄血。除此之外，剩下来的都是从二阴所出来的，即前阴、后阴不固了。后阴不固就表现为大便失禁、滑泄，前阴不固表现为小便失禁、余溺不尽。妇女还有月经、胎儿，男子的精液，都可以是前阴不固。所以男子的遗精、滑精，女子的月经淋沥不断、崩漏，胎气不固、滑胎，小便，大便等五方面的不固，由于肾主二阴，肾主生殖，肾性封藏，所以这五个方面的不固都是肾气的不固。比如胎气不固，怀孕容易，但怀到两三个月就流掉了，即习惯性流产，所谓"只见娘坨肚、不见儿走路"。身体好的、肾气固的人，即使提水、挑担子，甚至跌了一跤也不流产。特别是那种偷情所怀的毛毛，想流都流不掉，用棒打也打不下来。但是肾气虚的人，只打个喷嚏就把胎儿打下来了，打喷嚏的时候腹压大，打个喷嚏把胎儿挤出来了。习惯性流产、肾气不固的人，有的从怀孕一开始就躺在床上，一点都不敢动，可是上厕所时，一不小心，滑了一下，胎儿又滑下来了。比如小便不固，有的小便不固的人，讲得很神奇，听不得水响，旁边哪个地方水龙头一打开，这小便的龙头也就打开了，有的说不能下楼梯，脚这么下一级台阶，小便也就随着下一次，这是肾气不固。我看到一个很典型的肾气不固，是部队里面的一个医生，是位西学中的医生，他来看病，主要是小便失禁，小便不固最严重的时候到什么程度？他小便不固，时时要解小便，有小便就解掉了，在上班的时候、在家里还好办一点，硬要解就去解一下，可是部队有时候要野营拉练、搞军训，野营拉练一走就是几个小时，背上背着包，小便不自觉地就流了出来，裤子都湿的，别人看到就很不好意思，严重的时候怎么办呢？拿一根绳子，把阴茎捆起来，到这么严重的程度，就这么个小小的小便失禁，是多么的痛苦啊。当然一个病人不可能出现五个不固，这五个不固不会在一个人身上同时出现，起码男子的精、女子的月经就不会是一个人。可能有的是一个不固，有的也可能有两个不固，既有小便不固，又有月经不固，可能有两个，甚至有的是前后阴都不固——二便失禁，那有可能。但一个人不会超过三个不固。

分析： 就是肾虚的那些原因，导致了肾的封藏失职。

辨证依据： 有肾虚的一般表现，病人就诊是以某一种不固为突出表现。以遗精、滑精为突出表现；或者是怀孕以后容易流产；或者有的是遗尿、习惯性的遗尿；有的是大便失禁……以这样的不固为主诉、为主要表现，往往还兼有一点肾虚的证候，这就是肾气不固了。有没有肾气不虚的？也有那种情况，小孩子长得很好的，十七八岁、十五六岁，身体蛮好的，但他就是有一个习惯性的遗尿，你说他肾虚，一点也看不出来他有肾虚的表现，那怎么办呢？因为这个不固，总是因为肾主二阴、肾主封藏，虽然他没有典型的肾虚表现，但是如果没有其他的原因，没有湿热，没有肝气郁结、气滞血瘀，没有其他的原因，那就只好说还是肾气不固，还是补肾固摄，还是用这个方法，这是第五个证型，肾气不固证。

肾的病，肾的辨证，小结一下。

肾的病是多虚证。肾阴虚、肾阳虚、肾气不固、肾虚水泛、精气亏虚都是虚证。《小儿药证直诀》说："肾主虚，无实也。"

肾虚的一般表现。肾虚有什么表现呢？刚才讲常见的表现，就是腰膝酸软，或者腰膝酸痛，经常耳鸣、失聪，牙齿松动或者早脱，或者脱发。肾虚证的诊断标准，一般也就是列这几个症状。肾虚的研究还是比较多，提肾虚证，就看有没有这里面的某个症状、某几个症状。除了这些一般表现以外，往往对小便可能是有影响的，要么小便清长，要么夜尿多，或者是小便有点余溺不尽，小便解完了还在那里滴滴点点，解了还想解等。性机能可能有改变，往往有低下的表现，这就是肾虚的表现。一般来说就是这些表现，当然有的病人很明显，有的病人也不一定明显，只要是这些方面的减退，一般认为是肾虚，起码要考虑到肾虚。肾的辨证不复杂，病情也不复杂，不像肝的病很复杂。

肾虚的病因病理。比较多，各个脏腑的病都可以影响到肾，五脏归肾，病久了都可以到肾，穷必及肾。由于肾是阴阳的根本，精、气、阴、阳的根本，肾虚了是根本虚了，所以治疗起效是不太容易的，其他脏腑的病有时候三副药、两副药，甚至一副药就可以见效，就可以看出有没有效，甚至一副药就治好了。到了肾虚的时候，到了久病及肾的时候，恐怕没有三五十副药一般难见效，所以效果是比较慢的，因为到了根本上、最基层的地方虚了。并发证多，脾肾阳虚、肝肾阴虚、肺肾气虚、心肾阳虚、水气凌心等，并发证最多。张景岳对肾的研究最透，他讲："虚邪之至，害必归肾；五脏之伤，穷必归肾。"过去讲什么"补肾不若补脾"，这是李东垣强调的；南宋严用和提出"补脾不如补肾"，实际上补肾强调得最厉害的、最多的、研究最突出的是张景岳。张景岳的处方里面、用药里面，有好多的处方他都要用熟地黄，所以后来有人称他为"张熟地"，熟地黄干什么的？就是补肾的，既补肾阴又补肾阳，生地黄本身是补阴为主，但是经过九蒸九晒了以后，就有补阳的作用了，所以熟地黄既补阴又补阳，我们现在用六味地黄丸，里面主要是用熟地黄。

肾到底有没有实证？有很多医生都认为肾有实证，并且有这样明显的提法。比如《素问·脏气法时论》里面说："肾病者，腹大，胫肿，喘咳，寝汗出，憎风。"这种肾病应该说就是肾实的表现。《灵枢·淫邪发梦》论述人为什么做梦？专门有一篇叫《淫邪发梦》，明显讲到肾气实会做什么样的梦？肾气实的时候，可能就梦涨大水这样的表现。《灵枢·本神》讲："肾气虚则厥，实则胀。"明确提出肾气可以实。所以有好多人认为肾是有实证的。比如现在有人提出来小便闭、小便解不出来，或者是肿得特别明显，那就是有实邪在里面，是水液停聚，或者是肾上面生癌、长瘤子，那难道不是实？他认为就是实，所以有人认为肾是有实证的。但是这个和中医传统的认识不完全一样，中医传统的认识是肾藏精、肾是阴阳之本，所以这个阴阳之本，精不可能实、不可能太多的，太多了，都是其他的问题，不归肾负责，找其他的脏腑负责去了，责之于膀胱，或责之于其他脏腑。或者说它之所以出现实，也是因为虚所导致的，因虚而实，所以不认为是肾有实证。

女子胞的病，应该归属于肾。脏腑辨证里面，女子胞的证候是很常见的。妇科病里面很多病就其病位来说，过去都归属于肾，或者归属于肝，我主张应该把女子胞单独地列为一个病位。实际上心的病应该是包括两个脏的病——心的病及脑、神的病，是不是？心的那十个证型里面，好几个证型实际上都是脑的问题，瘀阻脑络证，是不是？那是脑，还有痰火扰神证、痰蒙心神证、热闭心神证，是不是？心阴虚证也有心神的症状，心血虚证也有心神的症状，所以心实际上应该包括心和脑。肾的病变范畴，应该把胞宫的病独立出来，常见的妇科病，最常见的病性就是寒凝、痰凝、瘀阻、血热、湿热、虚寒，这几个证型，病位过去有的把它称为肾，有的称为肝，有的称为冲任、血海。冲任不调，冲任不调到底在哪个地方？明明有个子宫在那里，为什么不把它归属于胞宫呢！寒凝胞宫证、痰凝胞宫证、瘀阻胞宫证、胞宫血热证、胞宫湿热证、胞宫虚寒证，女子的病证，都可以归属于胞宫。

泌尿系统的病，虚证责之为肾，实证责之于膀胱，或者是其他的脏腑。比如我们讲到风水，急性的风水相搏，责之于谁？责之于肺了，实证责之于其他的脏腑了。肾为什么没实证呢？就是有实证，也不由肾负责任，把责任推给别人了，就这个意思，所以只承认肾虚。

第十九讲
脏腑辨证（八）

第六节　辨腑病证候

现在讲脏腑辨证的第六节，腑病辨证。腑病辨证是这样安排的，原来五版教材及一、二、三、四版教材都是把心与小肠放在一起。心与小肠的病变，肺与大肠的病变，是这样安排的。小肠的病变和心的证候，大肠的病变和肺的证候，并不是结合很紧密，比如所谓"心移热于小肠"，实际病位并不是热由心移到了小肠。所以六版教材就把胃肠的证候合在一起，肝和胆、肾和膀胱还是合在一起讲的。新世纪的七版教材，大家觉得只把肝胆合在一起、肾和膀胱合在一起，其他的三个腑又另外合成一节，胃、小肠、大肠合作一节，好像也不大好。怎么安排？大家讨论一下，最后就采取把五个腑病的辨证都合在一起讲，单独作为一节，叫作腑病辨证。

六腑，首先要复习它的生理。六腑都是受盛和传化水谷的器官，"受盛"，即接受，像个盆子样的，把它装起来。"传化"，是指在传递过程里面有消化、气化水谷的作用，这样一个共同的生理功能。六腑的特性是泻而不藏，实而不满，以降为顺，以通为用，这是应该要掌握的，因为它涉及腑病的病理特点。每一个脏腑的生理功能，我们就不复习了。

病变特点。腑病有这样几个特点：①六腑的病变，具有比较轻、比较单纯、实证比较多的特点。虚证，主要讲的是胃有虚证，肠有时候也有虚证，如阴液亏虚，胆气不足，有时候也有虚证。但是虚证比较少，相对来说比较轻、比较单纯。②六腑的病变可以互相影响，胃和肠、肠和胆、肠和胃等，它们之间可以互相影响。③就是脏腑之间的影响，脾和胃、肝和胆、肾和膀胱，它们可以相互影响。肺与大肠也可以有影响，肺气不降的时候，大肠也可能受到影响，但不是很常见。说明腑与腑之间、腑与脏之间常常受到影响。下面分开来看它们各自的病变特点和证候表现。

胃的病证。胃主要是受纳腐熟水谷，因此，胃有病的时候，主要反映为受纳和腐熟，也就是纳和化——受纳、消化功能的异常。因此，经常出现的是不欲食，还可以是消谷善饥、多食易饥、饥不欲食，这都是纳和化的异常。也可出现脘痞胀痛，和胃气上逆出现的恶心、呕吐、呃逆、嗳气。胃的症状主要反映在这样几个方面：一是胃脘这个局部疼痛、胀、痞满、不舒服，这是一个；第二就是饮食的不正常，要么是不吃、不想吃，要么是吃得多，要么吃了不消化，或者是有饥饿而没有食欲的要求等；第三是胃气上逆的表现，呕吐、恶心、嗳气、呃逆等这样的症状。胃的证比较多，书上面列了七八个，胃气虚、胃阳虚、胃阴虚、寒邪犯胃、胃热炽盛、寒饮停胃、食积于胃、胃肠气滞与血瘀，还有血瘀、气滞等，胃的证型临床上是见得比较多的。

第二个，小肠。小肠主要是接受胃传导下来的食糜，进一步进行消化和吸收。小肠有相当一部分功能是归属于脾了，所以小肠这个部位出现的症状，有很多经常认为是脾虚、脾的问题。小肠本身的症状见哪些呢？腹痛、腹胀、肠鸣、腹泻。小肠的证候与脾的证候有什么不同？在讲脾的运化失常的时候，是食少、腹胀、便溏。食少，实际上与胃的症状已经相互交织在一起，脾的功能不正常的时候，食纳不正常、吃得少的时候，既可能是胃气虚，也可能是脾气虚。小肠的症状，腹胀、肠鸣、腹泻、腹痛，脾虚我们讲食少、腹胀、便溏、隐痛，这里腹胀有了吧，只是它的症状表现上有一些不同，什么不同呀？急性的腹泻经常归属于肠，长期的便溏，缓慢的腹泻一般归属于脾，所以，脾的症状提的是便溏，不是提的泄泻，不是像水一样的泻出来、从闸门中放肆流出来。小肠的病变就是用的腹泻，并且是用的三点水的"泻"，水倾泻而出，是比较突出的表现，急性的腹泻，一般认为是小肠的问题。脾的腹痛是隐隐而痛、隐痛，食少、腹胀、便溏、隐痛；小肠有病的时候也腹痛，它的位置也是在肚脐周围、大腹部这个地方痛，但小肠的痛就不一定是隐隐痛，可能是绞痛，可能是游走作痛、胀痛，不一定是隐隐作痛，在这个腹痛上也有一点区别。腹胀当然表现是一样的。常见的证型，哪些原因可以导致呢？寒凝、气滞、饮食停留、虫积在小肠里面，蛔虫、钩虫这些虫，经常寄生在小肠里面，有这些证型。

第三个是大肠。大肠的症状和小肠的症状比较起来，可以有相同的地方，大肠有病，可以出现腹泻、腹胀、腹痛，这和小肠的病是相同的，小肠的病也可以出现腹痛、腹胀、腹泻，这是相同的。当然痛的位置可能有点不同，大肠是在周围，小肠在中间，大肠病变可能痛的位置在边上一些，有时候可能区别不了，都是笼统地出现腹胀、腹泻、腹痛，有相同的方面。还有什么不太相同的地方呢？大肠可以出现便秘，大肠有病的时候出现便秘，而小肠就没有说出现有便秘的情况。大肠还有一个便下脓血，有脓有血，它的病位应该说是在大肠，里急后重、便下脓血、下利脓血，是大肠的病，病位在大肠上，不是在小肠上面。大小肠的证候有这样一个区别。大肠的证型可以有湿热、津亏、腑实便秘等这样一些证型。

第四个是胆的病证。胆主要是贮藏胆汁，把胆汁贮藏到一定程度、需要的时候，排泄到肠道里面，帮助消化。六腑的气都要以降为顺，所以胆有病的时候，如果胆汁不能顺利地下泄于肠，胆气不往下降、胆气不降的时候，可以出现口苦、黄疸，这是胆有病的一种表现。除了这个表现以外，胆有病，可以肯定地说，更常见的一个症状是胆囊这个地方有肿块、疼痛。胁下痛，也可能是肝，也可能是胆，胆囊这个地方的疼痛、右胁的疼痛，尤其是按诊摸到了卵圆形的这种包块、胆囊肿大等这样的问题，一般是胆的问题。除了这个以外，另外还有一个胆怯易惊，胆怯易惊应该说是一种神志症状，是心神的问题，心神的病变，但是中医认为胆主决断，俗话说这人胆大、胆小，并不是讲的胆囊大、胆囊小，而是讲他的情绪上胆子比较大、不怕事，或者胆小如鼠、很怕，胆怯易惊为主要表现者，临床认为可能和胆气亏虚有关。

第五个，膀胱。膀胱的病变，主要就是小便，小便的质、量和排泄感出现异常。尿频、尿急、尿涩、尿短赤，或者尿里面有砂石、脓血，小便的色、质、量出现改变的时候，病位常在膀胱。量的改变还是次要的，量经常和水有关系，特别是小便的质出现有脓血、有砂石，解小便排不出来、有小便排不出来，或者排小便的时候有尿频、尿急、尿痛的感觉，认为是膀胱的病变。

这就是六腑各自的病变特点。六个腑合在一起，证候就比较多了，教材上面列了 14 个证型，但实际上只讲了五个腑，胃、胆、小肠、大肠、膀胱五个腑，每个腑的证型，平均还不到 3 个证型，所以讲得不多，但是合在一起就有 14 个。

一、胃气虚证

第一个，胃气虚证。很容易掌握，胃的受纳、腐熟机能减退所出现的证候。

胃气虚，应当有胃脘这个部位的隐隐疼痛、不欲食，吃了以后痞胀，吃了以后不消化，胃脘痞胀，有很多病人是有这个反应，不能吃，吃了以后肚子胀，食欲不振，或者还有嗳气，这是病位表现在胃。有气虚的证候，气短、懒言、神疲、乏力，可能有这样的表现，也有的可能不太明显，但是不欲食、食后痞胀也说明是胃的机能活动、胃纳谷化食的功能减退了，所以出现了食欲不振和吃了以后肚子胀、不欲食的表现，但也有得食痛缓的，胃溃疡经常有这样的表现，到一定的时候肚子痛，痛的时候吃一点东西、吃点饼干什么东西，缓解了，得到了外界谷气的帮助。有很多情况是不想吃，吃了肚子胀，嗳气这样的表现。这个证型应该比较容易掌握。

二、胃阳虚证

第二个证型，胃阳虚证。也就是胃虚寒证。

胃虚寒证和胃气虚证不同的地方，就是有寒冷的表现。这个痛也是隐隐地痛、喜按，但往往可能还是冷痛、喜温。胃脘部，经常胃脘部疼痛，痛的时候用热的敷一敷、用一个热水袋敷在胃脘部，可能好一些，胃脘冷痛、隐隐痛、喜温喜按。并且也有不欲食，胃脘部作胀等这些表现是相同的，局部有这个表现，也可能全身，甚至全身都有畏冷肢凉的表现，这就是胃阳虚证。

胃阳虚证和胃气虚、脾气虚它们之间是什么关系？到底这个症状说它是脾阳虚还是脾气虚，或是说胃阳虚、胃气虚呢？脾胃的症状有一些是相同的，都可能有食少、脘腹隐痛，到底是脾气虚、脾阳虚，还是胃气虚、胃阳虚？

有的时候分得清，比如说胃脘痛的位置在上面一点，脾的位置应该在肚脐周围、下面一点，但是有的时候不明显，肚子隐隐痛，本来就痛得不明显，很难区分部位嘛！反正肚子隐隐痛，到底哪个地方痛？讲不太清，很可能是整个腹部都有一点痛。有气虚或者阳虚的共有症状，神疲乏力，畏冷肢凉，胃气虚可以出现这些症状，脾气虚也可以出现这些症状，胃阳虚、脾阳虚都可能有畏冷肢凉这样的表现。不同之处在于脾阳虚、脾气虚有大便的改变，大便可能有便溏，脾阳虚、脾气虚食少、腹胀、便溏；而胃的症状就没有讲大便的改变。它的位置，按道理说，脾的位置是在肚脐周围、大腹部，而胃的位置是在剑突下、胃脘这个地方，定位如果很明显，它在剑突下，一般要定胃，不要说是脾；它是肚脐周围，大腹、整个腹部，大腹部疼痛，剑突下没有痛的明显感觉，一般来说是定在脾。胃的症状还有什么问题呢？还有嗳气、呃逆，呃逆倒是不常见，但是胃有病嗳气这种情况是常见的，有这样的一些症状。这就是我们临床辨证的时候病位是在胃还是在脾的区别。当然也可能是脾和胃都有，脾胃阳虚、中焦虚寒、脾胃气虚，可能是两个脏腑，一个脏、一个腑同病，可以的。

三、胃阴虚证

第三个，胃阴虚证。胃的虚热证，胃阴虚证，是由于阴液亏虚，胃失濡养、和降所出现的虚热证候。

可能有虚热，一讲阴虚的时候，大部分都有虚热。阴虚你怎么知道？除了身体消瘦、脉细、舌干燥、舌红少津少苔，除了这些表现以外，经常就要提到五心烦热、午后颧红、午后低热等这样的表现，这些表现看来就是有火、有内热，因此叫虚热证。作为胃来说，由于它是腑，有时候虚热证、全身的虚热表现，五心烦热、盗汗、颧红等，可能不太明显，只有单纯胃局部津液亏虚、阴液不足的一些表现，那种情况可以称为胃燥津亏证，胃的阴液不足了，胃内干燥，而全身没有虚热的表现，那称胃燥津亏证。全身虚热的表现明显，那就是胃阴虚了。在胃的表现有些特点，胃阴虚也是胃脘这个部位痞胀、疼痛这些表现，症状也是出现在胃脘这个地方，阴虚的表现有什么特点呢？是胃脘嘈杂。什么是嘈杂？就是胃脘这个部位出现一种似饥非饥、似痛非痛、似灼非灼的感觉，反正胃脘这个地方不舒服，痛又不像痛，说肚子饿了又不像肚子饿了，一种讲不清楚的不舒服的感觉，称为嘈杂，似痛非痛、似饥非饥这样一种表现——嘈杂。或者是饥饿感，或者是隐隐灼痛，什么原因？可能是阴虚吧，所以表现为灼痛。饥不欲食，它的特点不同于一般的胃气虚，不是不欲食、吃饭没味，可能还有饥饿的感觉，为什么？胃气没有虚，如果胃气虚了，饥饿感觉都没有了，胃阴不足，运化不及，所以虽有饥饿感但是又不想吃，吃了以后不消化，痞胀不舒，或者是干呕，或者有呃逆这样的表现，这是胃阴虚的表现。对于胃阴虚，没有强调很多虚热证，它的虚热只表现为大便可能干燥，胃的津液不足，大便可能干燥一点，小便可能短黄一点，舌苔的生成靠胃气、胃阴，可能舌苔少、脉细数。临床上看到的，这种胃有病、胃阴不足的人，好像全身的那种午后低热、五心烦热、夜间盗汗、两颧潮红比较少见。那怎么辨证呢？主要凭饥不欲食、胃脘嘈杂、痞胀，再加上舌红少津、脉细数、小便短黄、大便干结等这些症状，这就是胃阴不足的表现，这就是胃阴亏虚证。

为什么会导致胃阴亏虚？可以因为辛辣香燥太过，呕吐损伤胃阴，胃的长期病变，情志化火伤阴都可以，有好多原因。

四、胃热证

第四个证型，胃热证，或者胃火证，或者是叫胃热炽盛证，或者叫胃实热证，都是一个意思。辨证的要素、证素就是两个，一个是胃，一个是热，热邪在胃。热邪在胃的表现，是胃热、火热壅滞于胃，胃失和降出现的实热证候。

临床表现：一个是有胃热的表现，有实火的表现。有的症状可能就不会同时存在，有的是胃热明显，胃脘部灼热疼痛，不能吃热的，要吃冷的，灼痛。比如说有的人，喝酒，喝了很多的烈性酒，什么老白干、二锅头呀，有六七十度的，用根火柴就能点燃，那种酒喝进去以后，对胃黏膜、胃，应该是一种非常强烈的刺激，所以烧灼疼痛，这是一种表现。有的可能主要表现为消谷善饥，胃火旺的人，消化功能强得很，时时要吃，吃了又饿了，一吃能吃几大碗，吃了以后等一下又饿了，这并不是因为体力劳动消耗太多，搞重体力劳动的人，耗的体力太多，吃得多完全可能。胃火旺并不一定是消耗了很多体力，就是肚子饥饿、特别地饿，并且还有一个特点，就是虽然吃那么多还不长肉、还瘦，那个火旺得很，就这个表现，全身可能没有什么明显的发热，一量体温可能就不烧，没有那些表现，像这种情况，认为是胃的消化机能太旺盛了，这是"气有余，便是火"，因此它属于胃火了。或者有的病人，他的主要表现是口臭、牙龈红肿疼痛，口里面好大一股臭气，牙龈红肿疼痛，甚至齿衄、出血，红肿非常明显，口臭、口干，因为牙龈属于胃所主管的部位，认为是胃火上炎、胃火炽盛导致这样的表现。这种病人可能都会出现口渴喜冷，小便短黄，大便秘结，舌红苔黄，脉滑数这样一些火热证的共同表现。胃热证的口渴喜饮应该是比较常见，但是不一定有发热、体温升高，不一定。肺热炽盛、心火亢盛、肝火炽盛，可能体温都是高，或者病人自觉感到很热，而胃热证的病人，可能他的自我感觉和体温测量，都没有发热，而主要是在胃脘这个部位烧灼疼痛，消谷善饥，或者上升到口，出现口臭、牙龈肿痛这样的表现，辨证就属于胃火、胃热，全身舌红苔黄、口渴、便结、尿黄这些症状是存在的，但是不一定有发热的明显症状，体温并不一定升高。

比较一下胃阴虚、虚火上炎和胃热炽盛的胃火上炎。胃阴虚重点表现为嘈杂，以胃脘嘈杂、饥不欲食为主要表现，有一定的虚热证候、有阴虚的证候。胃火炽盛属于实热证，重点是以消谷善饥、灼痛、牙龈红肿疼痛、口臭为主要表现。胃火上炎常表现为口臭、牙龈肿痛。但是牙齿痛的人、牙龈痛的人，不一定都是胃火。虚火上炎、阴虚火旺，也可以出现牙齿疼痛，这种阴虚火旺、虚火上炎，一般是指肾的阴虚火旺，因为齿属于肾、牙龈属胃，所以虚火上炎的牙齿痛，一般牙龈并不太红肿，只红而不太肿，所以牙痛，可能是阴虚，而不一定是胃火。要注意这个区别。

辨证依据：胃脘部，局部的灼热疼痛，或者消谷善饥，全身有舌红、苔黄、脉滑数、便结、尿黄之类的表现，所以是胃的实热证。牙龈红肿疼痛、齿衄、口臭，也是胃火证的一种类型。消谷善饥是一种类型，胃脘灼痛是一种类型，还有牙龈红肿疼痛是一种类型，这就是胃热证的辨证依据。

我曾经诊过这样一个病人，这个病人是浏阳的，浏阳这个地方哮喘的病人比较多，这个人平时身体还很健康，三十来岁，7月份哮喘发作，医生就给他用了小青龙汤，小青龙汤是治哮喘的一张常用方子，小青龙汤是治疗寒饮的吧，是不是呀？哮喘病经常用到的，里面有姜桂麻黄等温热药。这个病人把这个药吃了以后，不但哮喘没有缓解，并且出现胃脘烧灼疼痛、出大汗，那个出汗就像一盆水从头上淋下来，"汗出如从水中出"，我是这样形容的，就是头上的汗一颗颗往下掉，一粒粒的汗，大汗，这个大汗不是亡阳，他感到胃脘部烧灼疼痛，头上出汗，这样的表现。怎么办？胃脘灼痛，又有哮喘，又出大汗，并且是在热天，是"双抢"季节，天气很炎热的，我就给他用三黄——黄连、黄柏、大黄，加栀子、石膏、生地，用这个药，一副药下去，肚子就不痛了，并且两个病都好了，哮喘也不发了，胃脘也不痛了。他原来只有哮喘，吃了小青龙汤以后，哮喘没有解决问题，胃痛又出现了，用这一个处方把这两个病都解决了。这是什么问题、为什么会这样？实际上他这个哮喘本来就不属于寒哮、不属于冷哮，而属于热哮，又在暑天，还给他吃小青龙汤，小青龙汤桂麻黄，有干姜、桂枝、麻黄，用小青龙汤，在暑天用，他本来就是热证，这不是火上加油呀！因此吃了以后，胃脘痛得很厉害。现在给他清热泻火，把火一泻下去，所以胃脘基本没有痛了，哮喘也平住了。这就说明，中医讲的"因时制宜"是有道理的，这种气候、环境特别明显，用药也特别有效，如果是在冬天用的，他可能也不出现胃脘痛，就是出现胃脘痛，用三黄给他吃，效果可能会要差一些。天气非常炎热，这种情况之下，胃脘灼热疼痛，哮喘，大汗，头上大汗，典型的胃火证。

五、寒饮停胃证

第五个，寒饮停胃证。寒饮停胃，在讲"饮"的时候已经讲过了。饮邪可以停留于胃肠，过去称为痰饮，《金匮要略》里面称为痰饮，实际上《金匮要略》应该是叫淡饮，三点水的淡、淡白的那个淡，淡淡的饮。由于古代所讲的这个饮——痰饮，主要是指饮邪停留在胃肠，所以现在的国家标准《中医临床诊疗术语》里面把它改为胃饮了，以免和广义的"痰饮"相混淆。

停留在胃肠有什么表现呢？呕吐清水，或者是胃脘部有振水声，肠里面有水声辘辘这样的表现。呕吐清稀这种水饮，由于他呕出来好多水，口腔里面的水分多，因此舌肯定是滑、润，舌苔是白色。有这样的表现，所以称为寒饮停胃，或者是饮停胃肠。如果肚子里面"咕噜咕噜"地响，有水流动的声音，不是在胃脘这个地方，那就应该是饮停在肠里面了，因此，名称就要改一下，就要改成饮停胃肠了，是不是？如果只有呕吐清水，胃脘部这个地方痞胀，那是饮停于胃。这种情况是有的，临床还是比较常见。如果一杯牛奶一次喝下去，胃里面就会明确地感觉到，胃这个部位好像有水在那里震动，我喝牛奶就不能喝得太多，如果把一杯牛奶一下喝下去，胃里面就消化不了，就明显地有水在里面震动的感觉，那是饮停于胃，以胃脘痞胀、振水声为主要表现，这就是寒饮停胃证。

六、寒滞胃肠证

第六个，寒滞胃肠证。寒滞胃肠，寒邪停留在胃和肠所出现的证候。

寒滞胃肠包括四或五个证素——寒、气滞、胃、小肠或大肠。症状是以突然出现胃脘或者腹部的剧烈冷痛、呕吐、腹泻为主要表现。呕吐、腹泻，腹部剧痛、冷痛，并且有寒冷的表现，实寒证——冷、白、痛、迟、蜷的症状可能全部都有，而主要症状是胃脘、腹部冷痛，腹泻、呕吐，所以病位是在胃和肠，因此叫作寒滞胃肠证。病情表现很典型，这种证临床有的，比如说腹部受凉了，没盖好被子什么的，腹部受凉了，突然起的、急性，西医叫急性胃肠炎，就是腹痛、腹泻、呕吐，是吧？它的特点就是有寒的特点，冷、白、痛、迟、蜷的特点，脉紧这样的特点。是实寒，是寒凝气滞，不是火，更不是两个火相加——"炎"，所以不应该叫它急性胃肠炎，这个证应该叫寒滞胃肠。

比较一下寒饮停胃和寒滞胃肠、寒滞胃肠和胃阳虚有什么不一样？寒饮停胃是饮的症状突出，痛不太明显，饮的症状——呕吐清水，胃里面有水的流动感、振水声，"咕噜咕噜"，胃肠里面有水流的声音，疼痛并不很明显；寒滞胃肠是以突然发作的腹部冷痛，饮的症状不明显，可以呕吐清水、腹泻清稀，但不是主要问题，而是腹痛很明显，寒饮没有明显脘腹疼痛。寒滞胃肠是突然发生的，不会长久，长期就变成胃阳虚、脾胃阳虚了。长期的、经常的腹部痛，不会是突然的剧烈痛，是缓缓地痛、隐隐地痛，体质比较虚弱，有虚弱的症状，那才叫胃阳虚，或者是脾胃阳虚，或者叫中焦虚寒，不相同。

同学们自己应该可以归纳出来，怎样判断这个病人？都有腹痛，都有怕冷的感觉，怎么区别到底是什么证？是寒还是饮，还是阳虚？同学们自己应该可以区分的了。

七、食滞胃肠证

第七个，食滞胃肠证。食物停滞在胃肠，这种伤食的病，很多人可能都出现过，几乎每个人都曾经发生过，应该是常见。有什么表现呢？胃脘部的胀痛、腹部的胀痛。胃胀，开始的时候可能就是在胃，以后到了肠的时候就出现了腹胀，并且痛。呕吐出来的物质非常酸臭，有一股馊气，排出来的大便或者矢气非常腐臭，像鸡蛋坏了一样的那种腐臭的气味。大便酸腐臭秽，矢气臭如败卵，呕吐酸馊，脘腹部痞胀疼痛，这些表现都经常出现，并且往往又有伤食的病史、饮食不慎的病史，这个证应该容易辨别。

八、胃肠气滞证

第八个，胃肠气滞证。胃肠气滞讲的是气机阻滞，以脘腹部的胀痛、走窜为主要表现。在胃，如果单纯是在胃，那就是胃的气滞证；如果是单纯在肚脐周围，那是肠的气滞证。

很可能这个患者是胃、肠，脘、腹到处走动，以这种走窜、胀痛为主要表现、突出表现，随着"气"的聚和散而增减，这个气走动了一下、咕咚咕咚地叫、肠鸣亢进，或者是嗳气，或者是放了一个屁，气流动了，疼痛缓解一些等一下又痛起来，又胀起来了，这就是胃肠气滞证。

严格地说，胃肠气滞是一个现象，气滞了，为什么会气滞的？还要进一步找原因。什么原因？比如说情志可以导致，有的经常是情志因素引起的；有的是受寒引起的，寒凝可不可以导致气滞？我们刚才讲寒滞胃肠，里面就包括有一个"滞"，寒凝气机，所以它就有胀痛、绞痛、冷痛的表现，那是寒；伤食、食滞胃肠，里面也有个"滞"；动手术以后，可不可以？动手术以后，肠、胃肠的机能不正常了、搅乱了，出现到处游走疼痛、腹胀等这样的表现。这里没有讲它的具体原因，只讲到了气滞。胃肠气滞最常见的原因是寒凝，寒凝气滞。寒凝气滞和单纯的胃肠气滞，都有脘腹部的胀、痛、游走等表现，甚至有呕吐、腹泻的表现，不同的地方是什么呢？寒就一定有寒冷的表现，寒的症状特别突出，而单纯的气滞没有讲到寒，就是一派气滞的表现，胀痛走窜为主要表现。寒凝可以导致气滞，叫作寒凝气滞，所谓胃肠寒滞、寒滞胃肠，寒里面本身就包括有气滞。胃肠气滞证是没有明显寒的症状，也没有食积的症状，就是一派单纯的气滞症状，这个证应该也容易辨别。

讲个病例，有名中学生，姓廖，13 岁。哪儿不舒服？喜欢放屁。两个多月了，屁多、打得很响，但是不臭，有时在教室里面，"噗"的一声屁响，师生哗然，满堂大笑，好没面子、好难为情。肚子痛不痛？不痛。胀不胀，没解大便的时候，有时有点胀，有时肚子里面响。大便怎么样？有时早晨起来晚了一点，来不及，想解大便又解不出来，只解一点点，或者只打几个屁就不解了。还有哪儿不舒服没有？没有了，饮食、睡眠、精力、学习等，都可以。腹部按诊没有压痛、没有包块，舌、脉也无明显改变。就这么个小小的病——放屁，可是当众大声放屁，同学们都笑他，自己觉得好不文雅，好没面子。怎么诊治？腹胀肠鸣、排便不爽、屎少屁多，这是一个典型的肠道气滞证吧。要他保持每天大便的良好习惯，吃两副调理气机的药。果然，只吃了两副药，就不再打屁了，药能对证，效如桴鼓。

第二十讲
脏腑辨证（九）

九、虫积肠道证

第九个证型，虫积肠道证。食积、虫积，都是病性（病因）、都是证素。虫积，常见到的是蛔虫，但是实际上除了蛔虫以外，还有其他的虫，钩虫、蛲虫等这些虫。但是一般能见到的多半都是蛔虫，所以这里重点是指的蛔虫。蛔虫寄生在人体，是一种病，在《内科学》里面会有详细讲解。但蛔虫病的辨证，由于蛔虫主要是寄生在肠道，它的病因病性就是蛔虫，所以辨证称为虫积肠道证。虫积肠道的症状，常见的是腹痛，阵发性的痛，蛔虫在里面扰动就痛，或者出现呕吐蛔虫，或者大便里面排出蛔虫，或者腹部摸到有条索状的包块，或者粪便检查发现里面有较多的虫卵。由于虫在里面耗伤、吸取营养，所以可能出现面黄、体瘦等这些表现。至于有的说面部有白斑，嘴唇里面有粟粒一样的斑点，白睛上面有蓝色的斑块等，认为是有蛔虫的指征，是有这些报道，但是好像没有看到有验证的报道，因此还不能确认。

十、肠热腑实证

由于热盛，全身的热证，导致了以大便秘结、腹胀腹痛为主要表现的证候。里热炽盛，就不一定是肠的热，这个热也可能是肺的热，也可能是肝的热，也可能是其他如胃的热等，是一个里实热证。在里实热证的基础上，由于热得很厉害，消耗了水分，大便排不出来，出现燥屎内结的一种又实又热的表现。这个证，有大肠热结证、大肠实热证、阳明腑实证等这样的一些叫法。

证候：说它是阳明腑实、肠道的腑实、肠热腑实，是讲一定有腹胀满硬痛，便秘。一个是大便解不出来，大便干燥；一个是腹部，由于大便解不出来，燥屎都在里面，胀满硬痛。有人把《伤寒论》里面讲的症状，归纳为五个字——痞、满、燥、实、坚。腹部胀、痞满、按下去有坚硬的感觉，大便干燥、坚硬，"实"是讲病性属于实，但五个字里面没有"痛"，应该有疼痛、有腹痛，所以应该是"痞、满、燥、痛、坚"。这种腹胀腹痛、大便燥结、腹部硬满，是由于热引起来的，所以一定有实热证的表现，有发热、口渴、舌红，一定是苔黄焦燥、舌苔很干燥，脉搏应该说是沉实有力、沉数有力，但是《伤寒论》里面也有说它是迟而有力的，有这些症状，这类临床常见。要诊断为这个证型，要注意它一定要有几个因素：一个是有发热，有热的症状，大便秘结的原因很多，不一定是肠热腑实、不一定是大肠的实热，一定强调有热——舌红、苔黄焦、口渴、发热这些症状；第二个一定有大便不通、秘结干燥；第三燥屎堵在大肠里面，出现了腹部胀满、疼痛、坚硬这样的表现。有这三类症状、三方面的症状在一起，我们就称这个证为肠热腑实证。这个腑实际上就是讲大肠实住了、不通了，这样的表现。大便不通的原因还有很多，气滞也可以不通，阴虚也可以不通，阳气亏虚有寒也可以大便不通，这个证一定是由于热、实引起来的。还有一种特殊情况叫作"热结旁流"，就是大便很干燥、解不出来，肠里面没有津液了，不能濡润，堵在那个地方，堵得很厉害，但是又要解大便，腹痛，非要解，但大便没有排出来，结果从旁边流了一点很臭的稀水，从旁边流出来。热结旁流，就是大便很干燥，一大坨很燥很硬的大便解不出来，要解最后就拉下来一点点臭水，应该说也并不是什么水，是放肆用力的时候，可能就有点黏液什么的从旁边解出来了，叫热结旁流，热结成燥屎，从燥屎的旁边流出来一点点非常臭的水。发热，便秘，腹满硬痛为辨证根据。它的治疗就是要用三承气汤，特别是用大承气汤。典型的肠道实热证一定要用大承气汤进行攻下。

十一、肠燥津亏证

第十一个，肠燥津亏证。也是大肠干燥了，津液亏虚了，出现以大便干燥、便秘为主症的证候。便秘都讲大肠，不讲小肠，而腹泻可能是在小肠，所以这个是大肠。大肠的津亏证，津液亏少，传导失职，也同样有大便不通的表现。

这种大便不通，是便燥如羊屎，羊屎像豆子那么大，一个黑豆那么大。数日一行，几天不解大便。几天不解大便，可能肚子里面总有些胀、痛，甚至在少腹部，左边的少腹部可以摸得到这种干燥了的大便包块。还有口干、口臭、舌红少津、苔黄燥、脉细涩等这些症状，这是肠道的津液亏虚了，阴液不足的表现。

肠燥津亏证与肠热腑实证不同的地方。肠热腑实证一定有发热，实热的症状很明显；这个没有典型的实热症状。那个肚子痛得很厉害，腹部胀硬满痛，很厉害；这个几天不解大便，按理说也应该难受，但他虽然几天不解大便，有的人甚至一个礼拜才解一次大便，可是不是那么痛苦。如果说一个实热证、高烧发热的病人，一个礼拜不解大便，那肚子痛得可厉害了，胀得很厉害；可是这个还不是那么明显，因为它是虚、是津液不足，润滑、濡润的作用减退所导致的。

有几种情况要比较一下。血虚可以出现肠燥，血虚也可以大便秘结、大便干燥，比如女同志生小孩以后，出现产后大便难，由于是出血出多了，血虚，一定有色白的表现，血虚色白的特征；阴虚肠燥证，应该有热的表现，肠燥津亏证实际上应该属于阴虚肠燥的这个范围，所以它有些虚热的表现，有舌红少津、口干，有一些内热的表现，但是不如肠热腑实证的热那么突出，它内部有一点热、一点虚热、阴虚的内热，而不是像那一个的热象特别突出、明显。肠燥津亏证出现的时间比较长、比较缓慢，不像肠热腑实证发高烧、发热，一个热性病五天、七天，就是这几天起的病，起病到现在纵然没有解过一次大便，也只有几天；这一种是经常大便解不出来，时间比较久、比较长，大便困难，但是不一定痛、胀得很厉害，有津液亏虚的表现，肠燥津亏证的表现有这么一些。

十二、肠道湿热证

第十二个，肠道湿热证。很常见的，过去称大肠湿热证，有的教材曾经讲是大肠湿热证，实际上这种湿热不仅仅是大肠湿热，小肠也可以有湿热，脾也可以有湿热。

证候：湿热阻滞在肠里面，可以出现怎样的表现？腹痛腹胀，在肠里面肯定有腹痛腹胀，曾经讲过，腹痛、腹胀、腹泻，是病位在肠的一种表现，在大肠还可以出现便秘，大肠、小肠都可以出现腹痛、腹胀、腹泻这三个症状。除了腹痛、腹胀以外，主要表现是肚子泻，也就是说腹泻，大便次数增加、质稀，属于泄泻这个大范围。但是泄泻的具体表现有所不同：一种是脓血便，里急后重，这个病位肯定在大肠，痢疾、湿热痢疾，里急后重，下痢脓血的病位是在大肠，不是小肠。如果是泄泻如水，和水一样的，特别是到了暑天，小孩子，农村里面一到了暑天，好多小孩出现腹泻，一天泻一二十次，泻得很厉害，泻出来跟水一样的、和蛋汤一样的，蛋汤形容得不太好，但是它确实就像那蛋汤一样的，这种表现，病位在哪儿？就不在大肠，是在小肠，水分很多，小肠没有分清别浊，没有把水分吸收掉，那不是大肠。泄泻，严格地说病位是在小肠；痢疾，里急后重、脓血便的病位是在大肠。小肠、大肠都可以因为湿热而出现大便异常，出现泄泻或者下痢，所以我们现在合并起来，称为肠道湿热证。这两种病的原因都是湿和热，病位可能是大肠，也可能是在小肠，不单独是在大肠，泄泻严格说就不是大肠。还有一种，泻而不爽，粪便如黄糜、秽臭。什么叫黄糜？黄糜就像小米粥，黄色的，很秽臭的大便，并且解大便解得不太通畅，泻而不爽，这种证候的病性是湿热，病位也是在小肠。脾的有些证候，其实际病位是指的小肠，由于这种便如黄糜、泻而不爽证候的病位在小肠，因而有时候也认为这是脾经湿热，或者称湿热蕴脾，辨脾病的证候就有一个湿热蕴脾证，大便可能就是这种表现。但是，绝不要把那种泄泻如水，倾泻而出，一天泻一二十次的，称为脾经湿热，那是不对的，那只能叫作小肠湿热，或者笼统称为肠道湿热证。泻下如黄糜，泻下不爽，黏滞不爽，是湿热蕴结的表现，这种病不是突然发生的，可能要好多天，可能要泻半个月、一个月，这种情况可以把它归属于脾，归属于脾时，就叫作脾经湿热、湿热蕴脾。湿热泄泻的病人和湿热痢疾的病人，临床表现都是肠道湿热，它的病位严格地说应该有所不同，什么不同？一个在小肠，一个在大肠。泄泻的表现也有所不同，什么不同？在小肠的是清稀、比较稀一些，水分多；而在大肠的是主要损伤了肠的肠络，有里急后重、下痢脓血的表现。这是不相同的表现。

有一个问题要请大家注意，书里面没有明讲，是什么问题呢？肠道湿热，说它是湿热，应该有湿热的表现。这种病人有什么湿热的表现呢？身热、口渴、肛门灼热、尿短黄、舌红、苔黄腻、脉滑数等这样的湿热表现。仔细分析一下，这些症状是不是热的症状多、湿的症状少？是的，湿的症状少，典型的只有一个苔腻，而苔腻也不一定每个病人的舌苔都是腻，那不就没有湿的证候了吗！特别是湿热泄泻的病人，急性泄泻、暴泻、暑泻的这个肠道湿热，按理这个病人有湿热，但是要拿一点湿的症状看一看，哪几个症状属于湿？可能就讲不出来，恐怕讲不太清楚，确实讲不出哪几个是湿的表现，湿——重、浊、闷、腻、缓，可能一个症状都不明显。湿的证候可能确实不太明显，那为什么还诊断为湿热呢？首先，从病因病理来说，这种暑泄病，应该是感受湿热之邪、暑湿之邪，所以要称肠道湿热。如果是在春、冬季节，出现腹痛腹泻，泻势急迫，便稀如水，恶寒怕冷，面白苔白，那应该是感受的寒湿之邪，就应该叫寒滞肠道、肠道寒湿，绝不能称肠道湿热。第二，湿热泄泻的病人，为什么湿的症状不明显呢？因为大量的水分都排泄掉了，大便很稀，一天拉几十次，拉了几十次以后，水泻掉了，口干得很厉害，眼睛凹进去了，皮肤的弹性消失了，你说那皮下面还有好多的湿吗！这个时候他还感到是闷、重、腻、缓吗？感觉不到，所以这种病人可能就感觉不到有很多的湿，查体征也可能查不出来，舌体又不胖大，又不润滑，脉也不一定圆滑流利得起来，津液少了、津液伤耗了，所以舌不胖大、苔不润滑。但是它的原因应该还是有湿热的，多半是在暑天，暑热盛行的时候，暑必夹湿，有湿邪，只是由于腹泻得很厉害，水分排掉了很多，所以湿的症状可能就不明显了。

痢疾的病人，请大家注意，也不是一个简单的湿热。它除了湿热以外，往往有气滞血瘀。气滞血瘀，有什么表现？里急后重就是气滞的症状很明显，肚子痛得很厉害，要解又解不出来，一解到肛门边又马上紧缩住了，这是不是气滞？明显的气滞。下痢脓血，脓血是因为湿热蕴结，气血壅聚，血络、脉络、肠络受到了损伤，肠的黏膜、血液已经败坏了，才出脓才出血，因此肯定有血瘀。所以古人治疗痢疾的时候，强调"行气则后重自止，活血则脓血自除"。要行气，为什么要行气？有里急后重，所以行气则后重自止；要活血，活血化瘀则脓血自除，说明痢疾的病人一定有气滞血瘀，往往兼有这种病理改变。因此，它的辨证很可能是肠道湿热气滞血瘀证，还有一些其他的气滞血瘀症状的时候，那就应该辨为肠道湿热气滞血瘀证，而不是单纯的肠道湿热证。

比较肠道湿热和湿热蕴脾。它们的表现有很多是相同的，甚至有的就把肠道湿热称为湿热蕴脾。湿热蕴脾一般来说有身热不扬、汗出不解、肢体困重，或者出现黄疸等症状。而肠道湿热重点就是表现为泄泻和痢疾这两方面，可以这样区别一下。实际上我们刚才讲到那个泄泻，有的病人泻下如黄糜、秽浊、臭味的那种情况，称为肠道湿热也可以，说是湿热蕴脾也没有错误。

十三、膀胱湿热证

这个证很常见，属一般的尿路感染。

主要表现就是小便的赤灼涩痛。膀胱的症状，小便的次数增加，新起的，不是长期的，长期又不一样了，可能又有虚了。新起的尿频、尿急、尿痛、尿短赤，甚至里面有砂石、脓血等表现。全身可能有湿热的表现，有点发烧，甚至有的病人烧得很厉害，出现高烧都可能的，有舌红、苔黄、口渴、脉滑数这些表现。膀胱湿热证很容易见、很容易诊断，以小便的赤灼涩痛为突出表现，全身有湿热的表现，就是膀胱湿热证。

心火下移证也可以出现小便的赤灼涩痛，我曾经讲过这个问题。那么这种病情到底是心火下移，还是膀胱湿热呢？共有的表现都可能出现小便频、急、涩、痛，尿量少，甚至尿很黄、带红色，都可能出现，在这个改变上，是相同的。那是心火下移还是膀胱湿热，怎么去辨别呢？如果是心火下移，应该有心火炽盛的表现，心烦、口舌生疮、口渴等症状，开始有心火，有了心火，然后下移，然后才出现这种表现，就是说先有热证的表现，然后出现了小便的改变，由热盛导致小便短黄、灼涩作痛，这是心火下移。那么，膀胱湿热证是全身热的症状不明显，心火的症状——舌尖红赤、口燥口干不明显，没有心烦之类的表现，而纯粹就是小便的改变，起病就表现为小便的赤灼涩痛，也就是说膀胱湿热的原发病位就是膀胱，没有另外一个原发病，没有其他脏腑的火。而心火下移的原发证是心火，下移是后续证、后面才出现的证候。一般可以做这样的区别，实际上有时候要严格区分也有点难区别，为什么难区别？感染湿热、侵袭膀胱的时候，也可能开始就是感到烦热、心烦口渴，隔了几个小时、一天以后，小便的症状才明显的，那是不是心火下移？说心火下移也没有什么问题，也没错。心火下移也要导热下行，从什么地方下行？从小便下行，导赤散。膀胱湿热有湿热怎么去掉？也是导热下行，用八正散，也是把热邪从小便排出去，没有什么根本的矛盾。就是说临床辨证到底是叫心火下移证还是叫膀胱湿热证，就看有没有心火的原发病灶，这样的区别。

十四、胆郁痰扰证

胆郁痰扰是个比较麻烦的证、不太好讲的证。它的症状不太好讲、讲不清。胆郁痰扰，实际上是有肝气郁结，应该有气滞的症状，现在却叫作胆郁了！认为是痰扰，痰扰就应该有痰的症状，还应该有恶心、呕吐、吐痰涎，苔滑或腻，脉滑之类的表现，但是不一定有，并且多数是不明显。扰在什么地方？是扰在胆呢，它又不是胆囊痛，没有胆囊肿大之类的表现，而是说胆怯易惊、心烦失眠之类的表现。所以，这个证、这个症状就不太好讲、不好解释了。

临床确实有这样的情况，胆怯易惊，惊悸不宁，失眠多梦，烦躁不安，善太息，有这么一些情志类的症状，并且是突出的表现。经常有点害怕，睡觉也睡不安宁，经常惊醒，平常还有点心烦、烦躁，善太息，严格地说就是辨情志证候里面的那个忧思证、悲恐证。这种证型的病机，常常认为是胆郁痰扰。同时这种病人可能还有胸胁胀闷，肝气郁结就经常会有胸胁胀闷的症状吧，所以称为肝气郁结也可以，当然胆也位于胁部，可以出现胸胁胀闷，认为是胆郁也是可以的。胆为足少阳胆经，也可以出现胸胁胀闷，心烦喜呕，也心烦，也喜呕，头晕目眩，这又像少阳病的表现了。少阳病有什么表现？

一寒热往来；二胸胁苦满，这就有胸胁苦满；三默默不欲饮食，胆郁痰扰证虽然没有讲饮食，但也可能是不欲饮食的；四心烦，有烦吧；五喜呕，有恶心呕吐；还有口苦、咽干、目眩。这些和少阳病有些相似，但是没有往来寒热这个主症、特征症，所以不是典型的少阳证。

反正临床上出现了胆怯易惊，惊悸不宁，失眠多梦，烦躁不安，善太息，胸闷胁胀这样一类表现的时候，我们就把它称为胆郁痰扰证。这个痰是寒痰还是热痰？没有讲。痰扰有什么明显的表现？痰，应该有苔腻、脉滑，或者呕吐痰涎，这里虽然讲到了呕吐痰涎，实际上真正呕吐痰涎的也没有几个。痰的症状不明显，但是大家习惯把这样一种证称为胆郁痰扰证。实际上我看就是神志不太正常的一些表现，有些神经官能症就有这样的证候，多半是由情志不遂引起的。中医认为情志不遂就可以化火，气火就可以炼津为痰，所以它有痰、有气，痰气互结，认为是这么一些道理。论病位，说是在胆就应该有胆的症状，现在却是精神的症状，这就是古人认为胆主决断的缘故。还提到恶心呕吐等症，那应该是胃的症状，总之这个证讲不太清、不好讲。大家知道临床上遇到这种情况时，习惯上称为胆郁痰扰证，用温胆汤进行治疗就行了。

腑病辨证有 14 个证型，全部讲完了。每一个腑病的证型，都比较单纯，或者全身症状不是那么突出，比较容易掌握。

第七节　辨脏腑兼病证候

脏腑兼病的辨证，就是说不是单纯的一脏一腑的病。前面讲的都是单纯的，除腑病辨证讲了几个肠胃合在一起的证外，其余都是讲的单独的。实际上临床上的病很多是多脏连在一起的，多个脏腑同病，特别是病的时间久一点以后，往往就不是一个脏器的问题，可影响到几个脏器。有些病一开始就影响到全身，比如实热证；有的病位就不单纯只在肺、只在心、只在肝，可能好多脏腑都受到了影响；阴虚证，肝的阴虚了，肾的阴还蛮多？未必，肾阴、肝阴虚了，心阴、肺阴未必还很充足！很多证都有全身性影响，因此很多病变是兼病。凡是两个或者两个以上脏腑同时出现了病证，我们就叫作脏腑兼病。

为什么会出现兼病？刚才讲了，实际上阴虚、气虚、阳虚、痰饮、瘀血等，很可能都是一种全身性的，多个脏腑都受到了影响的，不可能只有心的气就虚得厉害，肺的气还蛮充足、肾的气很旺盛、脾也非常好，往往是一个脏腑虚的时候，可能多个脏腑都虚了，只是虚的程度可能某个脏最明显，症状以某个脏为主，就说是某脏的问题。实际上脾阳虚畏冷肢凉，肾阳虚也畏冷肢凉，难道脾阳虚的人，肾阳就一点都不虚？肾阳亏虚的人脾阳一点都不虚、心阳一点都不虚？应该说不太可能，只是病情在以肾的症状为主诉、要求以肾的病变为主进行治疗的时候，就说它是肾阳虚，是这样一个问题。

病证特点。要根据脏腑之间的生理联系。脏腑相关，这是一种，肝和胆、脾和胃、肾和膀胱，经常可以同病，比较常见。肺有病可以影响大肠，大肠有病也可以影响到肺，这个也是有的，也有很多报道、很多论证，肺气不降确实就容易出现大便秘结，有时肺热咯血的病人，用止血药止不住，给他用清灵丸一通大便，血就止住了，清灵丸就是大黄制成的丸子。小儿气喘、肺炎，热得很厉害大便不通，喘很难平下来，给他通大便，大便通了，喘很快就平下来。上次到台湾讲学，看到一个典型的病人，一个小孩子发烧，实际上是出麻疹，发烧，没有引起重视，发烧两三天，是麻疹病毒嘛，白细胞并不显得高，做其他检查也没有明显改变，细菌培养什么东西都没有发现，怀疑是脑子的病，就做脊髓穿刺。高烧，抽脊髓，脊髓一抽昏迷了，昏迷了以后肚子胀得厉害，从起病一直没有解大便，按中医说要通下。西医说：这还行，昏迷的病人通下！肠黏膜已经水肿，不解大便是肠黏膜水肿了，你一通，肠穿孔了怎么得了！台湾的西医不好怎么说，算了，你说会肠穿孔，那就不通下吧，让你去治吧！这个病人最后怎么样，我不知道，反正我们不管了。一个很简单的病，弄成这个样子，看了很气愤。脏与脏之间的相关，根据五行，过去是讲五行相生相克，土生金、水涵木、心肾相交等，要注意这种脏腑之间的关系，要从生理病理上、功能上去理解它们的关系。

一、心肾不交证

第一个证型，心肾不交证。心属火、肾属水，火是上炎的、水是下流的，一个上、一个下，一个火、一个水，本来两个脏器是水火不相容，应该说是不相交的。但是中医认为心和肾之间必须要相交，心火向下以温煦，肾水向上以濡养，如果不能维持这样一种正常的关系，那就会出现心肾不交。因此，心肾不交证是指心肾的阴虚阳亢，原始含义是这个证，心肾的阴虚阳亢证。但是从心肾不交这个名字上看，可以有好多种理解，心肾不交只讲心与肾两者的不交，没有指明性质。是心的阴不和肾的阳相交，还是肾的阴不和心的阳相交，是心的阳不和肾的阴相交，还是肾的阳不和心的阴相交？什么不和什么交？这四个字里面没有讲清楚。比如那种心肾的阳虚、肾水凌心，这个名字就是指肾阳亏虚，导致水液内停，水可以凌心射肺，水太多了，阳太少了，可不可以说这是心肾不交呢？从文字上看，心肾不交是水和火两个失调了，火太少了，水太多了，可以理解为心肾不交。还有一种，心肾不交是指肾的水少了不能够上济于心，心的火少了不能够下温于肾，也可以是这样的理解。

临床表现：这里所讲的是心和肾的阴虚阳亢，水少阳气偏亢这样一种证型、虚阳偏亢的证型。心阴亏虚，出现了心烦、失眠、多梦、健忘等心神的症状。另外一方面又出现了腰膝酸软、头晕、耳鸣、梦交、遗精，性欲易动，这个是什么问题？腰膝酸软、耳鸣是肾的问题，遗精、早泄、梦交责之于肾。上面是心神的问题，下面有肾的问题，症状表现属于心和肾，也就是神和肾，病位在心肾。同时这种病人一般有口燥咽干、五心烦热、午后潮热，甚至有盗汗、颧红、舌红少津、脉细数等表现，往往有一派阴虚火旺的表现，阴虚阳亢或者阴虚火旺的这种情况，虽然重点是心和肾，但实际是全身的阴虚火旺、阴虚阳亢表现。而心神的症状明显，心烦、失眠、多梦，而又有肾的症状，遗精、梦交、耳鸣、腰膝酸软，所以辨证称为心肾不交证。这是最典型的、最正规的，最符合本意的心肾不交。至于其他的证型要把它说成是心肾不交，从文字上并没有错、不能说别人错了，因为只讲了心肾不交，没有说是什么不交。这里所讲的应该说只是心肾不交的一种表现形式——阴虚阳亢、阴虚火旺。

原因：为什么会出现这种情况？多半是由于思虑、劳神太过，用脑太过了，或者是思欲不遂，谈恋爱、想着某个人，没有追求到等这种情况。有的是虚劳久病，房事不节，导致阴虚阳亢这样的表现，影响心神，扰乱心神。

心肾不交可以有多种理解，我们这里指的是心肾的阴虚，心肾阴虚以后阳气偏亢，阴虚于下，阳气亢于上。如果是在肝，那就是肝肾的阴虚阳亢。这里的心肾不交就是讲的心和肾的阴虚阳亢所表现的证候。

辨证根据： 有全身的虚热证候，再加上有心神的一类症状，又有肾的一类症状，所以是心肾阴虚阳亢证。这个心肾阴虚阳亢，《难经》里面说要"泻南方火，补北方水"，就是要滋阴降火，所以说是指的这个证型。

二、心肾阳虚证

虚寒证，心肾的阳虚，可不可以称心肾不交？也可以，从不交两个字里，没有讲什么和什么不交，说阳虚是心肾不交也是可以理解的。真正的心肾不交，其本质应该属于阴虚。如果属于阳虚，如果以阳虚为基础的，由于阳虚导致了血瘀水停的表现，阳虚就是虚寒证，并且以血瘀水停为突出表现的，是心肾阳虚证。

临床表现： 有水肿，很明显的、有明显水肿的，叫作水气凌心证；水肿不明显的，血瘀水停，就是心肾阳虚证。症状表现可以是心的症状，凡是心的症状，这个一定是讲的心脏这个地方，不是讲的脑神，那就一定有心悸、怔忡、胸闷、气喘这样的表现，说明病位在心。也可能有肺的症状，咳喘、吐稀白痰。更重要的是有肾的症状，就是有腰膝酸冷这样的表现。有心、有肺、有肾，阳气虚这是必须有的，是一个基础证，一定有畏冷肢凉。气血运行不畅，所以有唇甲青紫、舌淡紫、苔白滑、脉搏虚弱等表现。如果水停的症状很明显，一定有小便不利、肢体浮肿，有这样几类症状。按道理说，心肾阳虚不应该有肺的症状，临床实际是经常有肺的症状。如果肺的症状明显，我们叫肾水凌心射肺。如果肺的症状不明显，就是心和肾的阳虚，水肿，就叫心肾阳虚水停、水气凌心、肾水凌心。如果肺的症状明显就射肺，肺的症状不明显就只叫凌心。为什么叫凌心？因为水确实是应该克火，水太多了，火太少了，肾水太欺凌、侮辱心火了，所以叫凌心。不是肾的功能真正太强大，而是水太多了，把火消灭了、阳都没有了。为什么会水多的呢？本身是阳虚导致的，这种情况习惯用五行生克的道理来解释——水气凌心，这样叫。

原因： 有的是由心及肾，有的是由肾及心。也就是说这种病人到了心肾阳虚的时候，可能有的是心病在先，比如说那种风湿性心脏病，心脏扩大、心力衰竭，可能是心病在先，不能够很好地推动血液运行，"血不利、化为水"——血不流动了，长期不流动，水液慢慢从血液里面渗透出来了，成为水，西医叫作心源性的水肿。也可能是由肾及心，是肾阳先虚，肾的功能先亏虚了，肾脏病、慢性的水肿，肾功能不行了、肾衰了，慢慢水肿以后、肿上来了以后，压迫心脏，循环衰竭以后，呼吸气喘、心悸，那是肾水凌心。可以由心及肾，也可以由肾及心，总的都是阳虚。阳衰寒凝，血瘀水停，凌心射肺，这就是它的病理基础。为什么出现咳嗽吐痰？那是射肺了。为什么心悸怔忡？那是凌心了。为什么水肿这么明显？那是肾阳虚，水液泛滥。原因、机制就这么一些。

比较：要比较一下心肾阳脱（就是亡阳证）和心肾阳虚证。这个心肾阳虚，时间比较久，水停的症状很明显。亡阳证是猝然出现大汗，当然可能是心肾阳虚的发展，由阳虚进一步发展，它是以突然出现冷汗、肢厥为突出表现。二者不同的地方要注意加以鉴别。

第二十一讲
脏腑辨证（十）

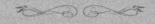

三、心肺气虚证

这个证型容易掌握，不准备讲了，就是既有心的症状，心悸、气喘；又有肺的症状，咳嗽、气喘；又有气虚的症状，气短、乏力、神疲、脉弱。这三类证候合在一起，叫心肺气虚证。

四、心脾两虚证

第四个证型，心脾两虚证。既有脾的症状，又有心的症状。脾的症状是食少、腹胀、便溏、隐隐作痛；心的症状，是心悸、健忘、失眠、多梦等。两虚，实际上没有指明病性、没有讲是什么虚。

严格地说，心脾两虚这个证名不规范，是不是不规范？什么虚？心脾，心阴虚、心阳虚、心血虚、心气虚，脾有脾气虚、有脾阳虚，到底是哪个？心脾两虚一般来讲，是指的心脾气血两虚。为什么是心脾气血两虚？两个的关系非常密切，心主血，脾为气血生化之源，脾气虚，脾不统血，可以出现出血，出血以后就属于心血虚，气和血关系非常密切。在这里，心和脾的关系也非常密切，所以常见的所谓心脾两虚，实际上是讲的心脾气血两虚证。完整、规范的证名，应该叫心脾气血两虚证。

五、心肝血虚证

第五个，心肝血虚证。也容易掌握，没有什么难学的。有血虚的共同表现，五个白加上一个脉细，那是血虚的共同表现。再就是出现了心悸、健忘、多梦，则病在心；又有视物昏花，眼睛的视力减退或者月经量少，或者肢体麻木、瘙痒，这就是在肝。所以又有心的症状，又有肝的症状，又有共同的血虚症状，这就是心肝血虚证，很容易掌握。

心肝血虚和心脾两虚比较一下。心脾两虚就是脾的症状突出，一定有食少、腹胀、便溏，以及脾不统血等这样的表现。那么心肝血虚它强调的是肝，而没有脾，因此它一定有肝的血不足所出现的症状，头晕眼花、视力减退、月经量少、肢体麻木等。血为气母，心肝血虚了，难道气就不虚？实际上往往也多少有些气虚的证候，如果神疲、乏力、气短、脉弱、活动加重等气虚的症状明显的时候，那就是心肝气血虚了。

六、脾肺气虚证

第六个，脾肺气虚证。这种病情也是常见的，临床表现也比较单纯、比较明显。既有脾的症状，又有肺的症状。既有食少、腹胀、便溏、腹部隐痛；又有咳嗽无力、气短、咳吐清稀的痰涎、声低懒言这些肺气虚的表现。有气虚的共同见症，神疲、乏力、气短、脉弱。三类症状结合，就构成了脾肺气虚证。注意，有的病人是脾虚在先，影响到肺；有的可能是肺虚在先，影响到脾。因为长期的咳嗽，咳久了，病人慢慢咳、经常咳以后，人也消瘦，不想吃饭，肚子也胀起来了，大便也拉稀了，这是由肺到脾。也可能是由于脾的功能不好，先有食少、腹胀、便溏之类表现，后来才出现咳嗽、吐痰、吐清稀痰，脾为生痰之源、为生气之源，出现了咳嗽，长期的气短，经常有这种情况，这是由脾及肺。临床见到好多小孩子，说他肺炎，确实肺部还有阴影，是有炎症的改变，但用什么消炎药都没效，咳嗽的时间一久，咳了半个月、一个月，甚至两三个月以后，他就不吃饭、肚子胀、大便不成形，这时就应该给他补脾，不治肺，脾好了，肺慢慢也会好的，这就是"补土生金、培土生金"。

脾肺气虚要和脾湿犯肺相鉴别。另外还可以有一个证型，叫作脾湿犯肺证，那是什么问题？脾为生痰之源，脾生湿，湿邪困脾，湿多了的时候引起咳嗽、胸闷、吐痰多，也可能是稀薄的痰，也就是饮，而虚的症状不是那么典型，也许有一点食少、纳呆，腹胀可能也有一些，但现在是湿的症状很明显，气虚的症状不太明显，偏重于痰、偏重于湿。脾湿犯肺是实，脾肺气虚重点在虚，有这样一个不同。

七、肺肾气虚证

第七个证型，肺肾气虚证，病机是肾不纳气。中医认为肺主气，肾纳气。肺病久了以后，长期的咳嗽气喘，就出现了气短不足以息，短气、少气、气短而喘这种症状，这种症状肯定和肺是有关的，已经到了气短不足以息了，呼多吸少——吐出来的多、吸进去的少。吸得少，为什么？中医认为肾好像一个吸管一样的，在下面吸，肾气不足了，不能够把气吸下来，所以呼多吸少。实际上不可能真正呼得多、吐得多，吸进去少，吐得多、吸进去少，肺里面不就没有气了、没有空气了吗！严格说不是这样。但是古人认为不是由于气不能吐的问题，而是由于吸不了，吸气性的呼吸困难，肺的功能减弱，这个肺的功能减弱和肾是有关系的，气纳丹田，认为气体不仅仅是在口鼻、到肺里面就呼出来，中医认为还应该引到下面去、引到小肚子里面去，所以有个腹式呼吸，呼吸运动的时候不仅是胸部在这里起伏，肚子、小肚子也在跟着起伏，那就是说气要引到下面去。唱歌的时候、要唱高音的时候，一定要把小腹部收紧，音自然就发得上来，小腹部不收紧，声音上不去的。气要纳入丹田，中医是这样的观点，所以认为这种气喘和肾有关系。当然不仅仅是这种情况，往往还兼有一些肾虚的证候？耳鸣、腰膝酸软，或者咳嗽的时候小便都咳出来了，小便淋沥不尽，有一类肾虚的症状了。病人呼吸非常困难、气短而喘，又有了肾虚的表现，这是肺肾气虚了。一点肾虚的表现都没有，再喘得厉害，也不能叫肺肾气虚。它总要有些肾虚的表现，腰膝酸软、耳鸣、小便失禁，或者是不完全失禁，小便淋沥，小便多，夜尿多，或者尺脉弱。有些肾虚的表现，才说肺肾气虚，病的时间很久，"久病及肾"也是一种说法，不单纯就是呼多吸少，咳嗽气喘。肺肾气虚就是有耳鸣、腰膝酸软，或者小便失禁、淋沥不尽、夜尿多等，说明有气虚了，不仅仅是肺了，也不仅仅是因为中医气纳丹田这个理论上的说法了，它有根据了，辨证的根据已经具备了。

这种肺肾气虚，没有讲它是阴虚或阳虚，也可能有的病人还兼有畏冷肢凉，那就是肺肾阳气虚；有的可能是潮热盗汗，偏阴虚的话，那就是肺肾气阴两虚证。单纯的，阳虚不明显，阴虚也不明显，那就叫肺肾气虚证，或者叫肾不纳气证。

心肺可以气虚，肺脾可以气虚，肺肾也可以气虚，都可以有气虚，它们都有气虚的共同表现。三个都有肺的表现，有肺的表现就是都有咳嗽、气喘、咳嗽气短、气少、咳嗽无力，这是肺气虚的表现。现在一个是心肺气虚，那应该就夹有心悸、怔忡、胸闷，心气不足的表现；肺脾气虚一定就夹有食少、腹胀、便溏的表现；肺肾气虚一定就夹有腰膝酸软、耳鸣、小便失禁等，这样的肾虚表现。简单地回顾一下，接连讲了三个气虚，心肺气虚证、脾肺气虚证、肺肾气虚证，它们有共同的，都有肺气虚的表现。

八、肺肾阴虚证

第八个，肺肾阴虚证。肺阴虚到严重的时候，经常就出现肺肾阴虚。肺结核的病人，病久以后，骨蒸发热、五心烦热出来了，有肺阴虚的表现，咳嗽、少痰、痰中带血、声音嘶哑，这是肺结核的表现吧，经常就表现为这样一些证候。病在肺，或者在喉、喉头结核，其中声音嘶哑实际上是喉头结核经常见到的一种表现。有腰膝酸软、遗精，或者精少等肾虚的表现。阴虚的症状很明显，身体消瘦、咽干、五心烦热、午后潮热、两颧潮红、夜间盗汗，肺肾阴虚这些症状可能都具备，到肺肾阴虚的时候，阴虚症状是很明显的，一般都有，甚至是每个症状都存在了。肺的症状很明显，又兼有肾的症状，所以是肺肾阴虚证。我讲个病例，不完全是肺肾阴虚，实际上这种病人是肺肾阴虚的体质。"文革"的时候，从我们学校这里往南一点有一个地质局疗养院，疗养院就有很多慢性病人，地质局搞地质的、采矿的，容易得肺结核，疗养院里面收了很多肺结核的病人。疗养院有个老中医，"文革"的时候批斗他，不让他看病，说他不能给工农兵看病。那些病人没人给看病怎么办呢？到中医学院请个医生给看病，那时我没事干，就派我去吧，我就去了，我就到那里去给他们看病。有一个病人肺结核已经钙化了、空洞钙化了，已形成了一个结核球，病情已经不会向周围扩散了，病灶、原来的空洞病灶已经成了一个结核球了，要他第二天就出院，已经办了出院手续，医生的出院记录都写好了。我是每天上午到那里去看病，第二天去的时候，那里医生告诉我，昨天那个病人不能出院了。我说为什么不能出院了？昨天出了问题了、突然出问题了！我说什么问题？咯血，咯了很多的血、吐了很多的血。我问是什么原因？好好的，要出院了，为什么吐血？不知道，找不到原因。找不到原因，我也纳闷，这是什么问题呢？我就去问病人。我说，昨天晚上出血了？他说出了很多的血。我说为什么？不知道什么问题。我问他，你吃了什么？他说没吃什么。我说你昨天是不是吃了鸡？我们湖南有一个特点，就是起伏的时候要吃老姜炖仔鸡，生姜、老姜炖仔鸡，就是还没有开叫的公鸡。有这么一个特点，起伏的那一天，就喜欢吃这个，他出院的前一天正好就是起伏的那一天，所以我就问他，因为就知道，正好是起伏，你昨天吃鸡了没有？他说吃了鸡了，老姜炖鸡好吃，我吃了两份。我说就是这个原因导致的。那些西医们一听，你怎么一下就知道会是吃老姜炖鸡引起的呢？你又没有到这里来，你怎么知道的？我说我有经验。为什么有经验？我父亲就是肺结核死的。我小的时候我知道，父亲一吃雄鸡就必然咯血。肺结核，他现在又吃雄鸡、仔鸡，里面还放了老姜，肺结核的病人本身就是阴虚火旺、阴虚阳亢的，还加上仔鸡和老姜，我们说雄鸡、鲤鱼是"发物"，属于阳的，只问这一句话我就抓住了。因为我父亲原来就有这个问题，不然我也不知道，现在就可以很有把握地说，你就是昨天吃了老姜炖鸡，肺肾阴虚的病人，可以有这种表现。我附带讲这么个病例，是要同学们知道，阴虚火旺，可以因为这种饮食方面的刺激而出现咯血，干咳少痰、遗精、腰酸，有虚热表现的病人，一定注意，不能够用这种药、不能够吃这种饮食去刺激他。

九、肝火犯肺证

肝火上炎影响到肺，木火刑金，按五行理论说是木火刑金。有一派肝火的症状，肝火有什么样的症状？就是有两胁灼热疼痛，灼痛或者灼热、烦热，里面好像有一团火，里面胀的表现，性情急躁易怒，口苦口干，说明有肝火。现在犯了肺，有什么表现呢？有胸痛，有咳嗽、咯血之类的症状，最主要的表现就是有咯血。我刚才讲的那个病人，就不是肝火犯肺，而是阴虚火旺加上饮食的刺激所导致的。肝火犯肺，有咯血的特点，有的病人是出现咯血，也有的病人不一定是咯血，而是表现为突然阵发性的咳嗽，好像有一团火冲上来，"咳、咳"，咳得很厉害，咳得严重的时候，把肺的血管咳破了就出血，有这种情况，比如有一种叫支气管扩张的病，容易出现咯血，一下咯很多的血，咳嗽，肝火犯肺。这种病人一般平常身体还是比较好的、身体比较结实，性格可能是比较急、比较躁的、烦躁易怒的、火气很大的人，突然大怒，或者因为受到烟、酒等刺激，容易出现肝火犯肺的这种症状。不能说所有咯血的病人都是这种情况，这种咯血的条件，一定有肝火的症状，有肝火，有性情急躁，或者自己觉得有一团火往上升，急躁，或者极度愤怒的情况之下等，有这种肝火的症状。这个肝火当然检测不到肝脏里面有"火"，也不等于真正的是在发烧，体温升到40℃、39℃，而是烦躁、灼热，自觉有一股热气往上冲，急躁、暴怒这种情况下而出现了咳血，肝火犯肺。

我看过一个病人，也是农村的，农村看病就比较典型，治疗有效没效就显得比较明显，城里人的话，咯血赶快给他用止血的药，那些脑垂体后叶素什么的就上去了，根本连中药喝都还没喝，不知道吃中药了没有，到农村就是有没有效一下就看得出来。农村里面开村务会，会开得很晚，冬天天气冷，农民开会喜欢生火取暖，搞些树枝、木材，生火、烤火，开会时又抽烟很厉害，抽的是那种"喇叭筒"，把烟叶直接卷成个喇叭筒，烟草很烈，大家都抽，烟雾瘴气，又生很大的火，那个村长，人高马大，身体健康得很，他正在讲话，讲话的时候突然咳嗽，也可能是因为热，也可能是因为烟的刺激，突然之间咳嗽，一阵猛咳，马上就吐很多的血。送到卫生院来看病的时候，咯血已经缓解了，没有什么咯血了。这种情况，我认为那就是一种典型的肝火犯肺。送他来的人讲，这个人平素心急，动不动就要骂人，甚至打人，他当村长厉害得很，大家都说这人很恶、很凶、性情很急躁，人高马大的个子，身体健康，他就有这种肝火的内在体质，加上这一刺激，烟、火这一熏，一下肝火犯肺，出现咯血。平常他又没有什么病，后来一照片、一检查，说他是支气管扩张，西医讲是支气管扩张，我们中医认为可能就是因为肝火犯肺所导致的。林黛玉是什么病？我认为林黛玉恐怕就是肝气郁结，气郁化火，肝火犯肺，林黛玉不是种花、葬花，肺结核，最后咯血，她应该也是肝火犯肺这么一种表现，木火刑金。

要比较肺肾阴虚和肝火犯肺的区别。刚才讲，肺肾阴虚的病人可以咯血，肝火犯肺也可以出现咯血。肺肾阴虚是长期的、慢性的，体质消瘦，虚弱，阴虚内热的症状明显；肝火犯肺是突然的、实性的、突发性的，肝火的症状很明显。我想林黛玉就不一定是实火，应该是虚火，是阴虚了，可能比较复杂，肝郁肾虚，阴虚火旺，可能是那样的表现。

十、肝胆湿热证

第十个，肝胆湿热证。肝胆湿热证临床很常见，症状应该也很容易掌握。湿热阻滞、蕴结在中焦，影响肝胆的疏泄功能。湿热的产生很可能是脾胃，脾经湿热阻滞于肝、中焦，突出的表现是影响到肝胆的疏泄功能。

因此，主要表现为胁部的胀、灼、痛，西医讲的胆囊炎、急性肝炎，我们中医说是肝热病、胆瘅、肝瘅这样的病，胁部出现肿块、痞块，痞块和肿块，从文字上可以区别一下，痞块比较柔软，并不是硬化的，这是病位在肝胆的证候。发黄、口苦、厌油、纳呆、尿黄、脉滑数、苔黄腻等，这些是有湿热的表现，有的还表现为身热不扬，有的可能是寒热往来，胆的病可能出现寒热往来。肝胆湿热证临床很常见，像急性的肝炎、急性的胆囊炎、慢性胆囊炎急性发作的时候，这种病中医叫肝热病、胆瘅、肝瘅。这种情况，有发热，有黄疸，有胁部疼痛，有苔腻脉滑数等，以黄疸、胁胀、胁痛这些症状为主要表现，我们说病位在肝胆，全身有湿热的表现，这就是肝胆湿热证。

湿热可以下注，还有一种湿热下注，注到什么地方去了呢？最常见的是阴部。因为肝经绕阴器，所以可以沿着肝经下注于阴部，出现阴囊的湿疹、阴部的瘙痒、妇女的白带黄臭，都可能是肝经的湿热下注。这个地方注意，这个时候的名称、证名怎么叫，我要考学生，脑筋急转弯，怎么考？我说有个病人，苔黄腻、脉滑数、阴部瘙痒、潮湿，还有一点胸胁胀闷，胁胀、胁痛，这样的表现，什么证？同学答"肝胆湿热证"。我问肝胆湿热，胆在什么地方？现在病位在阴囊，怎么把阴囊变成胆囊了呢！没有胆的症状，是阴囊的症状，怎么能叫肝胆湿热证！只能叫肝经湿热证，是肝经湿热下注证，不能叫肝胆湿热证。没有黄疸，也没有说到胆囊肿大，你怎么说是肝胆湿热证呢！明明是在阴囊上，当然也不能称阴囊湿热证，但是不能说肝胆湿热，就称肝经湿热、肝经湿热下注，这样叫。

肝经湿热和湿热蕴脾的比较。是脾经的湿热，或者是肝经湿热、肝胆湿热，这个湿热怎么样区别？实际上很可能都同时存在，既有脾的症状，又有肝胆的症状，临床上很可能是同时存在，如果都存在，就叫作中焦湿热，肝胆脾胃都是中焦，它可以互相影响。区别在什么地方呢？如果病人以胁痛、黄疸为突出表现，或者刚才讲到的阴部瘙痒、潮湿、湿疹，以这些症状为主的，我们叫作肝或者肝胆，或者肝经的湿热。如果是以腹胀、纳呆、呕恶、便溏、食少，这个地方不叫食少了，湿热、实证的时候可以称为纳呆，腹胀、纳呆、便溏，这是在脾的表现，当然呕恶，呕吐、恶心，这是在胃了，那是脾胃湿热了，以这些症状为主的，叫作湿热蕴脾，或者脾胃湿热。有的病人实际上很可能是既有胁痛、胁胀、黄疸，又有腹胀、恶心、纳呆、厌油，甚至呕吐，这些症状经常都存在，那实际上就是肝胆脾胃都有湿热，因此就统称为中焦湿热。这就是肝胆湿热证。

十一、肝胃不和证
十二、肝脾不调证

这两个证型，肝胃不和证、肝脾不调证都有肝气郁结的表现。

什么表现？胁胀，情志抑郁，唉声叹气这样的表现。不同在什么地方？肝气犯了脾了、犯了胃了，怎么区别？肝气犯胃，主要症状在胃、在上面一些，出现什么问题？胃痛，脘和胁走窜作痛，在胃脘的地方有时候胀、胁胀，胃脘痞胀、脘痞胁胀、胁胀脘痞，胃脘和肝的这个地方胀，再一个就是以恶心、嗳气、呃逆为主要表现，以胃的症状——嗳气、吐酸水、嘈杂、呃逆、不思饮食为主要表现，所以认为这是肝气犯了胃。如果病人有肝气郁结、肝气不调的表现，而是表现为食少，胃也可以食少，肚子胀、腹部胀，不是明显的胃脘胀，而是腹部胀，或者便溏，大便不爽，时时要解大便，或者一痛就要去解大便，像这些情况，那是在下面一些、是在肠，也就是说在脾，因此认为是肝气犯了脾。这是这两个证不同的地方和相同的地方。都有肝郁气滞的那种表现，这个肝郁和肝郁气滞，和肝胃不和、肝脾不调，在名字上有什么不一样呢？肝郁气滞纯粹是在肝，没有明显影响到脾和胃的时候，这是肝郁。同时，肝气郁结是郁结在内部，内实外虚，对脾胃的影响是疏泄不及，不能够帮助脾胃运化，是这样的影响。而肝气如果是犯了胃、犯了脾的话，多半是肝气的疏泄太过了，很可能是内虚外实，就像人生气、生闷气，闷到一定程度，就爆发出来了，是疏泄太过的一种表现。

用词上要请大家注意，如果这个病人是明显的肝气郁结在先，胃的症状在后，那应该叫肝气犯胃证。如果分不清到底是肝在先还是胃在先，反正就是胸胁脘腹部胀痛、走窜不定，呃逆、嗳气，或者是吐点酸水，一吐酸水可能就和肝有关系了吧，呃逆、嗳气，这都是气滞不畅的一种表现吧，分不清是肝在先还是胃在先，就叫肝胃不和证。什么不和？气机不和、气不和。所以叫肝胃气滞或者肝胃不和。肝气犯胃是讲明显的肝在先，影响到了胃。同样地，肝郁脾虚就是肝气是处于郁结状态，脾是处于虚弱，食少、腹胀、便溏、隐隐作痛，脾虚的症状很明显。肝脾不调就没有强调虚的表现，虚的症状不太明显，肝脾不调或者肝脾不和，虚的症状不太明显，或者体质还不太虚，脉还不明显的虚，那应该说是肝脾不调。用词上稍微有这样的差别，实际上很可能都通用了，肝郁脾虚、肝气犯脾、肝脾不和、肝脾不调，都可以用，反正就是肝和脾出了问题，这种问题往往是气机不畅，最主要的表现是气机不畅。而肝郁脾虚是明显有脾虚的表现。肝气犯脾、肝气犯胃属于肝气横逆的问题。肝气郁结是疏泄不及，横逆已经疏泄太过了，请大家注意这个问题。

对这几个证型——肝胃不和、肝郁脾虚、胃肠气滞可以区别一下。曾经讲过胃肠气滞证，胃肠气滞证没有明显的情志因素，可以是因为寒凝，也可能是因为饮食等原因导致的，就是肚子、胃和肠，胃脘腹部的胀痛、走窜为突出表现，没有胁痛之类的表现。一有胁痛、胁胀、情志的改变，那就要涉及肝。至于说是肝气犯了胃还是犯了脾，如果表现是胃脘部的疼痛、痞胀、呕吐、呃逆、嗳气的，那是肝气犯胃；重点是腹部胀、痛，想解大便而大便又不爽等表现的，那是肝气犯脾。还有一种症状，叫作溏结不调，或者是先结后稀，这种情况中医也往往认为可能是肝郁脾虚。凡是有了稀、溏，溏结不调，或先干后稀就可能有脾虚的症状。

十三、肝肾阴虚阳亢证

或者说是肝肾阴虚证、肝肾的虚火证，在讲肝阳上亢的时候，已经讲过了。肝阳上亢证与肝肾阴虚阳亢证的症状，可能都有头晕眼花。但是从整个病情状况来看，新起的、体质比较壮实的、发展比较快的，以面红目赤、头目胀痛、头重脚轻、头晕眼花，我就强调这几个症状，都在头上，头晕眼花、头目胀痛、头重脚轻、面红目赤、急躁易怒，以这样的症状出现的时候，应该叫肝阳上亢证；耳鸣、腰膝酸软，或者有点遗精等，那些情况是轻微的、是次要的，或者是后续出现的。如果病人是阴虚在先，本来这个人体质就比较虚弱，人就瘦，有点低热、五心烦热等这样的表现，在这个时候，病人还有头晕眼花，还有点面红、颧红、血压高等，我们说这是阴虚阳亢证。阴虚在先、阴虚为主，肾虚在先、肾虚为主，阳亢在后、次要，所以是阴虚阳亢证。肝阳上亢强调的是阳亢，阳亢的时候可能也有点阴虚，那是肝阳上亢兼有阴虚，阳亢阴虚，强调的是阳亢；这里则强调是阴虚，有这样的不同。

心肾不交证、肺肾阴虚证、肝肾阴虚证，这三个证应该加以鉴别。共同的地方，都有肾，并且都是肾的阴虚，肾阴虚怎么知道？有腰膝酸软、耳鸣、遗精和一派虚热的症状。在这些症状的基础上，并且又有失眠、多梦、心烦为主的时候，就叫心肾不交证；如果是咳嗽咯痰、干咳无痰、声音嘶哑这类表现，就是肺肾阴虚证；如果还有头晕眼花、肢体麻木、震颤，这样的表现，那是兼有肝阴虚了，因为胁痛、眼睛干涩、头晕眼花这些表现，是肝的症状，则是肝肾阴虚证。可不可以心、肺、肝、肾的症状都出现？可以，心、肺、肝、肾的阴都虚，也有的，病情严重的时候可以出现多脏的阴虚。

十四、脾肾阳虚证

第十四，最后一个，脾肾阳虚证。脾肾阳虚证的表现有两个方面，一方面是以消化功能减退为主要表现，另一方面是以水液的代谢障碍为主要表现。

但是共同的都是有阳虚——畏冷肢凉、舌淡胖、苔白滑、脉虚无力等这样的一些表现。临床上可能是以肾的症状为主要表现的，就是说以水肿、小便不利为主，因为肾是直接主水的；或者是以腹泻、完谷不化、五更泄泻、便质清冷、腹泻为主，应该说是以脾的症状为主。但是病久以后，出现了完谷不化、五更泄泻，或者久泻、久痢不止，大便排出来都是清冷的，这个时候中医认为已经不单纯是脾的问题了，往往就涉及肾了，虽然症状直接是发生在脾，但是认为和肾有关系，是命门火衰。水肿、小便不利，直接症状应该是属于肾，但是这种病可能是时间久、病程长，到了严重的程度，比如按西医讲的可能有大量的蛋白由肾脏排出了，而蛋白都是营养物质、精微物质，精微物质哪儿来的？是从脾来的，这种病人很可能就会有腹水，白蛋白减少不就有腹水吗？腹水存在的时候，病人肯定感到肚子胀，吃饭也肯定吃不下去，所以食少、腹胀的症状往往是同时存在的。这种情况，都是脾和肾同时存在了，全身又有畏冷肢凉的表现，就是这两类。当然不一定是两类同时存在，可能有的时候是肾的症状——水肿、尿少为突出表现，有的可能脾的症状——腹泻为突出表现。不一定是既有长期的腹泻、腹胀，又出现了肾的气化功能不好而长期水肿，但都有阳虚的表现，这种情况就是脾肾阳虚证。

脾肾阳虚证和心肾阳虚证又有何关系呢？实际上肾阳虚，特别是阳虚水泛、肾虚水泛的时候，既可以犯脾，又可以凌心，还可以射肺，只是在症状表现上各有特点而已。

脏腑兼病就讲这一些内容。脏腑辨证的内容多，现在临床上运用的，可以说基本上都是脏腑辨证的证型。脏腑证是比较规范的、比较完整的证型。为什么？它有病位，又有病性。不是前面讲的，八纲是笼笼统统的，讲病性的时候还没有讲到病位，我们现在讲了脏腑病位，又讲了病性，所以完整规范、用得最多。脏腑辨证，讲到最后了，应该说也是最容易掌握的。只要把病性辨证掌握好了，再加上每一个脏腑的病变范围、症状表现，它的病理特点，就能够辨别理解，所以说脏腑辨证比较容易掌握。

脏腑辨证里面大约讲了四五十个证型吧，可能五十多个证型，实际上临床表现还远远不止这么多，几百个、上千个，都有可能。它的原则，总是这样一个组合规律：脾的症状和阳虚症状在一起就是脾阳虚证；肾的症状和阴虚的症状在一起就是肾阴虚证；又有肝的症状，又有肾的症状，又有阴虚的症状在一起，就是肝肾阴虚证。你只要掌握了每一个脏腑的症状表现特点、病变范围和病理特点，又把原来的病性辨证掌握了，脏腑辨证就很容易学。临床辨证也就应该这样去辨，不是书上列了六个证型，所以就只能够在那六个证型里面去找；脾讲了六个证型，脾的证型就只有六种，再没有第七种、没有第八种，那是不行的。临床的病情很复杂，我们只要把这些基本的掌握了，就可以根据证候的实际而灵活、准确地辨证，不受书上所列证型、证名的束缚。这就要求同学们通过学习，去掌握每一个脏腑的病变范围、病理特点和常见证候；再就是把前面讲的辨病性内容，气虚、血虚、阴虚、阳虚，气滞、血瘀、痰饮、水湿，风、寒、暑、湿、燥、火等，把这些掌握住，临床就能够准确地辨证、灵活地辨证，就能辨得出来。不然死记硬背，背是背不出来的，否则就会闹笑话：这病人的病为什么和书上的不一样？他的病为什么不按书上的生呢？

第二十二讲
其他辨证方法概要（一）

我们已经学过了八纲辨证、病性辨证、脏腑辨证，这是最主要的、常用的辨证方法。除此之外，古代还有六经辨证、卫气营血辨证、三焦辨证、经络辨证，有的现在还在用，如六经辨证、卫气营血辨证主要适用于外感病；而经络辨证在针灸、推拿等科应用较多。

这些辨证方法，在学《伤寒论》《温病学》《针灸学》时还会讲，因此我们这里只讲点"概要"，目的是在学中药、方剂时，可能会碰到诸如太阳中风、阳明经证、营分证、血分证之类的名词概念，作为常识，我们能够见名知义，在《中医诊断学》听说过，是讲的如何如何这样一个概念。

第一节　六经辨证概要

六经辨证是张仲景在《伤寒论》里面提出来的一种辨证方法。首先我们要讨论一下"六经辨证"这个名称的问题。

什么叫六经？应该说就是六条经脉。哪六经？我们来记一记——太阳经、阳明经、少阳经、太阴经、少阴经、厥阴经。实际上不只是六条，而是十二条，哪十二条？——手太阴肺经、手阳明大肠经、足阳明胃经、足太阴脾经……足厥阴肝经等，因此是十二经脉。

六经辨证是不是就是辨别这六经或者十二经脉的病证呢？我告诉大家，不完全是，甚至说主要不是。为什么？因为张仲景本人并没有提"六经"这个概念，特别是没有这个"经"字，《伤寒论》的原文是"太阳之为病""阳明之为病"……并不是"太阳经之为病""阳明经之为病"，本来就没有提"经"字，而强调的是太阳、阳明、少阳、太阴、少阴、厥阴。因此，《伤寒论》的辨证，是按阴阳之气的多少分为六。这就是《素问·天元纪大论》里面所说的："阴阳之气，各有多少，故曰三阴三阳也。""六经"这个概念是谁提出来的呢？这是我们朱家的一个老祖宗朱肱在《类证活人书》里面提出来的，他说："古人治伤寒有法，非杂病之比，五种不同，六经变异。"此语一出，造成了很大的混乱和误解。

张仲景创立的这种辨证方法，主要是根据《内经》的理论发展起来的。《素问·热论》里面讲："岐伯曰：伤寒一日，巨阳受之，故头项痛、腰脊强。二日阳明受之，阳明主肉，其脉夹鼻络于目，故身热目疼而鼻干、不得卧也。三日少阳受之，少阳主胆，其脉循胁络于耳，故胸胁痛而耳聋。三阳经络皆受其病，而未入于脏者，故可汗而已。四日太阴受之，太阴脉布胃中络于嗌，故腹满而嗌干。五日少阴受之，少阴脉贯肾络于肺，系舌本，故口燥舌干而渴。六日厥阴受之，厥阴脉循阴器而络于肝，故烦满而囊缩。三阴三阳，五脏六腑皆受病，荣卫不行，五脏不通，故死矣。"有没有经络呢？确实也提到了经络的不少症状——头项痛、耳聋、囊缩等，但并不只是言经脉的病症，更没有提"某经"受之，明明是讲"三阴三阳，五脏六腑皆受病"。

同学们听懂了吗？"六经辨证"这个名称准不准确？好不好？"六经辨证"这个名称不太准确，那么我们把它改一下，改成个什么辨证？"阴阳脏腑辨证""三阳三阴辨证"！暂且就别改了吧！从朱肱到现在已经将近一千年了，大家已经习惯成自然了，已成事实，暂且从之，反正它就是个名称，张三李四、阴阳脏腑经络，见其名而知其实就行了。

实——实质。那么，张仲景的这种辨证——我们仍然把它称为"六经辨证"，这种辨证方法的实质是什么呢？它是根据阴阳消长盛衰（也就是阴阳多少）的原理，经络的循行络属，藏象理论，将外感病过程中所出现的各种证候，综合归纳为六类病证——太阳病证、阳明病证、少阳病证、太阴病证、少阴病证、厥阴病证，以阐述外感病变的特点与规律，并指导临床治疗。就是说它是据阴阳盛衰的原理、经络、藏象理论——以六经所系经络、脏腑的生理病理为基础，对外感病不同阶段的证候进行辨别归纳，阐述病变的阴阳盛衰、病邪性质、病变位置、邪正关系、传变规律等病理特点的一种辨证方法。

这个意思不太好理解，我再重复一次，"六经辨证"它是根据阴阳理论，最外面的阳为太阳，中间最旺盛时候的阳为阳明，阳逐步少了为少阳，太阴、少阴、厥阴，它与阴阳的多少有关；至于经络理论，六经辨证里面也不可否认是有经络的理论，经络也是六经辨证的内容，张仲景这个辨证方法里面也包含了六经；另外还采用了藏象，不纯粹是根据阴阳，还有藏象理论，就是根据经络所联系的是什么脏腑，太阴是脾，少阴是心、肾，手少阴心、足少阴肾。我们说什么叫辨证？辨证就是根据中医学的理论，对临床上所表现的证候进行分析、辨别。六经辨证根据的是什么理论呢？不仅仅是一个经络理论，而是根据了阴阳、经络、藏象的理论，将外感病所出现的各种证候，归纳为六类病证、六种类型——太阳、阳明、少阳、太阴、少阴、厥阴这么六种类型，来阐述外感病不同阶段的病理特点，分成这么六类。我这个地方不是用的分成六经，用的是分成这么六类，这六类是根据什么来分的呢？根据了阴阳、经络、藏象，把它分成这么六类。第一类是太阳，第二类阳明，第三类少阳……分成这么六类病证，从而说明外感病，实际上也不完全是外感病，就是把疾病发展过程分成了这么六种类型来指导临床治疗的一种辨证方法。

病证特点：《伤寒论》的这种辨证方法，就是六经辨证里面，贯彻了一些什么思想呢？贯彻了八纲，里面有八纲，为什么说它有八纲？阴阳分成六，这是不是就是阴和阳？我们讲八纲辨证的总纲是阴阳，所以六经辨证实际上也是以阴阳为总纲，太阳、阳明、少阳属于阳，太阴、少阴、厥阴属于阴，贯彻了用阴阳统其他的六个方面，就是表里寒热虚实，这样一个思想。其中正盛邪实，抗病力强，病势亢奋，表现有实和热的特点的病变，归属于三阳病证；将正气虚衰，病邪还没有完全消除，抗病力减退，病势属于虚衰的，表现为寒和虚的，归纳为三阴病证。所以这里面就贯彻了八纲的思想，是不是？将阴和阳分为三阴三阳，里面包含有实、热、虚、寒，所以八纲辨证在《伤寒论》里面已经有体现，只是没有把八纲——表、里、寒、热、虚、实、阴、阳合在一起，没有以这八个为纲，而是以阴阳为纲，只是没有将八纲的名称提出来，实际上是有这个意思的。

临床表现：根据阴阳、经络、藏象作为病理基础，为什么会出现这样的表现？为什么把这些证候称为太阳病，把那些证候称为少阴病，根据的是什么？就是根据阴阳的盛衰、经络的循行和藏象的理论，所以我觉得《伤寒论》的辨证不仅仅是讲六条经脉的病证。其中的三阳病证，阳证里面一般又分为经证和腑证，这是后人分的，太阳有经证、有腑证，阳明有经证、有腑证。现在有人提出，如湖北（中医诊断教研室）的成肇智老师就曾经提出来，少阳病也应该分经证和腑证。三阳病里面的经证，往往是和经络有关系，腑证实际上就是联系到六腑了，这个经络它联系的是哪一个腑？太阳——膀胱，阳明——胃、大肠，少阳——胆。腑证，所谓的腑证，一般就是讲六腑的病变；所谓的经证，一般和经络是有关系的。三阴病证基本上就是五脏的病，内脏的病变，所以五脏的病变归属于三阴，六腑的病变一般是归属在三阳里面的腑证，经络的病变是归属于三阳的经证。只能这么简单地大体区分一下，实际上里面还有一些不属于这个范围的、不属于这种归纳的病证。

临床应用：对于六经辨证，从现在的临床应用看来，一个是主要用于外感时病，说明外感时病的演变、发展过程，有六经传变。但是实际上，由于三阳的腑证主要是指腑的病变，三阴病证实际上是讲的五脏的病变，所以六经辨证就不仅仅是用于外感病，内脏的病、内伤杂病也可以用它来归纳。只是内伤杂病，那个三阳病的证候演变过程可能不太明显，而主要就表现为太阴病、少阴病，三阳的病变可能不太明显，所以程郊倩就讲"因热病而沿及六经"。就是说热性病在发展过程中，可以有六经的这种演变趋势，他又讲"设六经而赅尽众病"，用六经，用太阳、阳明、少阳、太阴、少阴、厥阴这些名字，可以把所有的病变都概括到里面去，说明不完全是用于外感病。在外感病里面，从现在临床实际应用看，从《伤寒论》所包括的实际内容上看，外感病里面又特别重视的是外感风寒引起来的。那么外感风热呢？说得比较少，比如《伤寒论》里面没有银翘散、桑菊饮之类的方剂，我们现在说的卫分证、外感风热阶段用的银翘散，都是温病学派——吴鞠通、叶天士他们提出来的，有了后来的这种补充。《伤寒论》的重点是放在寒，风寒引起来的这种外感病，当然到了后期也包括了化热，那么，那个风热表证入里是热，这个风寒化热入里了也是热，这个演变是相同的，只在初起阶段重视的是风寒。

归纳一下，六经辨证的实质是什么？是根据阴阳盛衰的道理，借用了六经的名称，包含了八纲和脏腑的实质内容，包含了八纲辨证的实质内容，也包含了脏腑辨证的实质内容，讨论的是以外感寒邪为主的病证规律，外感寒邪为主的这样一种疾病发展过程，它的演变规律，病和证的规律。

一、太阳病证

第一个讲太阳病证。太阳病证，它的生理我们不复习了。

病理：太阳病是讲的什么问题？是讲的风寒之邪侵袭人体，正气抗邪于肤表浅层所表现的证候。和表证的概念是不是相同？表证是讲的外邪、六淫疫疠等外邪，从体表（包括肤表和口鼻）进入人体，正气开始抗邪于肤表浅层所反映的轻浅证候。实际上太阳经证就是一个表证，并且是偏于风寒的表证，如果经证没有痊愈、经证没有解除，而又循着经络入了腑，太阳的经络、太阳的经脉，是手太阳小肠、足太阳膀胱，那么随着它的经气入腑就变成了太阳腑证，所以我们前面讲到，经证是指的什么，一般是讲的经络，腑证是讲它联系的腑——六腑。

主要表现：太阳病的主要表现是恶寒、头项强痛、脉浮。所以《伤寒论》第1条就说："太阳之为病，脉浮，头项强痛而恶寒。"这个"而恶寒"的"而"字，有人研究《伤寒论》的语法特点，用"而"字的时候，往往是"必"、现在称为"必"，是必恶寒，"而"不是我们平常说的那个转折词"但是"，不是"但是"的意思，一讲"但是"的话就转弯了，而恶寒是强调必恶寒。恶寒，脉浮，头项强痛，这就是太阳病的主要表现。可以从中看出，它的邪气是什么？正气怎么样？病位在什么地方？性质、证候、阶段、趋势，我们讲表证的时候，就强调这些问题，是不是？邪气是六淫疫疠，正气这个时候肯定不是虚，是卫气抗邪，病位在肤表，是不是？性质属于表实，属于一种浅层，即初起阶段，病势向外。讲到这些问题，太阳病同样是讲的这个情况，所以外感病一般应当见到太阳病，外感病一般必须要见到太阳病，为什么？都是外邪从皮毛而入，正气抗邪向外，所以就会出现恶寒、发热、头痛、身痛、脉浮、苔薄这些症状，所以作为外感病，一般来说是要见到太阳病的。太阳病又分为两大类，一个是太阳经证，一个是太阳腑证，这是后人把它归类为太阳经证、太阳腑证，张仲景自己并没有讲过太阳经证怎么样、太阳腑证怎么样，太阳经是什么表现、腑是什么表现，没有那样讲。

（一）太阳经证

太阳经证是什么呢？风寒袭表，以恶风寒、头项强痛、脉浮，就是前面讲的恶寒、头项强痛、脉浮为主要表现的证候，讲的是风寒表证。根据它入侵的邪气有所不同，或者人体的正气有一点差异，又分为太阳中风证和太阳伤寒证，这是个表证，实际上我们现在理解太阳病、太阳经证就是个表证，并且是风寒表证，不是讲风热表证，是讲的风寒，当然也可能包括风湿这种风寒表证。根据这个风寒是风还是寒，邪气的轻重和我们人体正气的抵抗力不同，又分为太阳中风和太阳伤寒两类。

1. 太阳中风证

太阳中风证强调的是风邪为主，侵犯了体表，侵犯了太阳、最体表的这一部分。为什么叫太阳呢？不要以为是天上的太阳，是讲的阳在外面，最外面的这一部分，最外面当然现在说是表，由于它是风邪为主侵袭，表现为一种卫强营弱的趋势，相当于现在临床讲的风寒表疏，卫表没有闭塞。

太阳中风证的表现是有太阳经证、有恶风寒的症状，病人以恶风——恶风比恶寒轻一点，是遇风觉冷，避之可缓。发热也轻，或已发热或未发热，如果已发热的话，不会是高热，稍微有一点点，所以恶风、发热都比较轻。并且有一个汗出的特点，那就说明卫气、卫表、腠理、毛窍是开泄的，不是闭塞的，因此和前面讲的那个伤风证是相同的。风淫证里面讲过伤风证，实际上就是那个伤风证，由于它发热并不严重，又加上有一点汗出，大家都有这个体会，表证、发热的病人，出一身汗，体温肯定要降低一些，汗就把热能带出去了，所以虽然有点发热，而出汗肯定会降一点温，由于发热并不重，又出了汗，因此脉浮缓，脉不数也不紧。为什么不紧？不是寒邪凝滞收引，毛窍不是处于闭伏状态，所以脉浮缓。另有鼻鸣干呕者，《伤寒论》里面还有"鼻鸣干呕者"，这鼻鸣我认为可能就是讲的喷嚏、鼻塞这样的表现。《伤寒论》第2条讲："太阳病，发热，汗出，恶风，脉缓者，名为中风。"太阳病为什么不称恶寒呢？它讲的是恶风了，发热应该说也是不严重的，有汗出、脉缓，这就是中风的表现，就是我们讲风淫证里面的那个伤风证。风证、风邪袭表的那种证候，风性开泄，有汗出，所以认为是风，不是寒，寒就是凝滞收引，就应该毛窍闭伏、脉紧，它现在脉不紧，有汗出，所以不把它归属于寒而称为风，卫表处于疏松状态，这是正气有所不同，所以邪气和正气都有所不同。怎么知道邪气和正气不同？不是根据做实验来的，是根据证候表现，它这个表现只能够用风来解释，不能用寒来解释，也不能用风热来解释，是不是？是它的证候表现决定的。所谓卫强营弱，是讲的什么问题呢？卫气抗邪于外——卫强，营弱是讲的有汗出，营阴不能内守，所以叫卫强营弱。这个话我们现在可以不讲，应该是归《伤寒论》去讲这个问题，知道太阳中风证是指的这样一种表现就行了。

2. 太阳伤寒证

太阳伤寒是以寒邪为主，寒邪侵袭肤表，卫阳被遏制了这样一种表现，就相当于我们讲的风寒表实证。前面是风寒表疏证，我不是提的风寒表虚证，为什么不提风寒表虚证呢？上次讲过这个概念，一提虚就容易理解为正气虚，就要补一补，实际上它是因为风性开泄，卫表、毛窍没有闭伏，是处于疏松的状态，我把它改为风寒表疏证，不叫风寒表虚证。

太阳伤寒证的表现是恶寒、无汗、脉浮紧。讲寒证的时候已经讲过伤寒，太阳病，或已发热，或未发热，在分析表证的时候，发热这个症状是或有证，或已发热，或许还没有发热，但是必恶寒、头痛、身体痛、脉阴阳俱紧者。阴阳俱紧，到底阴阳指的是什么？有的说是浮沉都紧，有的说是寸关，有的说两手，反正张仲景就这讲，随后人怎么理解，反正是个紧脉，这是肯定的，至于说寸和尺都紧，那么关就不紧！而浮和沉都紧，浮紧、沉紧也还是紧，也不管他左手、右手，反正都是一个紧。脉紧是寒的特点，脉浮紧，寒邪收引，卫表闭塞，卫阳被遏，经气拘挛，经脉拘急，所以就头痛、身痛很严重，不出汗，恶寒甚，脉浮紧，脉搏也处于蜷收的状态，痉挛、凝滞、蜷收的状态，所以是太阳伤寒证，也就是表实寒证。

中风和伤寒比较起来，应该说都是一个表证，并且是偏于风寒的表证，它们的不同在于：邪气方面，中风是属于风，伤寒是属于寒邪；病情表现，风轻一点，伤寒重一点；正气来说，中风的病人，正气稍微弱一点，而伤寒虽然看到他冷得很厉害，实际上他的抵抗力、正气反应要强一些；卫表一个是疏松，所以有汗，一个是闭塞，所以无汗；由于有汗是风性开泄，发热也不严重，所以脉浮缓，由于寒性凝滞，毛窍闭塞，脉道收引，因此脉浮紧。

应该这样比较区别一下。

（二）太阳腑证

第二个方面是太阳腑证。太阳腑证是指太阳经证不解，病邪内传膀胱的证候。应该是内传膀胱之腑，根据六经总的特点和规律，根据经络、阴阳、藏象理论来看，应该是传到膀胱之腑。按理说，太阳经有手太阳、足太阳之分，现在讲的太阳是最体表，如果从部位解剖上来看，胸腹部和背部区分，背部属阳，胸腹部属阴，面朝黄土背朝天，背对着太阳，对着太阳的是阳，所以背部属于阳，而背部是哪一条经脉循行？是足太阳膀胱经，太阳小肠经不是走在背面，所以一般认为这个经应该说是膀胱经，膀胱经联系的腑当然是膀胱了，根据这种认识，又总结出一条规律，为什么不是太阳小肠呢？说是六经辨证中，伤寒是"传足不传手"，只传足经不传手经，这是后人的解释，为了要自圆其说而已。太阳腑证，实际上表证仍然存在，不是表证消除了，表证存在的标志是什么？恶寒。太阳之为病，脉浮，头项强痛而恶寒，所以头痛、身痛、脉浮和恶寒这些症状仍然存在，那么除了太阳表证存在以外，已经传了腑，因此应当有膀胱的症状，所以是实证，实际上是一个表里同病，太阳腑证已经是表里同病了。太阳腑证又分为两种——太阳蓄水证、太阳蓄血证。

1. 太阳蓄水证

太阳蓄水证是指膀胱气化不利，由太阳经传到太阳腑，腑就是膀胱，膀胱有了邪气的侵袭，会出现什么表现呢？膀胱是一个排尿的器官，所以有水液停聚的表现。

太阳经证没有解，仍然有发热、恶寒、脉浮，或者浮数等表现，膀胱气化不利，应该有小便不利、小腹满。但《伤寒论》里面并没有这样明确地讲，没有讲这个症状，而是讲的水入即吐，"太阳中风，六七日不解而烦，有表里证"。他已经强调了有表证，又有里证。里证是什么？就是有膀胱的证候，表证是恶寒、发热、脉浮、头身痛那样的表现，只讲了渴欲饮水，水入即吐，名曰水逆。用什么方？五苓散主治。五苓散干什么的？就是利小便的，消水的，所以应该有小便不利、小腹满。为什么小腹满？因为膀胱在小腹这个地方，尿解不出来。

小腹满、小便不利，病在膀胱，好像就是现在所讲的尿潴留，尿潴留就是小腹满、小肚子胀、小便解不出来，膀胱里面有尿就是解不出来。但是太阳蓄水证并不是讲的尿潴留，并不是膀胱里面有尿而解不出来。那是不是讲的风水？突然起的水肿、头面肿得严重、小便不利，那种病叫风水，水肿开始的时候，是不是这个问题也很难讲。所以太阳腑证的这个蓄水证到底指的是什么？如果说是指这种急性的水肿，但又没有说水肿，只讲口渴、水入即吐。所以对张仲景的学术，他为什么这样写，两千年来还是没有理解透，现在还不太好理解，这种表现又好像是尿潴留，又好像是水肿，却都没有明写。从理论上是这样认识的，认为太阳的经受病了以后，随着经传到腑、传到膀胱，膀胱的气化机能、对水液的代谢发生障碍，应该是这个机制，这应该是张仲景的本意。

2. 太阳蓄血证

太阳蓄血证就更难理解一点了，为什么更难理解一点呢？太阳经证不解，热与血结，结于什么地方？我现在说的是少腹的部位，结于少腹——小肚子的旁边，下腹部、下焦这样的部位的证候。

太阳蓄血的症状，《伤寒论》是有说法的，张仲景说少腹急结或者硬满，少腹、小腹部的两边急结，就是有点拘挛、腹壁有点紧张，甚至是硬满，硬起来了，按上去很硬、胀，小便自利。他讲的是小便自利。比较一下太阳蓄水和太阳蓄血，太阳蓄血强调了小便自利，而太阳蓄水没有讲小便，从这里不难看出，这个小便自利是与小便不利相对而言的，所以太阳蓄水应该是小便不利。如狂或发狂，善忘，大便色黑，脉沉涩或者是沉结，这是太阳蓄血证的表现。

太阳蓄血这四个字也是后人讲的，张仲景没有明确地讲太阳蓄血，没有这样讲，之所以把它这样归纳，是根据哪一条？根据《伤寒论》124条，他说"太阳病六七日，表证仍在"，这个地方强调表证仍在，强调有表里证，所以我说太阳腑证实际上是表里同病，就这个意思。"脉微而沉，反不结胸，其人发狂者，以热在下焦。"热在什么地方？在下焦，不是在上焦、不是在中焦，"少腹当硬满"，应当是硬满。"小便自利者，下血乃愈。所以然者，太阳随经，瘀热在里故也，抵当汤主之。"他只讲瘀热在里——随着太阳经跑到下焦、少腹这个地方来了，瘀和热结在一起，瘀热说明寒邪已经化热了，并且与血瘀结在下焦、少腹部的地方，所以我是讲热与血结于少腹部。

按理说，太阳经证不解，随经入腑，应该是入于膀胱，那就应该是膀胱有蓄血，确实有的书上就是写的膀胱蓄血证。但是膀胱蓄水蓄血应当小便不利，而《伤寒论》明言小便自利，膀胱的功能正常，所以病位就不在膀胱。那在什么地方呢？在肠里面、在小腹部那个地方，肠里面还有阳明蓄血，阳明蓄血就是在大肠里面，手阳明大肠、足阳明胃，在胃肠里面应该是阳明蓄血。太阳蓄血，是热在下焦、少腹硬满，既不是膀胱，也不是大肠，因此，这个少腹、下焦，应该是指的小肠，手太阳小肠、足太阳膀胱，随经入腑，应该是入于小肠。也许是张仲景时代对解剖认识还不太精细，到底蓄在哪个地方不好定，就笼统地说在少腹、在下焦这个位置吧。

怎么知道有蓄血呢？有少腹硬满，比如说肠痈——阑尾炎之类的病人，确实是小腹部拒按，有压痛、反跳痛这种情况。硬满，下血乃愈，采用通下的方法，抵当汤就是破血的，里面有水蛭、虻虫，水蛭就是蚂蟥，虻虫就是吸牛血的蚊子，你说这个药破不破血？水蛭、虻虫都是破血很厉害的药，因此说它是瘀热在里，是热和瘀结在下焦、少腹，具体的位置还不好说，只能笼统知道位置在下焦、少腹这个部位就行了。有这样一些表现，如狂、发狂就是讲影响到神志，有瘀有热，影响到神志的时候，出现这种表现，所以既不等于在膀胱，也不等于在大肠，只能笼统地说是在下焦、少腹。如果硬要理解的话，张仲景把下腹部的感染，什么阑尾炎、盆腔炎、附件炎等这些器官的炎症，统称为太阳蓄血证，只能这么设想。

二、阳明病证

阳明病是比较容易理解的。阳明病证是由太阳病传入于里，已经变成里热证了。太阳是表寒证，实际上到太阳腑证——蓄水、蓄血的时候，已经就在化热了，不是寒了，但是它仍然有表证，所以按照八纲来说是表寒里热了。到阳明病证，则是典型的里热证，阳热炽盛，胃肠有燥热。这个胃肠有燥热，是不是一定在胃肠？只能说阳明是大肠和胃，所以叫胃肠，原发病灶是不是一定在胃肠，那也不一定。《伤寒论》讲："阳明之为病，胃家实是也。"这是阳明病的提纲，阳明病的纲领是三个字——"胃家实"。这个胃家，就是指的胃和肠，手阳明大肠、足阳明胃，阳明的经络是联系这两个腑的。这里面也涉及一个邪、正、位、性、势的问题，要考虑邪气是什么？正气怎么样？位置在什么地方？性质、病势怎么样？它是一种邪很旺的阳热之邪，正气很强盛，位置是在里、在胃肠，性质属于实，病势是向内，应该这样来认识这个问题。分为阳明经证和阳明腑证。

（一）阳明经证

阳明经证是指邪热弥漫全身，肠中没有燥屎内结的证候。我曾经比喻过，就像烧的柴火、树枝，明的火在这里，火势很明显的时候，弥漫全身，整个都显得是有火的表现。

本证的证候特点，后人归纳为四大症——身大热，汗大出，口大渴，脉洪大。这是讲阳明经证的四大特点，但是不是只有四大症？肯定还有其他表现。舌怎么样？舌红、苔黄、干燥。大便怎么样？小便怎么样？肯定小便短黄，大便也应该是干燥。面红、气粗这些症状都是有的，这是阳明经证的表现。"阳明病，外症云何？答曰：身热，汗自出，不恶寒，反恶热也。"不恶寒、反恶热，就是阳明病和太阳病不相同的地方。太阳病是必恶寒，不发热，或已发热，或未发热、可能没有发热；到了阳明病的时候，就是但发热、只发热，不恶寒，恶热不恶寒，汗大出，这个汗自出就不是自汗，不能称为自汗，它是病重、热盛引起的汗出，虽然叫汗自出，但不能理解为自汗。

由于邪热弥漫，并弥漫到了全身，整个身体都是热，病位不一定真正在胃肠，是全身的热盛伤津，心神不宁的一种表现。

（二）阳明腑证

与阳明经证不同的地方是什么呢？邪热已经慢慢地蕴藏起来了，和燥屎搏结在一起了，原来是通红的、大热，那么现在这个热就像我比喻的，就像那种木炭火、煤火一样的，热能都聚结在里面去了，热和燥屎已经搏结在一起，外面看起来热似乎没有那么明显了，但是里面的温度很高、热得很厉害，肠内有燥屎的症状。这就是脏腑辨证、腑病证候里面的肠热腑实证那个证型。

阳明腑证的表现，有人归纳为痞、满、燥、实、坚五个字，所谓痞、满、燥、实、坚指的是什么呢？痞就是讲的腹胀，一般是讲脘痞腹胀，痞是讲腹胀；满是讲肚子大，肚子看上去还大一些，这个大是什么问题？里面有燥屎，不是水；有燥屎，干燥，大便一定很干燥，口干得很厉害；坚硬，大便坚硬，甚至手按上去腹部有坚硬的感觉；是一个实证。这是后人总结《伤寒论》里面讲的阳明腑证的表现，痞、满、燥、实、坚。按道理说，痞、满是讲的一回事，就是讲肚子大、肚子胀；燥是讲的大便干燥；实是讲的病机不通畅了。张仲景本来讲了绕脐痛，但五个字里面偏偏没有痛，按我的理解，应该讲痞、满、燥、实、痛。这种病人应该有腹痛，但没有归纳腹痛，所以前人这个痞、满、燥、实、坚也不是很完整，我觉得应该是痞、满、燥、实、痛，他的症状主要是大便解不出来，肯定肚子痛。病人肯定有发热，这种发热，不是壮热、不是烘烘地发热，而是感到里面热、阵阵发热，甚至由于有燥屎内结，燥屎是种秽浊之气，这种燥屎和热熏蒸，可能出现神志症状——谵语，如狂或发狂，不寐、不睡觉等。大便干燥、不通，这是最主要的表现，舌肯定会是焦燥、燥黄，焦黄苔、焦黑苔，很干燥，脉象是沉实，这样的表现。

从汗和热、脉象上应该与经证有区别。出汗，阳明经证是热盛大汗，口渴很明显；阳明腑证也有汗出，但是没有经证出得多。阳明腑证的热，是热蕴结在腹部、蕴结在里面，外面可能没有那么壮热，不是那种外面摸得到的热。脉搏显得沉而有力了，阳明经证是脉洪大，阳明腑证是脉沉实，这是相对来说的。

阳明腑证的特点，证候表现是热、秘、神、沉。有热，本质属于热；有便秘、腹痛；神志受到干扰，一是因为热，另一个是秽浊的燥屎熏蒸，可以出现神昏谵语之类的表现；病势是沉伏在里面、是向里，脉搏也是沉的。

第二十三讲
其他辨证方法概要（二）

三、少阳病证

第三个是少阳病证。在讲半表半里证时已经讲过了。按照经络来说，少阳应该是联系到胆，所以说邪犯少阳胆腑，枢机不利。我们画一个图表示一下枢机的意思（图 23-1）。

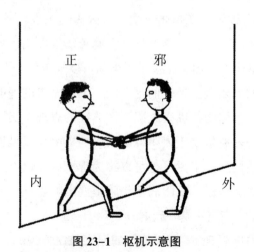

图 23-1　枢机示意图

枢机就是个门轴，内外可以转动的地方，它可以向内，也可以向外。少阳病是邪正分争，邪与正在门槛这个地方相争，一脚在内、一脚在外，邪要入内，正要把邪气推向于外，二者相持不下，推推拉拉，所以就出现了往来寒热之类的症状，它的机理就认为是枢机不利。少阳病的表现：寒热往来，胸胁苦满等。少阳病证既有表的一些表现，也有里的表现，实际上也是一种表里同病的表现，按道理说实际上是表里同病，太阳腑证就是表里同病，少阳病也是属于表里同病，是既有里面的一些表现，又有外面的一些表现，是处于进退出入的这么一种状态。它有许多或有证——或胸胁苦满，或默默不欲饮食，或口渴，或者小便不利，或者心烦，或者腹中痛，都属于里证的表现。不同的就是没有大热，热势不明显，不像阳明经证那么热势明显；没有腹部满痛、胀满硬痛，说明不是阳明腑证；不是寒热同时存在，不是"寒热间作而不齐，寒热齐作而无间"，它是寒热交替出现，不是寒热并作，所以也不是一个单纯的表证。

四、太阴病证

太阴病证实际上就是讲的寒湿困脾证，辨脾病证候里面那个寒湿困脾，湿困脾阳或者脾虚湿困那种表现，就属于太阴病证。太阴，手太阴肺，足太阴脾，到底指的是哪一个太阴呢？这里应该是讲的足太阴脾。手太阴肺的症状按理说有相当一部分应该归属于太阳，因为肺主表，所以有鼻鸣、干呕，还有一点喘，那实际上是属于肺的症状。麻黄汤里面用杏仁，那不就是有肺的表现吗？桂枝厚朴杏子加，桂枝汤里面又可以加杏仁，那实际上就是在肺。因此我们现在讲的太阴病，是讲的足太阴，也就是讲的脾的病变，不是讲肺的病变。古人讲实则阳明，虚则太阴。实热证的表现，实和热的表现是阳明病，虚寒、寒湿的表现是属于太阴。阳明病的提纲可以是胃家实是也，太阴病的提纲按照病理机制上来说，也可以称为脾家虚是也。脾的病理特点是什么？气虚为本，湿困为标。太阴病就是脾虚湿困的表现，寒湿内生、脾阳虚衰这样的表现，和脾病应该是一致的。

太阴病证的临床表现，《伤寒论》的原文是这样说的："太阴之为病，腹满而吐，食不下，自利益甚，时腹自痛。"腹满就是我们现在讲的腹胀，脾病的主要表现是什么？食少、腹胀、便溏，六个字，或者加隐痛——隐隐地痛，为八个字。再看《伤寒论》的原文里面有没有这八个字？"太阴之为病，腹满而吐。"腹满就是讲的腹胀，食不下，不叫食欲不振，《伤寒论》中叫食不下，食不下就是讲的食少、食欲不振。自利益甚是不是讲的便溏？并不是讲一天腹泻几次吧！大便有点溏、有一点稀、有一点腹泻。时腹自痛，肚子时时感到有一点痛，不会痛得很厉害，是隐痛。所以脾的证候，腹胀、食少、便溏、腹部隐痛，在《伤寒论》的原文里面都讲到了。"太阴之为病，腹满而吐，食不下，自利益甚，时腹自痛"，讲得很完整。还讲到了可能有呕吐恶心的表现，太阴病按道理说可能还有肢凉这些表现。这是太阴病，《伤寒论》273条讲："太阴之为病，腹满而吐，食不下，自利益甚，时腹自痛。若下之，必胸下结硬。"这种病人不能攻下，太阴病与阳明病不相同的地方在这里。这是太阴病，就是讲的脾病，脾虚湿困证、湿困脾阳证，应该很容易理解，知道是一个脾的虚寒证、脾的寒湿证就行了，用理中汤。我们讲脾虚湿困、湿困脾阳，也是用理中汤。

五、少阴病证

少阴病证是讲的疾病到了后期阶段，阴阳都处于一种衰竭状态了，病情很严重了。它是病情严重阶段，阴阳衰竭的一种表现，后期病情比较严重的时候出现的证候。少阴病的提纲是什么呢？"少阴之为病，脉微细，但欲寐也。"一个是脉微细，一个是但欲寐，实际上这主要是讲了少阴病阳气虚衰的表现。后人又将少阴病分了寒化和热化两种类型。

（一）少阴寒化证

少阴是属于哪一个脏器？少阴心经足为肾，那就是说少阴病是心和肾都有，所谓"伤寒传足不传手"，这是种勉强的解释。少阴病把心肾都包括进去了，并没有包括肺，因为太阴病，肺实际上是到太阳病去了，太阴只讲了脾；那是足，少阴病是心和肾，实际上是讲了心和肾的阳气虚衰。脏腑辨证中的心肾阳虚证，就属于少阴寒化证。心肾阳虚证的表现是虚寒证的表现，脉微细，但欲寐。脉微细讲的是脉搏很细、没有力的一种表现，当然主要应该是在心；但欲寐应该也是心、心神，疲倦，想睡觉，精神昏沉状态，并且有一派虚寒症状，畏冷肢凉，下肢冷甚，是不是？或者下利清谷等虚寒证候，少阴寒化证，很容易理解的。脉微细，但欲寐，这就是少阴寒化证的提纲，它的主要表现就是以心肾阳气虚衰，具体症状在脏腑辨证中已经讲过心肾阳虚，讲过脏腑的合病，掌握心肾阳虚证的症状就行了。

（二）少阴热化证

少阴病还可以出现热化证。热化证的表现是什么？就是指心肾的阴虚阳亢，脏腑辨证里面已经讲过心肾阴虚、心肾阴虚阳亢，通称什么证？心肾不交。就是讲的那个心肾不交证，心肾不交，泻南方火，就是泻心火，补北方水，就是滋肾阴，用什么方？黄连阿胶鸡子黄汤，黄连干什么的？泻心火；阿胶干什么的？补肾阴，当然也补血；鸡子黄是干什么的？为什么要用鸡子黄呢？鸡子黄外面是蛋清，里面是蛋黄，黄代表了红、代表了火，外面的清代表了水，用鸡子黄的目的在什么呢？把火引到水里面去，引火归原，把火引到水里面去，所以是心肾的阴虚阳亢这一种表现。

本证的临床表现，这个时候就不是脉微细、但欲寐了，是不是？细还可以，但是可能是脉细数，就不是但欲寐，而是心烦不得眠，是不是？应该是心烦不得眠、睡不着觉，还有一派阴虚的表现，我们讲心肾不交已经讲过了，就是心肾不交证，黄连阿胶汤，是黄连、阿胶、鸡子黄、黄芩、芍药这样的药组成的，这一类的药是滋阴潜阳、滋阴泻火，泻南方火、补北方水，叫作泻南补北法，都是这个意思，讲的是阴虚阳亢、心肾不交。

六、厥阴病证

第六个证型，厥阴病证。厥阴病，我看是个大杂烩，是一个用现在认识还没有办法做定论的问题。《伤寒论》的原意认为，到了疾病的后期，疾病本来是传变、转化的，这个转化的过程，开始从表到里、半表半里，由阳到阴这样的转化，转到了后期，到了最后，要么就死掉了，到少阴病了以后可能就死了，是不是？当然不是每一个病人都会死，到了后期阶段，它可能慢慢又会向好的方面转化，阳气又开始回来了。所以厥阴的意思，是阴尽阳生的意思。什么是厥阴？阴快要完了，阳又开始出现了，那就是说这个人、这个疾病已经是死里逃生了，正气开始复活了这么一种表现，邪气还没有完全除掉，正气已经开始恢复了。

厥阴病的特点是什么？疾病后期阶段，阴阳对峙、寒热交错、厥热胜复，是一种寒热虚实夹杂，正气和邪气处于对峙、胜复的这么一种状态。总的来说厥阴病是反映这么一个阶段的病理证候，应该说是这么一个状态。就像晚上天黑很冷，慢慢到了鸡叫了，阳气又开始升起来了，太阳快要出来了这么一个时间，这是厥阴的阶段，这个阶段因此就表现了寒热错杂、阴阳胜复、邪正斗争等，就可以表现为很多的形式。

关于厥阴病的临床表现，《伤寒论》有这么一段话，说这就是厥阴病，实际上很难理解。《伤寒论》是这么讲的："厥阴之为病，消渴，气上撞心，心中疼热，饥而不欲食，食则吐蛔，下之，利不止。"这是厥阴病的提纲。少阴病的提纲是"脉微细，但欲寐"。太阴病的提纲是"腹满而吐，食不下，自利益甚，时腹自痛"。阳明病的提纲是"胃家实是也"。厥阴病的提纲是这么一段话，它的主要表现是什么？消渴，气上撞心，心中疼，又疼又热，这个心中肯定不是讲的心脏，是讲的心下、胃脘这个地方；饥而不欲食，肚子饿，但是又不能吃，吃了以后就吐蛔虫，你说怪不怪，这个吐蛔虫，搞到厥阴病里面来了；下之，利不止，又不能攻下。用什么方？乌梅丸主之。这么一种病，这就是阴阳胜复、寒热错杂、厥热胜复，好像难理解，所以厥阴病是个大问号。实际上《伤寒论》六经病证里面太阳病占了百分之五十几，其余的，阳明病讲了不少，而少阳病、太阴病、厥阴病讲得很少、很少。少阴病的原文不少，讲太阴病、厥阴病、少阳病的原文很少。所以对这个六经病证，还要很好地系统整理，要根据当时的认识，怎么样来完善、发展，还有个完善发展的问题。

厥阴之为病这段话，到底是一种什么病像这个表现？我看就是蛔厥，这个病我们现在叫作蛔厥，相当于胆道蛔虫病，胆道蛔虫的表现和这段话讲的很相似，厥阴之为病，消渴、口渴，又想吃饭，为什么饥饿、想吃饭呢？蛔虫在里面，蛔虫要营养，它也要吃，是不是？气上撞心，这个蛔虫动起来的时候，有一种向上冲的感觉，蛔虫有个钻孔的特点，它钻到胆囊里面一动，是不是像个气上撞心的表现？心中就疼热，痛得要死，要倒立（头向下、脚向上），目的是想让蛔虫能够退出来，蛔虫已经钻到里面去了还退得出来？这个病人，痛得在床上打滚，心中疼热，饥而不欲食，肚子还是饥，为什么？蛔虫还在里面扰乱，一吃了以后，这个蛔虫便闻到了食臭，闻到了食物的气味，就更动起来了、争抢食物，所以食则吐蛔，但又不敢吃。厥阴病提纲描述的这种病情，是有点像蛔虫病，下之利不止，不能用攻下，那用什么方？乌梅丸。乌梅丸干什么的？是现在治疗胆道蛔虫的一个很好方剂，乌梅丸里面有花椒、细辛等热的药，里面又有黄芩、黄柏这样寒的药，所以它有寒热这一类的表现。

厥阴病到底讲什么？不太好理解。有的人讲厥阴就是杂凑成篇，不好放的条文，张仲景发现了那种临床表现，把它放在哪一章？只好放在厥阴篇，反正乱七八糟的，都放到这个地方来。

七、六经病变的传变

（一）六经病证和八纲的关系

我用一个图来表现一下（图24-2）。看看是什么关系？

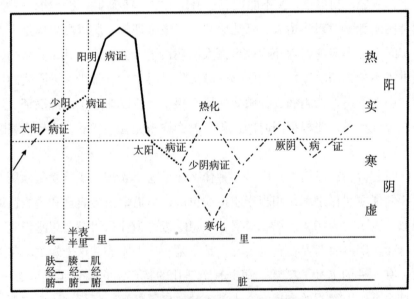

24-2　六经病证与八纲的关系示意图

如果这样画几条虚线，最开始的阶段，这是邪气刚侵入到人体的时候——太阳病证；太阳病证按道理说，由表到半表半里才能够到里，所以应该说还有一个少阳病证阶段，或者太阳腑证、少阳病证都是一种半表半里的状态；到了后来，就到了阳明病了，阳明病就是邪热炽盛，画的实线了，阳热证，太阳、阳明、少阳都是属于阳，属于热的问题。到太阴病证，就属于里证、虚证、寒证了；太阴病进一步发展，可以出现两种转化，一种寒的转化，一种热的转化；厥阴病证也是寒热交错的这么一种状态，这是厥阴病阶段。六经病证与八纲的关系，太阳病证中主要属于表证，是"表"；半表半里简称"半"，少阳病证是半表半里；这后面都是里证了，阳明病、太阴病、少阴病、厥阴病都是"里"。实际上太阳腑证、少阳病证都有里证的成分，唯有太阳经证就是一个纯粹的表证，因此我们讲表里的时候，唯独那个表是特殊的，除了表证，以及半表半里证，其余的统统地都是里证，非表即里，用六经来说也是这样，除了太阳经证是一个表证以外，可以说都是里证，太阳腑证也是一个半表半里证。如果从病位来看，从脏腑经络、形体的位置来看，太阳病是处在肤表和经的部分，少阳病和太阳腑证就到了六腑了；或者从形体的层次上来看，肤表是太阳，腠理是少阳，肌肉以下就是里了。肤表是太阳，肤表下面应该是腠理，就像皮下组织一样的，皮下组织那就是腠理、半表半里，然后深入到了肌肉，所以肌肉和六腑都是里证了。在太阳阶段，里证还只到腑，少阳阶段也只到了六腑，阳明的经证和腑证应该也还是只到腑，三阳阶段它的病位还没有涉及脏，而到了三阴阶段就是脏的问题了、就是脏的病变了。所以三阳病的阶段，是属于阳热实证，三阴病的阶段属于里寒虚证。里证、寒证、虚证属于阴证；但三阳病不等于说是表、实、热，不等于都是表，大部分不是表了，阳明病就不是表，太阳腑证也不单纯是表，少阳病证也不是纯粹的表，所以这个地方不能讲表热实证。三阳证不能讲表热实证，它里面包括了里；而三阴病肯定是里虚寒证，肯定是里证。

（二）六经病证的传变

1. 传经

《伤寒论》根据《素问·热论》里面就有一种叫作循经传。"伤寒一日，巨阳受之，二日阳明受之，三日少阳受之，四日太阴受之，五日少阴受之，六日厥阴受之。"认为按这个顺序传递，是按照正常规律，按照经络、阴阳的正常转化来传的，太阳、阳明、少阳、太阴、少阴、厥阴。但是这个顺序还是有争论，主要争论在什么地方？就是阳明和少阳，按道理说太阳是表，阳明是里，少阳是半表半里，应该是太阳、少阳、阳明，但是根据《素问·热论》，它确实就是讲的一日太阳，二日阳明，三日少阳，是按这个顺序。当然那个日，并不等于第一天就是太阳，第二天就传到阳明，第三天少阳，不一定是，但是顺序是那样排着的，到底是少阳在先还是阳明在先？我以为应当根据临床实际，它只是这么一个大体的划分，所有的外感病是多么复杂，仅仅就是这么一种排列顺序，所有的疾病都按这一种排列顺序传变是不可能的。这么典型的我就没有看到过一个，第一天就是恶寒发热，头身痛；第二天就往来寒热，胸胁苦满；第三天就身大热，口大渴；第四天就腹满时痛，自利益甚；第五天就但欲寐，脉微细；第六天厥热胜复。没有看到过，哪有这么一个典型的循环，没有、不存在，只是说这是外感病大体的发展趋势，大体有这么一个由表入里、由阳转阴的转化过程，是这么一个大体的认识过程。

还有越经传。就不按这个顺序来了，隔了一经、隔了两经去传，那就叫作越经传。

还有表里传。就是阴和阳相表里，太阳和少阴相表里、阳明和太阴相表里、少阳和厥阴相表里，按表里相关来传，这是表里传。

2. 直中

直中就是不经过三阳病阶段，直接就跑到太阴病里面去了、变成少阴病了，这是可以的。有的病不是外感表证，六经辨证不是只用于单纯的外感病，可以不经过表证阶段，可以直中。

3. 合病

还有合病。什么叫合病？两经的病，就是太阳、阳明，或者太阳、少阳，或者少阳、太阴，同时存在，这就叫合病。

4. 并病

还有并病。并病是讲的什么呢？这一个经的病还没有完全消除，另外一个经的病变又出现了。太阳病还没有完全好，少阳病就来了；少阳病还没有好，阳明病又来了；阳明病是胃肠的病，胃肠病还没有好，脾胃就虚了，太阴病又来了。两个经的病都存在，但是一个先、一个后。合病是讲同时存在的，分不出先后来的。

这样一来，又有循经传，又有越经传，又有表里传，又可以直中，又可以合病，又可以并病，所以实际上什么样的传变都可以、都有可能。这个病为什么一下从太阳就跑到少阴去了呢？表里传。为什么太阳病一下就变成脾胃虚寒了呢？它又是根据什么？越经传。现在开始恶寒发热，第二天又寒热往来了，后面就只发热，不恶寒，这是什么？循经传。什么传变都可以用它来解释，实际上这里面就可以说没有固定讲哪一种传变途径。

因此，对于六经病证的传变，要知道疾病全过程的传变是绝对的，不同的病有不同的传变规律。外感病的传变规律一般是由表入里、由阳转阴，多表现为循经传的顺序。其余，只要了解有这么几个名词，有各种各样的传变途径。八纲辨证不是讲了证候可以相兼，可以错杂，又可以转化，还有真假，那不就是合病、并病吗？什么传变都可以，因此六经辨证的传变，目的是要认识疾病不是固定不变的，是可以传变发展的，六类病证是可以互相传化的，知道这么一个概念就行了，名称应当记一记，很可能有时候要考，考什么叫作越经传？什么叫作循经传？什么叫合病？什么叫并病？那就对不起，要大家死记硬背，记吧！记得那些就行了，六经辨证就讲这样一些。

第二节　卫气营血辨证

卫气营血辨证是清朝叶天士提出的，他主要是借用了《内经》里面有卫、气、营、血这样的概念。卫、气、营、血这四个概念是《内经》里面都有的，是指人体的几种精微物质，卫气、营气、血液，这几种物质的分布、功能不同而又密切相关。叶天士为什么要用这个卫、气、营、血来作为辨证的纲领呢？就是考虑了人身上有这样一些物质，这几种物质之间有浓度的不同，相互间又有密切的关系，于是就借用了这四个字来说明病变的发展过程。像外感温热病发展过程当中，它就分为四个阶段，这四个阶段，西医不是叫作卫、气、营、血，可能是叫潜伏期、发作期、急剧期，什么恢复期、缓解期，它是那样分的，那样分可不可以？也不是不可以的。叶天士呢，是对那种外感病、偏于温热方面的外感病，因为《伤寒论》已经把寒，偏于风寒的已经讲过了，他要补充、发展温热方面的，这种外感病分为四个阶段，或者分为四大类型。张仲景是分为六个类型，张仲景分六个类型是借用的什么东西？借用的阴阳多少和经络脏腑的概念来分的；而叶天士是借用这四种物质，卫、气、营、血的概念来分析说明，把外感温热病分成四个部分、四个阶段，分成这么四块，用卫气营血的理论来说明病位的浅深和传变的规律，虽然仅是机械地把它划成四块，但说明是一个动态的，相互间是有关系的，是可以发展的。说明这样一些问题，说明病位的浅深和传变的规律。

一、卫分证

卫分证就是风热犯表证，讲风热之邪侵犯肤表，正气抗邪于肤表的一种初期阶段的证候，实际上就是讲的表热证、风热犯表证。

风热犯表证。在讲表证的时候，已经讲得很清楚，是发热重恶寒轻，有汗，可以出现口微渴，舌苔可能稍微有点黄，那就是风热了；脉不是浮紧，而是浮数，这是风热，卫分证也就是讲的这些症状。知道这个概念就行了，不要另外记，卫分证是什么，那个风热表证也就是什么。有时可能是老师没有讲清楚，曾经出过一个题，要学生回答，出个什么题呢？卫分证和风热表证有何异同？应该说就是相同，要说不相同，卫分证是叶天士卫气营血辨证里面讲的，而风热表证是八纲辨证里面、脏腑辨证里面讲的。这样问学生，回答不出来，也就只好乱答了。

二、气分证

第二个气分证。气分证就是里实热证，《伤寒论》里面的阳明经证，也应该是属于气分证，因为阳明经证是实热证，阳明病应该属于气分证。气分证是讲的温热病，邪由表入里了。表证是恶寒，卫分证是发热重、恶寒轻，到气分证就一点恶寒都没有了，发热、身大热，汗大出，口大渴、口渴引饮，脉洪大，当然是阳明病了，是里热炽盛的阳明经证、里实热证。里实热证，在六经辨证的阳明病里面，认为是热在胃肠，实际上里实热证的真正病位并不等于一定在胃和肠。肺热病——肺炎是不是气分证？按照四个阶段来分，壮热，咳嗽，气喘，脉洪数，口大渴，舌红苔黄，是不是气分证？是气分证、里实热证，它的病位在哪儿？可能在肺，也可能是在胸膈。温病卫气营血辨证里面就分了这些情况，有在肺的，有在胃的，有在胸膈的，有在肾的，有在肠的。还有在胆的，口苦、胁痛、心烦、干呕，这是在胆，实际上是包括了所有的里实热证。凡是没有一点恶寒了，脉也不浮了，变成洪数了、滑数了，就是到了里热证了。里热证的范围很宽，知道气分证属于里实热证，里实热有热、红、数、干、乱这样的表现就行了。

三、营分证

营分证是指热邪进一步发展，深入到营分了。营就是有一种营养物质，像痰饮水湿之间，有点层次、浓度的不同一样，卫、气、营、血也是，血液明显看得到，浓了、深了，营就已经带营养物质了、比较浓一些了。气还可以是一种气体、气态，它是根据物质的这种状态来分的，营就是一种物质了，营阴、营养物质，所以营就比气的位置应该深了一层，从物质的浓度上来说它应该要浓厚一些了，属营。

因此，营分证是什么问题？温热之邪内陷到了营的层次，出现了营阴受到损伤、心神闭扰的证候。比气分证要深一些，并且要重一些，它在表现上就有些不像气分了。讲阳明经证和阳明腑证的发热时，我举了个例子，一个是明火，一个是暗火，是不是？那么营分证和气分证相比也是这样，气分证是壮热不退，营分证可能是身热夜甚；气分证是口大渴、口渴引饮，到营分证是口不甚渴；心烦不寐也是有的，气分证热扰胸膈，就可以有心烦懊恼、心烦不寐；营分证影响到了神，甚至可能有神昏谵语，下一步由营分可能就要影响到血液了，导致血液妄行，但还没有那么严重，只是斑疹隐隐。

症状比较起来，它的发热没有气分证那么明显，不是壮热不退，一量体温40℃，脸上很红、满面通红；但是营分证的热显得比较深，热搏结在营分，表现为身热夜甚，或者是午后发热。口干也没有那么严重了，不甚渴，为什么？营分证不是汗大出，出汗也出得少一些，同时，热入营分，神志受到了影响，对口渴的感觉也可能不太敏感，并且营阴这种物质不可能是用水来进行补充得了的，口不甚渴的原因有多种，是这样的一些道理。营分证还有心烦不寐，斑疹隐隐。斑疹隐隐实际上是要和血分证相比较，血分证是斑疹透露、斑疹非常明显了，还没有那么明显的时候，皮下好像有点出血的表现，斑疹隐隐说明是灼窜血络。脉已经变细数了，不是洪数了，这都是为了要说明病的程度较深，损伤了阴液。因此，营分证属于热灼营阴，热扰心神，灼窜血络所表现的证候。

这个病证如果说按照六经辨证，它应该属于哪一种情况？可能属于少阴热化证那种情况，或者有一些可能属于阳明腑证，它不属于阳明经证那个范畴，起码不属于阳明经证那个情况，比阳明经证显得更深层一些了，但这一种表现还不是到了极点，没有到极点，血分证才是极点。

第二十四讲
其他辨证方法概要（三）

四、血分证

血分证的表现是什么呢？热邪进一步深入了，血液比那个营养物质、比营阴更浓一些了，肉眼都看得到是红色的了，物质性、浓稠性更明显了、更深了，深入到营血，并且有耗血、伤阴、动血、动风的证候了，病情更严重了，就是到了肝和肾。前面还只是到了心、还只到心神，到了心神——心烦不寐，神昏谵语；到了心，心主血脉，则斑疹隐隐；还没有到肝肾——动血动风的典型表现。

所以血分证是温热病最深重的阶段，这个阶段的表现，是在营分证基础上的发展，所以有营分证的表现，身热夜甚，可能时间就更晚了一些，热邪越深，发热越晚，口不甚渴，心烦不寐，这些症状都可能是存在的。那么，血分证不同的是在什么地方？就是动血的症状明显了，营分证只是斑疹隐隐，现在是斑疹显露，不但是斑疹显露，并且还可以出现各种出血的症状——呕血、便血、尿血、衄血等，舌质原来只是绛，现在是深绛，比绛还要严重了、偏于紫暗，已经到了这么严重的程度了，这都是热盛动血的表现。还可以出现动风——抽搐、角弓反张、牙关紧闭、两眼上视、瘛疭、蠕动等动风的症状。

血分证的特点，热邪更深了，但是发热的程度、体温不一定还是40℃那么高，不一定是那么明显，最明显是在气分证，到了营分证、血分证，热势反而没有那么明显了，时间也推迟了，越来越深了，越来越晚了。热邪深入到了血分，就到了直接损伤血液、各种出血的阶段，西医讲是弥漫性的血管内凝血，到了溶血期这种状态了，并且有动风的证候。神志方面，营分证有躁扰不宁，或者有一点神昏谵语，这还是营分证，那么到了血分证，神志是昏迷了。温病抽搐的病人，一定是有神志昏迷，这就是血分证的表现，所以病情更为严重，也有营阴亏损的表现。营分证一般只影响到心、心神，血分证除了心、心神以外，已经到了肝和肾，按照六经辨证应该就是少阴病的热化证，出现动风、动血、营阴亏损，这样的一类证候。

五、卫气营血证的传变

创立六经辨证、卫气营血辨证、三焦辨证，以及脏腑辨证、八纲辨证，都有一个目的，就是不能孤立地、静止地来看待病情，病变是在发展中，有一个传变、演变的过程。中医讲证候，这个"候"，还有个时候的含义，观察火候，有这么一个意思在里面。就是说不是简单地把它分为四类、六类，甲乙丙丁、ABCD那么几类，除了分类以外，还要说明病变有个发展演变或者加重传变的这么一个过程。卫气营血辨证也有这个目的，就是要把疾病从开始、比较轻的阶段，到后面的严重阶段，或者慢慢地恢复健康，或者是死亡，这样一个过程，选用卫气营血这个理论来解释。

为什么卫气营血要把卫放在第一、把血放在最后？就是说不能乱排，因为卫是最外面，按照生理功能是最外面的那种气，营是有物质，血是由营转化成的，所以营是靠血靠得近，血是明显地看到的物质，它应该是越深越浓了，外面是越带有气态越在浅表，大体是根据这么一个过程来分的。实际上很难严格地把卫和气截然区别开来，气和营、营和血也难以截然划分，没有一个绝对的界线，相对来说是有这么一个划分。叶天士讲："温邪上受，首先犯肺，逆传心包。肺主气属卫，心主血属营。大凡看法，卫之后方言气，营之后方言血。"就是卫在前，其次是气、营，最后才是血。这个次序，他只能够说大凡看法，大凡看法就是大体上是这个意思，不是绝对的，不要机械地去看，有个一般的规律，是这样的一个规律。这个规律如果不知道，"前后不循缓急之法，动手便错，反致慌张矣"。这个大体顺序你不知道，还在卫气阶段，你就给他用血分的药，到了血分你还在给他用卫分的药，这就不对头了。就是说疾病有个大体的发展规律，知道它有一个发展演变的过程。叶天士讲了，"肺主气属卫，心主血属营"，病变到肺的时候它很可能还是在卫分或者气分，所以太阳病的症状，实际上很可能还是在表，是在太阳阶段，除了皮肤接触外界以外，最主要就是肺，呼吸系统，外邪进去也往往是首先犯肺，所以肺往往和表、太阳的阶段靠得近一些，是卫气或者是卫分这个阶段，还没有到营分、血分这个阶段。这就是和生理认识上有一定的关系，要这样划分。为什么不把肺的病划到血分去？为什么要把心和肾、肝的病划到血分，不放在卫分？它和这个生理功能还是有一定关系的，大体这样划分。

1. 顺传

顺传就是按照卫、气、营、血的顺序传变，这是一般规律。临床按卫→气→营→血的传变经常可见，开始稍微有一点冷，发热，后来就是但发热，不恶寒，再后来就是有一点讲胡话、出斑疹，最后就是出血、神志昏迷、抽搐，很多外感病确实反映了卫气营血这样的一个发展过程，这是可以见得到的。比如说肺痈，一种化脓性的大叶性肺炎、肺脓肿、肺脓疡，它的开始阶段可能也就是个卫分证，有一点怕冷、身痛，咳嗽这些症状不明显；到了气分证时，发高烧、咳嗽、气喘；再后面吐痰多，到了营分证；吐脓、吐血，那就是到了血分证了，所以它是可以显示这种卫气营血的演变过程的。不光是外感病，有些内伤病也可以显示这个过程，如一个阑尾炎开始阶段，不是说病人一开始就肚子痛得很厉害，刚开始时，怎么搞的！今天怎么有点冷，卫分证，后来发烧了，肚子痛了，最后穿孔了，成脓了，神志昏迷了，败血症、脓毒血症，那不就发展到血分证了嘛，卫气营血，一般是可以体现这个发展过程的。卫气营血辨证毕竟比《伤寒论》晚一千六百年，它的认识和我们现代的认识是比较接近一些了，卫气营血的传变比较好理解，而《伤寒论》有好多东西真还有些不好理解，厥阴病怎么理解？难以讲清，没有办法讲通，两千年前的《伤寒论》，张仲景当然是名医，但是不能说他的一切都好，起码我们后人还很难理解，有这样的问题。

2. 逆传

还有一种逆传。狭义的逆传就是指由卫分一下子跑到营分了，营分有什么表现？有心神的症状，有烦躁、谵语、神昏、躁扰不宁，出现了心神的症状，一下子就影响到心神的时候，就叫作逆传，到了营分、到了血分了。还有广义的逆传，凡是病情很严重，不是按照卫分证、气分证、营分证、血分证这么发展，卫分证和气分证同时来了，营分证和血分证同时出现了，病情很严重，所以就有气血两燔、卫气同病、气营两燔等概念，就是两个证型，卫分证、气分证，或者营分证、血分证，都同时很严重，那种情况也可以说是一种逆传。凡不是按一般的规律演变发展，都可以叫作逆，都是严重，不太好。顺还是比较好的，是按规律发展的。

第三节　三焦辨证

三焦辨证又麻烦一些了。三焦辨证实际上现在临床上用得不太多。三焦辨证是吴鞠通创立的，吴鞠通的三焦辨证，首先就要讲经旨，就要把《内经》《伤寒》、叶天士这些人的话，引在前面。实际上就是把六经、卫气营血所常见的这些证候，按他的理论归纳到上、中、下三焦里面，《伤寒论》说的也行，叶天士说的也行，我给你框在三焦这个框框里面去。实际上他不是在《伤寒论》三阳三阴辨证、叶天士卫气营血辨证之外，另外还搞了什么新的发明、发现了什么新的证、提出了什么新的概念，不是那样。吴鞠通就是把这些问题，比如说太阳病、太阳经证，就放到上焦。肺的病放到上焦；脾胃的病，胃肠、脾的病放到中焦；把肝、肾的病放到下焦。比如说六经辨证里面的太阳病应该放到哪个地方去呢？原则上是放在上焦。卫分证放到什么地方呢？应该放到上焦。气分证如果在肺的话，气分不是也可以在肺吗？在肺的时候放在上焦，到了胃肠放在中焦；太阴脾病放在什么地方？放在中焦。血分证损伤肝肾之阴，动血、动风放到什么地方？放到下焦。实际上就是三个框子，说不好听一点，就是上焦是一个框子，中焦是一个框子，下焦是个框子，《伤寒论》的这一段话、这一条原文、这一个证，应该放到这一个框子里面来，放到上焦来；这一段话，身大热、汗大出、脉洪大，把它放在这个框子里面；到了动风、动血、斑疹显露，就放到下焦这个地方来。吴鞠通的《温病条辨》就是这样一个问题，是把各个证候摆在哪个框子的问题。用的就是上、中、下三焦这个部位的概念，用这个概念，以这个作为理论根据，按三焦的理论来归类、解释证候的发展演变。干什么事都要有个牌子，名正才能言顺，辨证也要打个牌子，张仲景就是用的阴阳六经这个牌子，叶天士就选了卫气营血这个牌子，吴鞠通就选了上焦、中焦、下焦这个牌子。三焦辨证这个牌子，综合了六经辨证、卫气营血辨证的内容，把外感温热病的证候，按照三焦的这三个框子，把它放在上焦里面、放到中焦里面、放到下焦里面。当然三焦之间是有关系的，从部位来说，上中下也是有顺序的，根据这个顺序，说明疾病从大的范围来说，应该也是这种发展趋势，从上面向下面发展、从外面向里面发展。卫气营血辨证的重点是讲从外面向里面，有卫、气、营、血这样一个发展过程；三焦辨证是说明疾病从上面到中间到下面，这样一个发展过程，来阐明三焦所属脏腑的病理变化、证候表现、传变趋势。传变是什么规律？从上到中到下，这么一个规律。万病都是这种规律，并不就是说一万种病，而是各种各样的病里面包括有这么一个总的发展规律，总的趋势是这个样子。

一、上焦病证

上焦病证就是把手太阴肺的证候和手厥阴心包的证候归属于上焦，从位置上、从脏器来说，都是在上焦。六经辨证里面没有手太阴肺的证，只有足太阴脾的证，太阴病证实际上只有足太阴脾的证。手太阴肺的大部分症状是在太阳病里面了，把有些太阳病的、表证的，或者在肺的、确实病位在肺的，这种证候归属于上焦。心包，这个心包是讲的什么？是讲心神有了一定的影响，心烦，躁扰不宁，甚至有点谵语的这种情况。之所以把它称为心包，不称为心神、不称为心，是因为心为君主之官，邪不可犯，心包就代心受邪，心包是皇帝的带刀侍卫，心包代心受邪，要刺杀皇帝的，不让他刺到皇帝，代刀侍卫来抵挡一下，心包是这个意思。所以上焦病证包括些什么证呢？表证、热证有这样的证候表现，肺的证候，心包的证候——就是说有心神的症状，这个时候都把它放到上焦里面了，是这个意思。

具体症状不要求同学去记，知道包括哪个病变范围就行了。实际上《温病条辨》那么厚一本，除了引用经文以外，有好多原文，绝对不只是讲这么几个症状，但是知道大体是讲这样的一类证候。热性病病位在肺的时候，或者在心包也就是在心神的时候，会影响到心神，有点神志错乱、烦躁不安。这种情况下，那是在心包、在上焦，这样的病证按照三焦辨证来说，应该归属于上焦，知道这么一个问题，具体症状不要求掌握，也掌握不住、记不住，记的也不一定是吴鞠通的原文、也不一定是吴鞠通的原始意义。

二、中焦病证

中焦病证就是讲脾胃的病证。阳明经证、阳明腑证、太阴脾病都把它放在中焦。从燥化、从热化，就是阳明胃肠经证、腑证，从湿化、从寒化就是太阴脾病。燥热证就是阳明经证，寒湿证、湿热证都属于太阴病。这些属于中焦，这里为什么叫太阴湿热证？因为，三焦辨证也是用于热性病的，所以就应当有湿热，不单纯是太阴寒湿。寒湿、湿热、阳明燥热、腑实、实热证，都属于中焦这个范围。具体症状不要求同学记，也记不住。

三、下焦病证

下焦病证就是说病变到了肝肾了，出现了肝肾的证候。肝肾在下面，实际上严格地说肝还在中焦，但是也有把肝放在下焦的。上焦有心肺，中焦有脾胃，突出了胃的位置了，胃把肝挤到下面去了，中焦有脾胃就把肝挤到下面去了。

主要是以阴虚动风的症状为主要表现，疾病的后期、温热病的后期阶段损伤了肝肾。损伤了肝肾的什么呢？现在强调的是热性病，所以损伤了肝肾的阴。应该说还应该有肾阳，还有脾胃之阳，这个地方、下焦病证里面没有突出这个问题，引用的原文、列的证候，多半是讲肝肾阴虚的表现。

对于三焦辨证只要同学知道这样一个大体概念就行了，不要详细地去考究它的临床症状是哪些？具体是哪几个证型、证名？可以说吴鞠通不是个临床医学家，他自己没看过好多病，他当官出身、读书出身，自己没诊过好多病。他就是把《伤寒论》的、《内经》的、叶天士的东西按他的理论这么摆，所以实际上纯粹是个归类的问题。后来的一种认识，好像四版教材就说六经是用于寒的，叶天士是治疗温的，吴鞠通三焦辨证是搞湿热的，是治疗湿温的。实际上从吴鞠通《温病条辨》的原文里面看，看不出纯粹只讲湿热，湿也涉及，但是重点是讲的热这个问题，这些都是以后的话，讲《温病学》的时候专门会讲。我们只知道这样一个概念，什么是上焦病证？什么是中焦病证？什么是下焦病证？三焦病证就是把心包、肺这种热性病的证型放在上焦里面；把脾胃燥热、湿热、寒湿，脾、胃肠的这些证候放在中焦；把肝肾的病证，肝肾特别是阴虚的这一些证候放到下焦里面，知道这个概念就行了。

四、三焦病证的传变

吴鞠通说："上焦不治则传中焦胃与脾也，中焦病不治则传下焦肝与肾也，始上焦，终下焦。"就是说他认为三焦是从上面开始，疾病的传变，一般开始在表、肺，从那个地方开始的，所以在上焦，表证应该是在上焦，肺的病也在上焦，从上焦开始，最后损伤肝肾的阴液，最后终于下焦，温热病是这样一个传变过程。所以三焦病证的顺传就是由上焦到中焦，从上焦手太阴肺开始到中焦、到下焦，这是顺传。

什么是逆传呢？这个逆传就是个狭义的逆传。叶天士也有个逆传，叶天士所讲的逆传是讲什么呢？是由卫分，手太阴肺逆传于心包，那叫作狭义的逆传。这个逆传也是这个意思，是由肺到了心包，这是吴鞠通的。叶天士将不按卫、气、营、血这个顺序传的，卫分一下到了营分、到了血分，那也是逆传，是广义的逆传。吴鞠通有比较明确的规定，由发热、咳嗽、气喘这些肺的病，然后出现了神志昏迷、烦躁谵语，那就是逆传到了心包。应该说心包和肺都是在上焦这个位置上，但他也认识到了，心包实际上是心神的问题，所以由肺逆传到了心包，实际上到了心神，这么一个认识，叫作逆传。他这个顺传、逆传，是讲从上、中、下传，这就是顺传；由肺开始影响到了心神、影响到了心包，这就叫作逆传，狭义的这么一个概念。

第四节　经络辨证

经络辨证应该很好地挖掘，很好地进行总结归纳。我们现在对经络的运用是不够的，《内经》里面对经络、针灸特别重视，所以有的人讲中医首先不是方药，而是从针灸开始的。确实《内经》里面针灸讲得很多、经络讲得很多，《内经》只有13方、只有几味药，药讲得很简单、很少，方子很少，针灸倒是讲了很多。经络认识很早，应该很早就有了经络辨证。经络的循行，一直到现在全国都还在研究，但是经络辨证一直到现在，临床上真正用得还是不多，所以经络辨证应该很好地发展一下。

经络辨证是种什么样的辨证呢？是根据经络的理论，对症状、体征进行分析归纳，看看它的病位在哪一条经络，或者哪一条经络所络属的脏腑的病变，这样一种辨证方法，就是经络辨证。

经络辨证是谁发明的？按道理说是黄帝和岐伯他们发明的。《内经》里面就强调这个问题，《灵枢·经脉》篇等都讲了经络，所以经络辨证应该是很早的了。经络辨证现在在针灸推拿还是用得比较多，内科医生、其他科的医生，就很少用经络辨证了。临床上用得最多的，是在哪几个地方用到的呢？现在临床上用得比较多的，一个讲头部疼痛的时候分经络，太阳行身之后、阳明行头面的前面、少阳行于侧面，所以侧头痛是少阳、前面头痛是阳明、后面头痛是太阳、颠顶痛是厥阴。再一个就是肝经的病变，寒滞肝脉、肝经湿热下注，肝经过少腹、绕阴器、布胁肋、上额、交颠，这些地方用了经络，其余的用得很少很少。古代的经络辨证用于诊断的时候，分为十二经病证和奇经八脉病证。

一、辨十二经脉病证

现在要把《灵枢·经脉》篇的原文都来解读一下，也比较困难，比较难理解。《灵枢·经脉》等这些篇章里面所概括的症状，是一些什么症状？大体可以知道十二经脉的病证包括这么几个问题。

一个是经络循行部位的症状。哪一条经络循行部位出现了症状，比如手痛，痛在手的内侧，并且痛在前面这一条，那肯定是手太阴肺的病；是手的外侧这一边痛，也是前面，外侧的前缘，这是手阳明大肠经的问题；腰腿痛连到下肢，比如像坐骨神经放射疼痛这样的，那可能是足太阳膀胱经的问题。就是经络循行在哪些部位，这些部位最常见的症状就是出现了疼痛，当然也可能有酸、胀、麻的感觉，或者里面有包块、有结节，都可能。凡是出现在哪一条经络部位上的症状，就归属于哪一经，这是一个方面的证候。

第二种是经络所属脏腑的证候。这一条经它属于哪一个脏、哪一个腑，这个脏腑出现的一些症状，按经络来说，就说是哪一条经的问题。比如现在是膀胱有问题，小便疼痛、排尿频急等，这些症状是哪一条经的问题？归属于足太阳膀胱经，为什么？足太阳膀胱经是属膀胱、络肾。病人现在有胁痛，或者胁部有肿块、有包块，触痛、疼痛，像这样的问题归属于哪一经呢？这个地方是肝胆，因此从经络辨证来说，要么就是足厥阴肝经，要么就是足少阳胆经，为什么？因为肝胆的经络循行在这个地方，络属这个脏腑。这是第二方面的证候。

第三方面是多经合病的证候。十二经脉的病证里面，有些症状并非本经、本脏腑的病变，那怎么解释呢？可以从其他的方面来解释，脏腑之间、经络之间可以互相络属，脏腑可以互相表里。比如说脾经有病的时候，足太阴脾经可以出现胃脘疼痛、食后作呕，胃脘疼痛、食后作呕这是哪一个脏腑的问题？是胃的问题。为什么脾有病也可以出现这些问题呢？认为足太阴脾经也可以出现这个症状，那是因为脾胃相表里，脾胃都属于中焦，就根据这个道理来的。再比如说肝经有病，出现胸胁满痛，胁部满痛肯定属于肝，但是还有呕逆、飧泄、癃闭等症状，飧泄、癃闭本身就不是肝的问题了，飧泄应该是脾胃、胃肠的问题，癃闭是膀胱、泌尿系统的问题。这个为什么说是肝有病？《灵枢·经脉》篇里面，所谓动所生病，原文是叫作足厥阴肝经是动怎么怎么样，其主所生病者，所生病又怎么怎么样，就举到了足厥阴肝经所生病有呕逆、飧泄、癃闭等这样的症状，那怎么解释呢？那就是说脏腑之间有很多复杂的关系，我们现在解释可以用肝木能够犯脾土、水又能够涵木等这些道理来讲，反正《内经》里面，经络辨证里面它归纳了这么一些问题。

现在就是说为什么这个经穴、这条经络，比如中府、云门这些地方痛，我说这是手太阴肺经的病变，这很容易理解，手太阴肺经就循行到这个地方。为什么脾有病可以出现胃的症状，怎么解释？脾胃相表里。膀胱的病，为什么称为足太阳膀胱经的病呢？因为膀胱就属于足太阳经所属的脏器，这都好理解。其他的道理，还有一些解释不通的道理，那就说脏腑之间还有很多复杂关系。现在对里面的这些规律我们还挖掘得不够，到底临床上经络怎么辨证？出现什么情况可以称为足厥阴肝？哪些情况是属于手太阴肺？什么情况是足太阴脾？这种规律从经络上、体表的症状上挖掘得不够，规律总结得不够。知道了十二经脉辨证是怎么辨证的？就根据刚才这么一些东西来辨证，根据症状是发生在哪一条经络循行的部位，根据经脉所属络的内在脏腑，哪一个脏腑的病证就说是哪一条经的问题，以及脏腑之间的关系等来辨证。

二、辨奇经八脉病证

辨奇经八脉的证候，是根据奇经循行的部位和其所具有的特殊功能来进行辨证的。

奇经八脉中任脉、督脉和冲脉三条经脉，一源三歧。什么叫一源三歧？都是起于下极。什么叫下极？会阴部这个地方，最低的地方开始，从这个地方往上，一条走在前面，一条走在人的后面，走在前面的是任脉，走在后面的是督脉，还有一个冲脉在腹部，沿着肚脐往上，三条经脉一源三歧。下极，这个部位是什么？应该是肝肾所在的部位，特别是肾在下，认为这个地方与先天，特别是与肾、生殖、月经、带下、妊娠等有关系，和生殖的关系密切。从生理上是这样认识，临床辨证的时候于是就把这样的一些病证，有时候认为是冲任的问题。比如说《内经》里面讲，太冲脉盛，任脉通，故月事以时下。月经为什么会来呢？就是因为和冲脉、和任脉有关系，冲脉和任脉因为起于下极，就是说和肾有关系、和生殖有关系、和月经有关系。所以经常把这样的问题——为什么不生小孩？为什么到时还没来月经？为什么月经紊乱？都认为是冲任不调，就是联系到这个问题上，临床的运用大约是这样用的。

带脉是绕腹一周、绕腰腹部一周，像腰带、皮带一样的，绕在这个地方一周。带脉，古人认为带有个什么作用？裤子不会掉下去，要有个裤带在这个地方捆着，使裤子不掉下去。现在如果出现了子宫下垂、带下，为什么叫作带下？当然一个可能它有点缠绵、黏滞，白带拉得成丝状、像带子一样，那也是一种解释；但是还有认为带下和带脉有关系，认为是带脉的问题。子宫下垂我们说的脾气下陷，这是用脏腑来解释，用经络来解释，认为是带脉不固，这是带脉的问题。

　　阳跷、阴跷。现在的经络图都没有描绘出来，阳跷这条经络从哪个地方、怎么跷上来的？没有看到一个很完整的、很规范标准的描述，从这个地方一下又跑到另外一个地方去了，只是说它起于足的跟腱，从足跟这个地方往上，怎么样往上？具体沿哪条路线循行？没有描出来。所谓跷，实际上是矫，习惯讲这个人身体很矫健、手脚很灵活，就是认为跷脉是和肢体的运动，这种灵活矫健有关系，走路很轻巧，那就是矫。阳跷，是管阳这一边，阴跷是管阴这一边。

　　阳维、阴维。是维系、联系、维护的意思，比如说相当于我们现在讲的肌腱，它能够把关节维系起来，不能够错位、不能够乱动。指关节、膝关节等，都是由很多肌腱牵着的，就像玩木偶戏一样的，它要你怎么动就怎么动。维是像木偶戏那个线一样的，维系着、维护着，使关节运动灵活，有一定的规律，这是维，原始用意是这个意思。实际在临床上什么情况下用？怎样去辨证？现在基本上没有掌握什么规律。

　　经络辨证现在整个来说，临床上用得比较少，推拿医生、针灸医生用得多一些，就是看他哪个地方痛、痛在哪一条经，我就在那一条经扎针，在那一条经络上进行推拿。所以经络辨证，针灸推拿医生用得比较多，内妇儿科等这些就用得比较少了，甚至不会用了。我就不会用，阳跷、阴跷怎么出了问题？我怎么扎阳跷、阴跷？灸哪个地方？我不知道。所以也不要求同学一定要掌握，知道经络辨证是怎么回事？历史上是怎么形成的？它的目的是什么？为什么要这样来认识？就是根据它的循行、生理功能这样出来的。

　　这就是整个其他辨证方法，很简单地讲了这么一些内容，知道一些名词术语的概念，知道它的大约用意是什么，就行了。它的临床证候，有一些证候我们要把它记一记，比如说太阳的经证，太阳伤寒的表现，太阳中风的表现，阳明经证、阳明腑证的表现，少阳病的表现，太阴病的表现等像这样一些，同学要记一记。实际上这些证，我们学了脏腑辨证，再学其他辨证，知道它是个什么关系以后，应该也能记得住。卫气营血辨证，卫分证有些什么表现特点应该要记得，有发热重恶寒轻，脉浮数，还有口微渴等这样的表现。气分证就是一种里实热证。营分证出现了身热夜甚，斑疹隐隐，心烦不寐，舌质绛，这是到了营分证。血分证，斑疹显露，动血、动风，舌质深绛。卫气营血辨证、三焦辨证，讲这些辨证的时候，这几个典型的证候记一记，可能要考，其他的问题我们一般知道一个概念就行了。什么是上焦辨证？知道上焦辨证就是把什么样的病证放在上焦这个框框里面，什么样的证候把它放到中焦这个范围里面，掌握这样一些概念。经络辨证基本上不要去掌握，知道经络辨证是根据经络的循行络属关系来进行辨证，就行了。

第二十五讲
诊断思路与方法（一）

　　诊断是极为复杂的思维过程。医生要在纷繁复杂的病情中抓住疾病的本质，除了应熟悉中医学的理论与知识外，还需要对病情资料进行综合处理，并进行科学的思维，才能提高临床诊断的水平。

　　临床上我们同学反映，学了诊断不会用，来了病人不会问，不会诊脉，不会辨证。确实如此，所以我们要强化这方面的知识和训练，对诊法、辨证、诊病等诊断内容进行综合运用。

　　诊法与诊断是认识疾病本质的前后阶段，二者是感性材料与理性结论之间的辩证关系。

　　在临床对病人进行诊断的时候，要求诊断思维是一边诊一边断，就是要"抓准主症问深全，主症相关紧相连"。在进行询问、检查的同时，就要考虑这些症状或体征可能是什么病因、病性、病位，而在辨病、辨证思考的同时，又会根据需要进行某些有目的的补充询问和检查。边诊边断，为断而诊，病证结合，互相补充。诊察与思考交替进行，才能使认识不断深入。

第一节　病情资料的综合处理

　　病情资料就是通过四诊所收集到的病史、症状和体征，以及社会、心理、自然环境等方面有关病情的资料，其中主要的是证候——症状、体征等。

　　这些资料是诊病、辨证的依据。因此，临床资料是不是准确，是不是全面，症状、体征的主次轻重是不是清楚，直接关系到诊断的准确性。

一、病情资料的完整性和系统性

强调了两点，一个是病情资料的完整性，病情要完整、要全面。下课以后有的同学要我给他祖母或父亲看个病、开个处方，一问什么病？说是关节痛或者是头晕什么的，还有哪些不舒服？不晓得。饮食、二便好不好？又是不晓得。面色怎么样？舌怎么样？什么脉？没有看过。什么都是不晓得！我能辨出是什么证吗？怎么给你开处方？不行啊。临床上之所以出现漏诊、误诊，无法辨证、辨证不准，最主要的原因、最常见的原因，就是病情资料过于简单，极不完整。所以要四诊合参，全面而系统地调查，病情资料一定要全面、完整，并且准确。

第二个是病情资料要有系统性、要条理化。就是说对病人的各种病情，要进行归纳整理，梳理出辫子，不能杂乱无章、主次不明。否则，即使症状很多、很全面，也是一盘散沙，那也难以做出准确的诊断。

二、病情资料的准确性和客观性

错误的信息当然会导致错误的结论，症状、体征不准确、不客观，往往导致诊断失误，这是大家都容易理解的。作为一名医生，谁都不想出现诊断错误，谁都知道病情资料应当准确、客观，但是临床上确实就经常存在着病情资料不够准确、不够客观的情况。

为什么会不准确、不客观呢？有的是属于主观的原因，有的是属于客观的原因。从主观因素来说，有的是由于医生的主观、片面，先入为主、主观臆测，这还不清楚，血压高，就是肝肾阴虚嘛！或者是给病人以暗示，你晚上失眠吧、胸部闷吧，或者是其他医院已经做了诊断、病人已经讲过了，这位医生他就懒得检查、懒得思考了。尤其是病人谈到的那些不舒服、痛苦的感觉，绝大部分不会是书本上所写的那些医学术语，这需要医生把它正确地转变成心悸、纳呆、谵语、便溏、里急后重等，就是最近这几天不想吃饭，你认为是食欲不振；病人是以深吸气为快，你把它当成叹气，这不就是症状不准吗？就病人来说，由于受年龄、文化、表达能力、心理、情绪等因素的影响，有可能反映的病情不够准确，甚至不能如实反映，比如《灵枢·论勇》里面讲"夫勇士之忍痛者，见难不恐，遇痛不动"，关公就刮骨疗毒；"夫怯士之不忍痛者，见难与痛，目转而盼，恐不能言"。有的人对他的病情非常敏感，什么病痛他都有，而有的人耐受性强、不敏感，血压一下升到一百六七十，他没有感觉，硬是躺倒了、动不得了，才说自己是病了。客观因素是什么呢？主要是疾病本身的原因，很多病它的临床表现就是还不明显，还没有完全显露出来，甚至是出现假象，使病情资料欠完整、不准确。

三、病情资料的一致性程度

一般来说各种病情资料是一致的，就是说各种临床资料所反映的病证是相同的，尤其是疾病本质不太复杂，而症状、体征又比较单纯、明显的时候，诊断比较容易，一般不会出错。

但是，有的病情、症状体征所提示的病变本质不完全一致，就是说每个症状所提示的诊断意义不完全相同，甚至有矛盾，比如我们曾经讲过的寒热真假、虚实真假，又比如热性病由于大量输液而使小便并不短黄；长期使用肾上腺皮质激素可以导致舌红而胖大；癌症病人经过放疗、化疗后会出现发热、恶心欲呕、脱发的症状；数脉可主心阳亏虚；阳虚可见尿少、口渴、无汗；舌有裂纹有的是先天生理性的，等等。这说明病情复杂，有多种病机存在，不同的症状反映着特殊的规律，这必然给诊断、治疗带来困难。

当病情资料有不一致的时候，过去有一种所谓"从""舍"的提法——舍脉从症、舍症从脉、舍色从舌，等等。我已经讲过，临床不能够简单地采取舍弃的态度，实际上每个症状都有各自的临床意义，都是"真"的、都反映着不同的病机，我们要用中医理论正确分析、认识它的机理，而不是简单地舍弃，"舍"的是医生头脑里面的常规认识、一般认识。

前面讲的这些——病情资料的完整性、系统性、准确性、客观性、一致性等，看似比较浅显、比较容易，但是说来容易做时难，临床不会辨证、辨不准，问题往往就是出在这上面，尤其是病情资料的完整、准确，反复强调了，可临床面对病人时，他就是不会问，资料收集不完整、不准确，轻重主次不分，该收集的没有收集，没有意义的东西又给你写了一页，那怎么不会弄错呢？不错才怪！所以，临床的时候，一定要想一想，病情资料是不是完整了、准确了？不要忙于出诊断、下结论。

四、病情资料属性的分类

病情资料属性的分类，就是根据每个症状在辨病、辨证中的不同意义，而认识它在诊断中的地位、性质、属性。

（一）必要性资料

必要性资料是指对病或者证的诊断来说，是必不可少的资料，缺少了就不能诊断为这个病或这个证。比如表证必恶寒，半表半里证必有往来寒热，所以，恶寒就是诊断表证的必有资料，往来寒热就是诊断半表半里证的必有资料。必要性资料对诊断来说是非常重要的资料。但是，有了必要性资料，并不等于就一定是这个病或证、就是板上钉钉，比如肺咳——急性支气管炎这个病，必须有咳嗽这个主症，但是以咳嗽作为主诉的病人并不都是"肺咳"，不能反过来推测，因为哮病、肺痨、肺癌等病，也都可能是以咳嗽作为主症。

（二）特征（异）性资料

特征性资料，又叫特异性资料，是指对某种病或某个证的诊断有特征性意义的症状、体征。比如胸腔积液是诊断"饮"、悬饮的特征性资料，呕吐蛔虫是蛔虫病的特征性资料，咳吐腥臭脓性痰是肺痈的特征性资料。这个症状或体征一般只见于这个病或这个证，而不见于其他的病或证，出现了这个症状或体征就可诊断为这个病或证。所以，特征性资料对于病证的诊断是非常重要的。当然，也不能反推，不能说没有出现这个症状就不是某种病，不能说某个证一定要出现这个症状才能诊断，虽然它是特征性资料，但不是唯一的资料，还可根据其他病情做出诊断。

（三）偶见性资料

偶见性资料是指出现的频率比较低、或现或不现的症状，因此，它的诊断价值一般不是很大。

比如《伤寒论》第96条讲："伤寒五六日，中风，往来寒热，胸胁苦满，嘿嘿不欲饮食，心烦喜呕。或胸中烦而不呕，或渴，或腹中痛，或胁下痞硬，或心下悸、小便不利，或不渴、身有微热，或咳者，小柴胡汤主之。"接连十来个或字，这些或然症，对诊断少阳病小柴胡汤证来说，都是可有可无、可见可不见的资料，就是偶见性资料。外感表证，可不可以见到咳嗽、轻度的咳嗽呢？是可以见到的，但不是必须见到的，并且经常是没有咳嗽的，所以咳嗽对于表证来说，是或见症、偶见症。

（四）一般性资料

一般性资料是指对任何病、任何证的诊断来说，既不是必备的、也不具有特异性，只是具有一般诊断意义的资料。比如舌色淡红，舌苔薄白，脉弦缓，生病后不想吃饭等，一般情况下，这些症状对病或证的诊断不起决定性作用，正常人也是淡红舌、薄白苔，是吧，"十脉九弦"是吧，生了病恐怕一般都不太想吃饭，是吧。当然也不是没有一点意义，但它只是一般性的意义。

（五）否定性资料

有些病情资料对某些病或证的诊断，能起到否定的作用，比如江南春夏之季患燥证的人很少；小便清长对于阴虚阳亢、阴虚火旺来说，就是否定性资料；胸腹灼热对于"寒厥"来说，也是否定性资料；育龄妇女、生育年龄的妇女，没有到停经年龄、没有明显疾病，停经了，那是什么问题？"身有病而无邪脉"，停经，可能还有恶心呕吐之类的表现，"身有病"，但是没有"邪脉"，脉象还正常、甚至脉滑，那是什么问题？很可能是怀孕了，是不是？

总之，必要性资料和特征性资料，是病证诊断的主要依据；偶见性资料、一般性资料，对于病证诊断，多数只起到一般性的作用；而否定性资料则对鉴别诊断常常具有重要意义。

　　刚才讲到诊断资料的属性分类，这一点是要同学们掌握的。收集的病情很完整，也是准确的，病人有二十个症状，你都收集到了，有三十个表现，你也收集了三十个表现，是很完整了，望、闻、问、切的资料都有了，那是完整性。但这些完整的资料对于病情的判断上，不会是一对一的关系，也不是平等的关系。比如讲恶寒就是对着表，阴虚就是对着盗汗，盗汗就是对着阴虚，自汗就是对着阳虚，等等。临床上并不是一个简单的一对一的关系，自汗除了可能和阳虚有关系以外，可能还和气虚有关系，可能和肺有关系，可能有的病人还有属于阴虚的，或者是气阴两虚的，所以它的诊断意义并不是说一个病情就只对一个证起作用，一般来说不是这样的一个关系。一个腹胀的病人，这个症状不等于说他只有脾气虚就出现腹胀，或者是有气滞，或者有其他的寒凝等，燥屎内结都可以出现腹胀，一个症状对一个证或者一个病，往往不是一对一之间的简单关系。它的诊断贡献度、它的重要性，也不是平等的，就是说某一个症状对某一种病、某个证的诊断，它可能是必须有的，而对另外一个病或者证的诊断上，它只是一般的资料。比如头晕，很多病情都可以出现头晕。血虚可以出现头晕，阴虚可以出现头晕，气虚、阳亢、痰湿等，都可以出现头晕。那么头晕这个症状，对于某一些问题来说，是必不可少的，比如说诊断风眩、诊断高血压，头晕一般都是主症，是它的主症、必有症，而对于血虚、气虚、阳虚来说，它可能就是一般的证候，头晕也可能是常见症，但是不是离开了这个证候就不能诊断是血虚，对血虚来说可能头晕的贡献度相对比较小，而对于其他的，比如说气滞，或者说对于一个风寒表证，有的病人也可能出现头晕，但是头晕对于诊断风寒表证、对于气滞这一些情况来说，可以说是没有什么诊断意义，这一个症状虽然存在，它对病和证的诊断价值是不完全相同的。因此我们就要掌握一个症状对于什么病它是必不可少的，在什么情况下，它是一般性的资料。我们讲脏腑辨证时曾经讲过，讲一些辨证的时候，都强调了就是哪几类症状的相加，我们说这个病人是肝阴虚，他一定有阴虚的表现，他没有阴虚的表现，你怎么能够说他是肝阴虚，那是必有症状。

第二节 诊断思维的一般方法

病情收集得很完整，病历写了好几页，有好多好多的症状，诊断、辨证的时候，也许确实有点搞不清了，到底从什么地方下手，这病人讲了这么一大堆，怎么知道是这个病、这个证的？搞不清。我说眉头一皱，证上脑来，眉头皱一下，证就上来了，那么怎么皱？实际上是按什么方法去进行思考，这就是诊断思维的方法。

一、常用的思维方法

每个医生都有自己的思维特点，对于每一个病人他也有不同的思考方法，不能说千篇一律，只能按这个路子走。面对不同的病情，可能有不同的思维方法，要根据具体情况具体运用，就像公安人员破案一样，可能从几种角度考虑，怎么样把这个案子破掉。常用的思维方法有以下几种。

（一）类比法

一种是类比法。就是对已知和未知进行比较，比如说这个病人发高烧、出汗出得多、口很干、脉搏又洪，有这些症状，我们很快就想到，是不是那个阳明经证？曾经讲过有一个四大——身大热、口大渴、脉洪大、汗大出，马上想到这四大症是阳明经证、是白虎汤证。这是什么方法？以这个已知的和未知的做对照，我头脑里面已经有了阳明经证具有四大症的特点，那么这个病人现在又有了这个四大的表现，一下就对上了。再比如说一个病人弃衣而走、登高而歌、逾垣上屋、骂詈不避亲疏、打人毁物，这个表现，可能马上就想到《内经》里面有一段话讲的就是这样，你看这个病人到处跑、要打人、要杀人、一个人高声乱叫——狂病，这是一种比较、类比的方法。这种类比的方法有什么问题、有什么特点？迅速、简捷。刚出现这个主要表现的时候、这几个主要症状一出现的时候，马上就诊断这是狂病，不用经过仔细琢磨、反复地推敲。但是它存在的问题在什么地方？你必须对那个已知，头脑里面要非常熟悉,你读过《内经》这一段话:"逾垣上屋,打人毁物,骂詈不避亲疏,登高而歌,弃衣而走。"这一段话你很熟悉,马上就想得到;你从来就没有听到过,那可能想半天也想不到这是一个狂病,是不是?从来没有学过《伤寒论》,他也没有听到什么"四大"症状,阳明经证、阳明腑证这些概念,他从来没有学过、没有听到过,他怎么会诊断得出这是阳明经证!因此要求对这个病证的诊断要点是很熟悉的。

(二)归类法

归纳,这几个症状属于什么问题,另外几个症状又可能属于什么问题,归纳。归纳的方法,就是按照证素或者疾病的类型进行归类而认识疾病的本质。按照证素——辨证要素,心、肺、脾、肝、肾、表、经络、风、寒、暑、湿、燥、火热、气滞、血瘀、痰、饮、食积、气虚、血虚、阴虚、阳虚等,都是证素。通过分析判断证素而进行辨证的方法,那种诊断思路,基本上是一种归类的方法。现在这个病人他有气短、乏力、神疲、脉弱,这些症状属于气虚,他又有腹胀、食少、便溏、腹部隐痛,这些是属于脾,所以这个病人属于脾气虚。按照证素或者病证来说,辨别属于什么证素,特别是对那些病情比较复杂的病人,这个病人有水肿,病的时间很长,有畏冷肢凉,小便不利,体质虚弱,或者还有面色白、脉虚等这些症状,我们就考虑这个病人可能是什么问题?肾的阳虚,是不是?肾阳虚,水气内停,如果这个病人还有心悸、胸闷,还咯泡沫样的痰,水肿肿得很厉害,嘴唇发紫了,心悸、怔忡,那会想到这些症状已经到了心了、有心的可能性了;心悸、怔忡、嘴唇紫暗、胸闷、咯痰、泡沫痰等,这是凌心射肺了,这种诊断的方法叫作归类法。就是这些症状,可能说明什么问题,然后把这几个类型加拢来就构成了一个证名。所以通过症状来判断证素,有了证素就可以组合成证名,"根据证候,辨别证素,组成证名",这是最常用的、最规范的辨证思维方法。诊断思路主要是归类的方法,这种方法对于病情复杂、资料很多的时候特别有用。症状很复杂、病情很严重了,三十个症状、五十个症状,如果不用这种方法来梳理一下,一个一个来分析,头痛是什么什么,要考虑好多问题,咳嗽有什么问题,水肿又是什么什么问题,又有怕冷是什么问题,又腹胀是什么问题,你这样一个症状一个症状地去数,很难诊断得准确。归纳就是把有关的几个症状聚合在一起，耳鸣、牙齿脱落、腰膝酸软，这几个属于肾、肾虚，又有腹胀、大便拉稀、又不想吃饭，这几个症状属于脾，说明脾也有了、肾也有了，如果再加上有阳虚的症状，那不就是脾肾阳虚吗？对于病情复杂的，这种方法最好，如果用计算机软件进行辨证的话，越复杂的辨得越准，越简单的倒是辨得不太准。主症都输不进去，只有两个症状，那辨出来可能是不准的，计算机可能不如人脑，一两个症状，比如说头发白了，是什么问题？就是一个白头发，其他什么资料都没有，可能是有点血虚，但什么都达不到诊断阈值、达不到标准。医生怎么办呢？就是头发白，没问题，如果要吃点药，医生总有办法的，发为血之余，就开点何首乌、黑豆、枸杞子之类补血的药，医生是可以应付过去的。但是病情很复杂的时候，有的老先生一上午看四五十个病人，年纪七八十岁了，病人讲了半天，好多症状老先生恐怕都没有记住，哪有精力仔细地辨，没有仔细辨了，是不是？计算机诊疗软件看病，则是越告诉得多，分析得越仔细，数据越精确，哪一个是最主要的，哪一个是多少值，所以归纳法对于病情复杂、资料很多的时候往往要采用这种方法。前面那个类比法，是症状很突出、典型，那几个症状特别突出、典型，一下就可以对应得上。所以对于不同的病情，可以采取不同的诊断思维方法。

（三）演绎法

演绎法是什么意思呢？就是由表入里，由浅入深，剥笋子一样的，一层一层地往里面剥，一层层地来认识。比如说他受了外伤，汽车撞了、摩托车撞了，这个时候要考虑到伤科的问题。撞了以后，这个手或者某个地方痛，痛得很厉害，红肿疼痛、功能障碍，手不能动了、动不得了，就要考虑是不是有骨折的可能？有什么问题，那么再仔细一摸，哪个地方有骨折的、有断了的这种声音，或者一照片，桡骨有断裂了，你诊断是桡骨骨折，从外伤到骨折、到桡骨骨折，这样一步一步地往下认识，这就是演绎法。有个病人是新起的病，昨天晚上盖被子没盖好、忘了盖被子，考虑这个病，可能是有表证，再看他现在有恶寒、发热、头痛、身痛，有这些表现，诊断是表证，再根据表证的有汗还是无汗，脉浮紧还是脉浮数来判断是风寒还是风热。如果是脉浮数、发热重、恶寒轻，这是风热；恶寒重、发热轻、头痛、身痛，那可能是风寒。风寒里面又可以分为中风还是伤寒，这样层层深入的方法叫作演绎法。实际上平常讲的所谓以方测证、按病分型，也可以认为是一种演绎法，先有了这个方剂，这是个白虎汤证，根据白虎汤证，它应该有四大的特点，看看它有没有这四大？演绎法。现在诊断出来是一个肺痨——肺结核，那么肺痨最常见的是有肺阴虚，看看是不是有肺阴虚的表现，或者说看看是不是有血瘀的表现，这样按病来分型，实际上应该说也归属于这种演绎法的诊断思维。

（四）反证法

第四个是反证法，也叫否定法。前面讲否定性资料已经讲过，就是通过否定而达到诊断的目的，比如《伤寒论》第 61 条里面讲"下之后，复发汗，昼日烦躁不得眠，夜而安静，不呕，不渴，无表证，脉沉微，身无大热者，干姜附子汤主之"。《伤寒论》是这么说的，说这个病人经过了发汗，又经过了攻下，应该说有邪气的话，经过发汗，表证应该可以解了，如果是里实证，经过攻下，实邪也应该去了，那么治了以后，仍然是烦躁不得眠，为什么会出现烦躁的？太阳可以出现烦躁，阳明也可以出现烦躁，少阳病也可以出现烦躁，热扰胸膈烦躁，热扰心神烦躁，到底是什么原因引起来的烦躁呢？病人并不呕，要举这个不呕是什么意思呢？说明不属于少阳病；不渴，阳明病一定会有口渴，因此不属于阳明病；又没有恶寒发热，无表证，不属于太阳，就是说太阳病也不是。这个烦躁不属于太阳病，不属于阳明病，又不属于少阳病，并且脉沉微，不发热，那是什么问题？这个烦躁很可能就是个少阴病虚阳浮越的表现、虚阳扰动的表现，或者是阴虚内热的表现，所以他说用干姜附子汤，什么问题？虚阳浮越、阳气浮动，用干姜附子汤进行治疗。再比如小儿出疹子，是麻疹还是风疹？虽然这两个病都是出疹，都有一定传染性，但是毕竟不是一种病，怎么区别？麻疹在出疹之前，有鼻涕、打喷嚏、眼泪汪汪这样的表现，发烧很明显；而风疹的病人，他有一个耳后瞥核肿大——耳后淋巴结肿大。那你摸一摸，这个病人，耳后瞥核不肿大，原来又有流眼泪、流鼻涕这些症状，那诊断是麻疹；这个耳后淋巴结肿大，前两天没有流眼泪、打喷嚏这些症状，诊断是风疹，这就是从否定达到诊断的目的。

（五）模糊判断法

第五个模糊判断法。实际上中医很多方法都是一种模糊诊断，模模糊糊，没有精确的定量，模糊判断是什么意思呢？这是一种对若干个模糊信息进行模糊的综合评判，来求得一个近似值，这一个症状，说是阳明经证，不典型，说是一个阳明腑证，也不典型，看来好像有一点这样、有一点那样，有个往来寒热，只能是少阳病，这种模糊的印象，没有个准确，也没有十足把握，通过这种综合的一种评判方法。当然综合评判，也要根据中医理论来判断。

常用的方法有这样一些。

1. 预测法

有一种预测法。预测法就是通过疾病的演变，卫分证以后，很可能就会出现气分证；气分证不解，还可能会出现营分证，原来是气分证，发热、口渴、脉数、脉洪数，现在舌质色绛，皮肤上出现了少许斑疹，可能其他症状还没有表现出来，什么身热夜甚、心烦不得眠等不典型，但是皮肤上已经有斑疹了，那你要考虑这个病到了营分，这是预测法。

2. 试探法

还有一种试探法，或者叫作试治法。就是试治的方法，搞不清，给试试看，看看有什么反应。比如说《伤寒论》里面讲病人大便秘结、大便解不出来，是虚还是实呢？把握不大，如果是实，现在没有腹胀满硬痛，没有那些表现，不是典型的实；如果是虚，又看不出体质虚弱，没有虚的症状表现，到底是虚还是实呢？这个病人怎么办呢？张仲景就用小承气汤，稍用小承气汤，不要用得太重了，量不要用得大，吃一吃试试看，吃了以后，如果是"转矢气"，属于燥结腑实；如果是大便溏，就属于虚。吃了这个小承气汤以后打屁了，说明那里面是实、属于实证；如果病人本来是个虚证，这个小承气汤虽然是和缓地攻，但毕竟是攻，一攻了以后，大便稀的，说明这个病人不是实、属于虚。这就是一种试探的方法。

3. 经验再现法

再就是经验再现。曾经用过某一种方法，诊好过这种病，这个病人我又按照原来、上次诊好了的办法试试看。久痛入络，久病及肾，这都是经验，经验之谈。这病这样治也治不好、那样治也治不好，给他按久病入络来治治，给他活血化瘀来治治看，或者说怪病多痰，按痰来治一下，实际上这痰的根据也不多，什么方法都治不好了，我给你祛一下痰，也说不定祛痰就祛好了。这些东西是根据古人的经验，久痛可以入络，怪病多痰，久病及肾等，都是经验再现法。

二、诊断的思维线索

刚才是讲常用的一些诊断方法，就是来了一个病人，怎么样去思考？从哪个地方下手？俗话说："鸭子下了秧田，不知道从何下口。"一个病人来了，讲了好多症状，讲了那么多，就不知道到底怎么辨！学了那么多辨证方法，学《内科学》《外科学》，学了那么多病，到底是哪一种病？搞不清，那就可以根据刚才讲的，病情非常典型、非常突出、特征很明显的，可以采用类比法。这个病人很明显的一个表现，就是往来寒热，那就抓住这个往来寒热，是少阳病，这就是一种类比法。病情很复杂，给它梳梳辫子，这就是归类法。这个不像、那个不像，给他排除，病人如果一旦是某种证，一定有某个症状，现在没有，就删除掉。虚阳浮越和阴虚阳亢，到底是阴虚阳亢还是虚阳浮越？脸上都是红，都有咽干，有一点口渴，脉都是无力，到底是阴虚还是阳虚？就要注意小便是清还是黄，那是个很关键的症状，小便清长，绝对不可能是阴虚，是不是？面红如妆、面红、咽干、头晕这些表现，他有小便清长，这是阴虚阳亢？应该不是阴虚阳亢。根据不同的情况来进行辨别、思考，这就是刚才讲的一般诊断思维方法。

诊断的思维线索是什么意思呢？来了一个病人，从哪个地方下手、哪个症状开始、怎样辨别？

1. 以主症为中心的思维线索

诊断要以主症为中心，我们讲主诉的时候，特别强调主症，一定要把主症搞清楚，围绕主症来进行思索，主症往往是可以定病位的，或者是关键性的性质，诊断价值很高。

2. 全面分析以保证诊断正确

除了主症以外，也还要考虑全面分析。不要单纯就只看一个主症，要把所有的症状分析清楚，全面地把握，才能够辨别性质。

3. 特征性症常是诊断的关键

第三个要特别重视特征性的症状。有特征性的表现，要特别注意，当出现这个症状的时候，它对诊断某一种病、某一种证有特征性的价值。比如说往来寒热，它既是一个主症，是一个必不可少的症，也是一个特征性的症状。好多病都可以出现咳嗽，五脏六腑皆令人咳，如果咳嗽呈一种顿咳的表现，一连咳几十声，连续不断，咳完了以后有一种鸡叫后的回声，如鸡鸣样回声，那是顿咳——百日咳的一个典型表现，抓住了这个特征，就可以诊断为顿咳。要诊断消渴，现在把它局限到了糖尿病这个病上面来，如果诊断是消渴，就必须要有血糖增高或者尿糖阳性，没有这个指标，不能诊断是消渴，这就是讲特征性的表现。

第二十六讲
诊断思路与方法（二）

第三节　主症诊断思路

一、主症的诊断意义

临床上，很多病是以主要症状来命名的。内科里面，原来《中医内科学》49个病，我印象里面有三十多个属于症状，都不是真正的病。不管原来怎么说，现在看那都是一些症状，古人把它作为病，发热、盗汗、耳鸣、腹泻、心悸、黄疸、咳嗽、胃脘痛、水肿等，都是症状，内科教材都把它作为病。但是这也说明了一个问题：虽然它是个症状，但是确实是临床上的主要矛盾，是诊断疾病的主要根据，说明这样一个问题。症状能不能够作为病名？应该说症状不是不能作为病名的，可以作为病名。麻疹，那不是根据症状来命名的吗？就是疔疮的那个疔，也是根据那个症状表现像个钉子，好多都是以症状命名的。但是不是任何症状都可以作为病名的，不是每个症状都能够作为病名，皮肤痒得很厉害，那就是皮肤痒病，不行吧！脱发脱得很多，就是脱发病，也不行，不能说主要症状、任何症状都可以作为病名。

主症作为病的时候，我说有三个条件。第一个，包含的病种少。这一种表现基本上就只出现于这种病变，不会出现于其他的病变。比如说呃逆，呃逆这个情况就可以把它作为一个病名，呃逆就那么一种表现，把它作为病的时候，除了这个呃逆病以外，其他任何症状都不会和它相比。痛经，妇女的痛经，就是来月经的时候小腹部痛得很厉害，就是指这么一种特殊的表现。脱肛，肛门脱出来、掉下来，就是这么一个特殊的表现，所以它可以作为病名。而那种所谓"大症"是不能作病名的。大症是什么意思？咳嗽，一个咳嗽有多少？几十种病都可以出现咳嗽。便血可不可以作为病？导致便血的病有好多种，消化系统从肝硬化、食道静脉曲张、急性胃炎、出血性胃炎，这些病可以出现吧；肠的、肛门的病可以出现吧，肠息肉，肛门部的痔疮、癌、肛裂；全身的疾病，发热性的疾病，出现斑疹隐隐、出现斑疹显露的时候往往也可以有大便出血，那么多病都可以出血，因此，便血就不能作为一个病名，它包含的病种太多了，它不是很局限的某一种病。所以一个条件，就是它能够包含的病种少，特征性很明显，不是这个症状可以出现于几十种病之中。比如说胃脘痛，作为一个病名，胃脘痛，多少病可以出现胃脘痛？所以像胃脘痛这样的不能作为病名，这是一个条件。第二个，主症特别突出，其他的症状不明显。这个症状特别突出，它既是个特征症，也是个主症。夜啼，有的小儿，到晚上就哭，小孩的生物钟可能没有调整过来，白天就呼呼大睡，晚上就哭，有时候哭一通宵，他这个症状特别突出、特别明显，特别有特征性，因此，可以作为病名。遗尿，就是这个症状突出，不是指病情严重、神志不清楚的时候出现的那种小便失禁，就是指晚上睡着了以后遗尿。所以像这种特殊的，其他的任何症状，一个病人可能往往有十个八个症状、二十个症状，其他症状不能够和它相比，特别突出，它所包含的病种又少。第三个，定义一定要明确。定义明确什么呢？所指的这种病，就是在什么情况下的特定表现，就叫这种病。比如说厌食，这种病人要给它确定好，是怎么样的不能吃，甚至是看到食物就厌食，不是一般的不想吃、不欲食，不是一般的食欲不振。崩漏病，是特指的那一种情况，什么情况？就是非月经期正常的月经出血，要排除其他的问题，不是因为什么宫外孕的破裂，伴有腹痛什么那些情况的，不是因为腹部受伤，也不是因为全身的发热性疾病出现了发热、斑疹、崩漏、血友病，那些病都可以出现阴道出血，也可以出现崩漏，不是指那种。就是特指的这一种，比如说西医讲的那种功能性子宫出血，就是指的这一种情况。它的定义要给它定好，它的诊断指标也非常明确，是指的这一种病。肥胖，不是讲一般的身体比较胖，所说的肥胖是体重超过了多少，有这种表现的就叫肥胖。所以，不能说主症不能作为病名，主症是可以作为病名的，有相当一部分的病是可以用主症来作为病名诊断的，但是作为病名诊断要具备一些条件。特别是那种"大症"，一个症状里面可以有几十种病，都可以出现的那种症状，不能够作为病名。黄疸，古人说黄疸很简单，实际上现在看呢，黄疸恐怕也有七种、八种、十种，新生儿的黄疸，输血引起来的黄疸，肝脏的疾病引起来的黄疸，胰腺的病引起来的黄疸，还有一种蚕豆黄——吃新鲜蚕豆以后出现的黄疸等，包括很多种病，所以不能够简单用一个黄疸来代替所有不同的病种。这是主症作为病名的条件，我们强调一下。

二、确定主症的方法

抓准主症问深问全，一个是主症要抓得准，病人的表现可能有十多个、二十个症状，哪个是最主要的、最痛苦的，一定要明确。二是主症的表现要十分明确，它的具体部位、性质、程度、时间，以及加重或缓解的条件等，都要弄清楚，不能病人说头痛，啊！头痛，就完了。三是要注意询问主症的伴随症状。我曾经归纳成几句话："抓准主症问深全，主症相关紧相连，其他症状十问参，再做体查与检验。"在讲主诉的时候把这句话，以及怎么样问诊的方法已经讲过了，这些内容就不讲了。

第四节　辨证诊断思路

辨证的诊断思路，主要是怎么样辨病位、辨病性，然后由证素组合成完整的证名。下面再复习一下、强调一下这几个概念：

病——对病变全过程的特点与规律所做的概括，重点在于确定特殊的病因、病理。

证——对病变现阶段机体整体反应状态的病理本质概括，重视病变现阶段邪正反应的整体状态。

证候——证的外候。指症状、体征及气候、体质等诊断有关证（证素、证名）的全部证据、征候。即"证"所表现出的、具有内在联系的各种症状和体征，如发热、胸闷、苔腻、脉弦等。

证素——证素这个概念是我在 2003 年才提出的，就是证的要素、辨证的要素，原来称辨证基本内容、主要内容，简称"证素"。指辨证所要辨别的病位、病性等本质，如脾、肾、肝、胃，气虚、血瘀、痰、寒等，这些本质是构成证名的基本要素。它是各种辨证方法的实质内容、核心内容，辨证就是要确定证候的本质，什么本质呢？位置，如心、肝、脾、肺、肾；性质，如气、血、阴、阳虚等。这就是病变现阶段机体整体反应的基本状态、具体的病理本质。证素是通过对"证候"的辨识而确定的病位和病性等本质，是构成"证名"的基本要素。

证名——由证素之病位、病性等所构成的诊断名称。如风寒束表证、肝胆湿热证、脾肾阳虚水泛证、痰热壅肺证等，就是由证素——病位、病性组成的一个完整诊断。

辨证——在中医学理论指导下，通过对证候（症状、体征等临床资料）进行分析、综合，对当前病位、病性等本质（就是证素）做出判断，并做出证名诊断的思维认识过程。简单地说，辨证就是根据证候，辨别证素，组成证名。

一、辨证诸法的关系与特点

中医学在长期的医疗实践中创立了多种辨证归类方法。曾经提到过一些什么辨证方法呢？有八纲辨证、病性辨证（包括原来所说的病因辨证、气血津液辨证）、脏腑辨证、六经辨证、卫气营血辨证、三焦辨证、经络辨证。此外，还有辨标本顺逆，辨体型气质，以及方剂辨证、五行辨证等提法。这么多的辨证方法，临床怎么用？来了一个病人，用哪种辨证方法辨？可能有的会说要用八纲辨证，而有的则会说要用脏腑辨证，或用其他什么辨证。

这些辨证方法的形成背景、历史沿革各不相同，比如张仲景的"六经"辨证到现在已经有 1800 年了，而气血津液辨证到 20 世纪 70 年代才正式编入教材，卫气营血等辨证是补充六经辨证的不足，它们各自的内涵外延、论理特点不全相同，如有的是以阴阳盛衰、脏腑经络为理论核心，有的借用了卫、气、营、血四类物质的生理病理关系，因而它们各自的适用范围、主要内容也不完全相同。然而，综合起来看，这些辨证方法又是互相联系在一起、交织在一起的，哪一种方法可能都不够完整，较难单独理解和应用，只有将它们结合起来，才能很好地运用，辨证才能完整、准确。因此，要分析一下这诸多辨证方法之间的关系。

它们之间是种什么样的关系呢？我们用这张图来认识一下八种辨证方法之间的关系。（图 26-1）

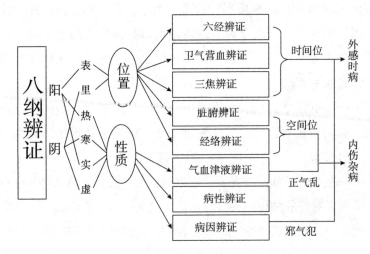

图 26-1　八种辨证方法关系图

从图上可以看出，八纲是辨证的基本纲领，可从总体上分别反映证候的部位和性质，八纲辨证主要是将病情分为几大类，所讲述的属于纲领证；病性辨证——辨风寒暑湿燥火六淫、辨气血津液、辨阴阳盛衰，所辨的属于基础证，这是辨证的重点；脏腑辨证主要是辨病位，所提到的每个证，基本都属于比较完整的具体证。辨证的关键与实质，是辨位置、辨性质，各种辨证方法的核心思想、共同之处，都是为了辨别病位和病性。脏腑、六经、卫气营血、三焦等辨证，是辨证方法在内伤杂病、外感时病中的具体运用。

二、辨证统一体系

前面讲到，由于各种辨证方法是在不同的时代、不同的条件下形成的，因而它们各自归纳的内容、论理的特点、适用的范围都不完全相同，各有特点而不能相互取代，这就给我们的学习和应用带来很大的困难。不明白它们之间的相互关系，来了个病人不知道用什么方法去辨证，辨出来的证也往往会不相同，甚至有相互矛盾的现象。是不是？不辨证！不会辨证！辨不准！辨证结果不统一！比比皆是，实在不敢恭维，严重影响了中医的诊疗水平。因此，非常有必要深刻地揭示辨证的原理和思维规律，并且建立一个完整的辨证体系，让大家容易学习、容易理解、准确运用。

（一）辨证原理与规律

前面讲过，中医"辨证"是根据病人的病情表现，在中医学理论指导下，辨别病变当前证候的性质和部位，根据病位和病性的不同而概括为完整证名的这样一个思维过程。

我们用这张图来表示一下辨证的思维原理（26-2）：

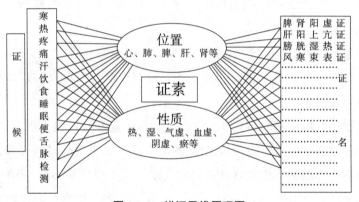

图 26-2　辨证思维原理图

从这张图上可以看得出来，辨证是辨什么？根据什么来辨？辨证首先是辨别证候，就是对发热、恶寒、头痛、脉浮等这些症状、体征进行辨别，看它们属于什么性质，病位在什么地方。通过四诊认识这些症状的目的是什么呢？为了辨别确定病变的本质。病变的本质是什么呢？位置和性质，这个位置和性质，我把它称为"证素"。怎么样辨别证素？比如说"盗汗"，提示什么病理？几乎每本书上都说盗汗多属阴虚，如果还有五心烦热、颧红、脉细数等症状，是不是可以辨出来它的性质属于阴虚，应该是可以的；如果病人以咳嗽为主症，并且痰少而痰中夹有血丝，他的病位主要是在肺吧，肺、阴虚，是不是证素？是不是病变的本质？知道了病位是肺，病性是阴虚，可不可以组成一个"肺阴虚证"呢？诊断就出来了——肺阴虚证。知道病位在肝，病性属阳亢，自然就是肝阳上亢证。这就是辨证的原理，证就是这样辨出来的。这也是辨证的基本规律——据症辨证。根据证候，辨别证素，组成证名。

（二）证素的内容

根据证候，辨别证素，由证素组合为证名。其中，"证素"是辨证的核心和关键，是认识病变的本质。我将这种以证素为核心的辨证方法，称为"证素辨证"。

有些什么证素？证素有多少？我告诉大家，证素包括病位和病性，一共大约是 50 项。

1. 病位证素

病位，就是病变现阶段的位置。为了便于大家记忆，我将病位证素归纳为这么几句话：

脑心肺脾肝肾胞——脑，又叫心神，古代还称为心包、心窍；心、肺、脾、肝、肾是五脏；胞，胞宫、女子胞，这是个病位，妇女的很多病症，病位都可以归属于胞宫。

膈胃胆小大膀少——胃、胆、小肠、大肠、膀胱，这是五腑。还有三焦，但是三焦的部位太广了，实际上中焦就是脾胃，上焦主要是指心肺，心肺也有了，但是还有胸膈、胸腔这些位置的证候，不能说就是心肺，因此加胸膈，或者称为上焦；下焦包括的脏器，除了小肠、大肠、胞宫、膀胱等之外，有时候就是不能确定是哪个脏器的病变，比如所谓"太阳蓄血证"，不能硬说病位是在膀胱、是在小肠、是在胞宫，而病位确实又是在下腹部，所以加了一个少腹，或者称为下焦。

肌肤筋骨络半表——脏腑辨证并没有将所有部位的证候概括无遗，比如皮肤科疾病的病位一般可责之于肌肤；"痹病"，各种筋骨关节疼痛为主要表现的疾病（痹病），内在脏腑没有明显改变的时候，它的病位在什么地方呢？在筋骨；还有经络、半表半里、表，这都是病位。

眼耳口鼻齿喉窍——五官科的疾病，在辨证的时候，过去多半责之于脏腑，如称为肝肾阴虚、肺火上炎、脾经湿热等，实际上它的直接病位应该是在五官，古代也有五轮辨证等方法，为了使辨证定位更为确切，所以五官科还可以有自己的辨证定位——眼、耳、口、鼻、齿、咽喉等。

六经卫气及三焦，证类演变异名标——病位概念主要有前面讲到的：心神、心、肺、脾、肝、肾、胞宫、胃、胆、小肠、大肠、膀胱、胸膈、少腹、肌肤、筋骨、经络、表、半表半里，将近二十项，五官科还可以有自己的专科病位。同学们会问，六经辨证、卫气营血辨证，主要不也是辨病位的，为什么没有呢？我给大家分析一下，实际上六经病证、卫气营血分证，并不是一个单独的证，而是一类证，比如太阳病证不就有太阳经证、太阳腑证、太阳中风、太阳伤寒吗，气分证里面可以有肺热炽盛、胃肠实热、热扰胸膈等好多个证，因此不是一个单独的证，是概括了一类证。同时，六经辨证、卫气营血辨证、三焦辨证，都有一个重要的意思，就是企图说明整个病变的演变发展过程，是将"病"分为若干个阶段、若干个证型，而"证"是讲的现阶段、当前阶段。还有，证素里面虽然没有用阳明病证、太阳中风之类的名称，但它的实际意义已经有相类似的证名了，比如脾虚寒湿证是不是属于太阴病？少阴寒化证是不是心肾阳虚证之类的证呢？名称虽异而实质相同。所以我说是类证、演变、异名标。

2. 病性证素

"病性"，证候变化的本质属性，病理改变的性质，当前阶段的病理本质。辨病性对任何疾病的辨证来说都是不可缺少的。对于病性证素的内容，我也编了几句话：

风寒湿燥火热暑——风，这个风是指外风、感受风邪，寒，暑，湿，燥，火（热），六淫为病。

虫食痰饮水滞瘀——虫积，食积，痰，饮，水停，气滞，血瘀。

脓闭血寒与血热——脓，也是一种病理产物，临床也要辨别，因此也属证素。闭，指气闭，在气滞类证候中讲过，血寒，血热。

阳亢动风另阳浮——阳亢，阳亢和前面的风、寒、湿、燥、火热、暑、虫、食、痰、饮、水、滞、瘀、脓、闭、血寒与血热，可以归属于"实"的范畴，共十八项。动风，有四种动风，有虚有实。阳浮，就是虚阳浮越，它的本质属于阳虚。

气血阴阳津精虚，亡阴阳脱陷不固——气虚、血虚、阴虚、阳虚、津液亏虚、精髓亏虚，亡阴、亡阳，气脱、气陷、气不固，都属于"虚"的范畴，加上阳浮，共十二项。

实证十八项，虚证十二项，加动风，或者还加毒、气逆、动血等，大约三十多项。临床常辨的病性证素大约就是这三十多项。通用的病位证素大约二十项。所以我说证素的内容，病位证素、病性证素，总计约五十几项，不会少于五十项，不会多于六十项，就是这五十几项。对于这每项证素的含义，它的证候表现，我们必须把握。比如病位"脾"是指什么，什么是"火热"证，哪些症状可以定位在肝、在肾，气陷有哪些表现，血瘀有哪些表现，湿可见哪些证候，等等，要逐一领会。

（三）证素辨证体系

辨证的关键与实质，是辨位置、辨性质，各种辨证方法的共同之处，都是为了辨别病位和病性。病位和病性是辨证的要素，任何症状、体征都与一定的病位、病性有关，都是为了辨别病位或病性，任何复杂的证、任何证名都是由证素的相互排列组合而构成的。"证候－证素－证名"，根据证候，辨别证素，组成证名。可以看出，辨证是以证素为核心，形成了一个完整的辨证体系，证素是辨证的本质、关键，所以我把它叫作"证素辨证"。

证素是辨证是核心，证素辨证揭示了辨证的规律、实质与特点。证素辨证具有纲领性强，灵活复杂的特点，它能起到执简以驭繁的作用。任何疾病的病状，均与一定的病位、病性等证素相关；任何复杂的证，也就是证名，都是由病位、病性等证素排类组合而成。证素虽只五十余项，但是它们之间的相互组合则是难以数计；病情虽极其复杂、处于变动状态，然其本质都可用证素加以辨别，都在这五十几项辨证要素的范围以内。证素辨证反映出了辨证的思维原理，充分体现了辨证论治的特色。证素辨证涵盖了以往各种辨证方法的实质内容，使辨证结果规范、统一，它不是"按病套证"——就是将每种病分为几个固定的证型，然后从中选出一个证型来，更不是"从证套症"——就是先定出个证名来，再看有没有其中的某几个症状。那样，不是真正的辨证，那样是辨不准的，而证素辨证则是根据临床症状而确定病位证素、病性证素，非常灵活，能满足临床辨证的实际需要。

（四）证名诊断的具体要求

以往的辨证结论——证名，如名医的医案、病案，各种书本上所写的证名，可以说是颇不规范、不太准确，甚至没有证名，现在临床上的辨证诊断，仍然有不少是不够规范、不合要求，甚至不辨证、无证名。我们教材上对证名诊断的具体要求，提了这么几点：

1. 内容要准确全面

一个规范的证名，主要是由病位、病性证素构成的。因此，证名中应当是既有病位，又有病性，一般不能只有病性而无病位，更不能只有病位而无病性。对于病位、病性的判断应当准确，不能没有依据、没有证候而随意乱提，比如没有见到食少、腹胀、便溏之类症状，而辨证称脾虚。不能够想当然，要有实事根据，证要辨准、词要用准。至于心肾不交、阳明腑实、水不涵木等证名概念，虽名称较为特殊，但就其病变实质而言，仍可通过辨证要素加以明确，比如这几个证名一般可称为心肾阴虚阳亢（火旺）证、肠热腑实证、肝肾阴虚阳亢证等。

2. 证名要精炼规范

第二是证名要精炼、规范。证名一般是四个字、六个字，很少超过八个字，也可以是两个字，因此证名要高度概括。证名里面的每个字都代表一定的本质，比如"肺表风寒""肝郁脾虚"，都是四个字分别代表了四个本质、四个证素；"寒痰阻肺"，病性属寒、属痰，病位在肺，阻字反映了病理是停聚阻塞。一个规范的证名，一般就是由病位、病性构成的，有时为了构成四个字一句的证名，可以加上某些与病理有关的连接词，如盛、炽、袭、困、阻、壅、蕴、束、犯、亏、衰等，就是这些病理连接词，也不是可以随便加、任意加的，它都有一定的实际意义，要用得合理、恰当。如果证名不相同，如痰热闭神证、痰蒙心神证、热闭心神证，那必有各自的特异性，这三个证有什么不同？同学们能够分析出来了吧。

3. 证候变则证名亦变

疾病过程中所出现的证候，总是会变化的，慢性病变化可能变得慢一点，急性病变化得快一点。原来是腹部胀痛、绞痛，现在变成隐痛了；昨天是恶寒发热头身痛，今天表现为但热不寒、口渴、咳喘等，病情总是会变的。病情变化了、阶段不同了，那么，辨证结论可能就不一样了，证名诊断也就应该随着证素的变化、病理本质的变化而改变。所以，辨证也是一个动态的过程，要对证候进行动态观察，证素、证名随着证候的变化而变化。

4. 不受证型的拘泥

不受证型的拘泥，是什么意思？我们讲过，常见的、典型的、规范的证，可以称为证型。什么是型呢？"型"者，模型，工厂有个翻砂车间，就是按那个模子，往里面铸铁、铸铜，模子是固定不变的，铸出来的部件是一样的。病人的病情是不是一样的呢？肯定不一样，复杂多样，不一定典型、单纯，可能是数证兼夹、复合，不仅仅是某病下面所列的那几个证型，因此，不能都按书本上所列的那些证型、证名去生搬硬套。临床辨证时，要突破分型的局限，不能僵化，要能够根据证候的实际，准确辨别证素，并概括成正确、规范的证名。

（五）辨证练习

已经讲了辨证的原理、辨证的规律，什么是证素、证素辨证体系，证名应当怎样写，这样一些问题，临床就是这样辨证的。

根据这些原理、规则、方法，我研制了一套辨证软件，给大家示范一下，大家来辨一辨证。（图26-3）

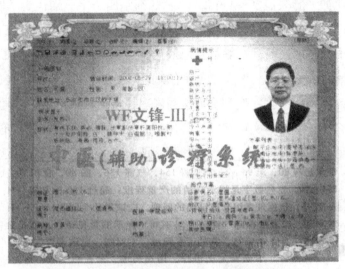

图26-3　文锋-Ⅲ中医（辅助）诊疗系统界面

　　这个软件叫"文锋－Ⅲ中医（辅助）诊疗系统"。现在试一下，哪个同学有病例要试一下吗？没有！大家还没有临床。那我来讲个病例吧，这个人是我的外甥，名叫赵海波，是个厨师，最近身体不舒服，特地从广州回来要我给他诊病。哪里不舒服呢？肚子、剑突下面这个地方经常胀，有将近两个月了，吃东西以后胀得更明显，胀得厉害的时候有点痛，有时还有恶心的感觉，大便好像有解不干净的感觉，喜欢打屁，身体比较胖，看舌，舌淡红、边有齿印，苔薄白、微腻，脉有点带弦。就是这么一个病，同学们应该能辨证了，是什么问题？好！有的说是脾虚，有说气滞的，还有什么没有？湿。大家辨得对不对？现在把这些病情输到计算机里面去，主诉是脘痞胀，时间2个月，还有脘腹痛，比较轻，食后痞胀，恶心，大便解不干净是叫排便不爽吧，矢气多，形体肥胖，舌淡红、有齿印，苔薄白微腻，脉弦，稍微有点弦。现在看计算机辨出来是什么问题（图26-4）：

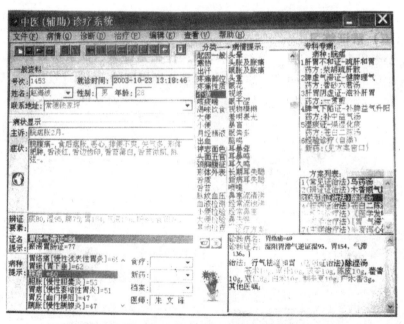

图 26-4　文锋－Ⅲ中医（辅助）诊疗系统具体诊疗界面

　　证素是痰80，湿95，脾75，胃154，气滞136，肠80，食积70。80、95、154、70，这些数字是提示病情的严重程度：超过100的是胃、气滞，其次是湿95，根据证素组合成证名的原理，应该是什么证呢？可不可以叫作胃气滞证，或者是胃湿气滞证，对不对？提示的常见证，也就是证型，是胃肠气滞证。脾只有 75，有的说是脾虚，不对吧。应该是胃气滞证，或者称胃湿气滞证。下面看怎么治疗，用乌药汤、木香顺气散、苍白二陈汤、半夏泻心汤等，这是论治了，大家还没有学，我们按胃湿气滞证，选除湿汤进行治疗吧。

怎么辨证，以及论治，可以在实验教学时，自己进行练习，看看你会不会辨证，你的辨证与计算机辨的相不相同。

第二十七讲
诊断思路与方法（三）

第五节　疾病诊断思路

第五节，疾病诊断思路。疾病诊断不是《中医诊断学》的主要内容，是临床各科应该要解决的，是感冒还是肺热病，是肺痨还是肺痈，是疔疮还是痈疽，这都是临床各科要解决的问题。但是作为诊断学，要讲一些共性的、对各科都有指导意义的内容，它是各科、临床各科诊断的基础。那么临床各科诊断疾病的时候，在诊病的问题上，应该掌握一些什么共同的、基础性的东西？

首先，再复习一下"病"的概念，病与证是什么关系？可以用下面这张图来说明一下。（图27-1）

图里面举了一个例子——SRAS，就是2003年出现的那种传染病，由于它的病位主要在肺，属于温热病，具有传染性，所以中医可以称为"肺疫瘅"，肺代表病位，疫指传染病，瘅者热也。肺疫瘅作为病名，代表了该疾病全过程的特点与规律，这就是"病"。这个病的全过程可分为若干个阶段，而"证"就是讲的现阶段、当前阶段，因此，一个病就可以有若干个证，比如风热犯表证、热毒炽肺证、肺热瘀毒证、肺气阴两虚证等，各阶段的位置、性质有差别，证素有所不同，所以"证"是对疾病现阶段机体整体反应状态的病理本质概括。一个病里面有不同的证，而一个证又可以见于不同的疾病之中，于是就有同病异治、异病同治之类的说法。

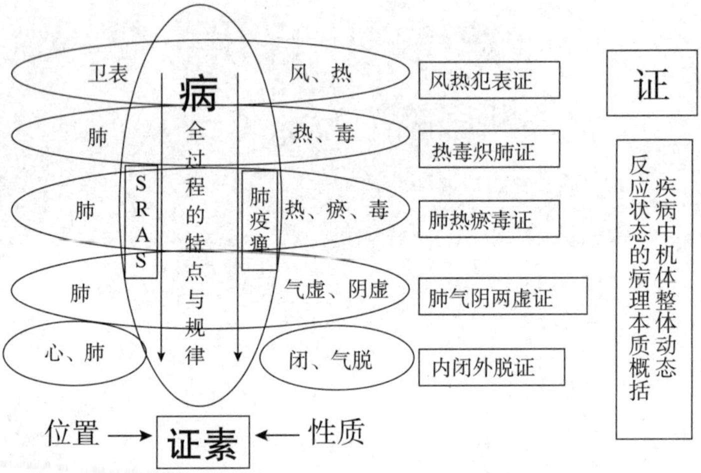

图 27-1 "病 – 证"关系示意图

一、疾病诊断的意义

第一个要强调疾病诊断的意义。病名，疾病诊断最后也就是要诊出一个病名来，是麻疹还是疟疾，是消渴还是风眩，或者是肺痈、肝痈，三痹、尪痹等，你要诊断出一个病名来。病名代表了这个病的本质和特征。一讲到麻疹，麻疹是由什么原因引起来的，以出疹点为突出表现，有发热这类表现，一般经过了发热、出疹、恢复这么一个阶段，可以获得终身免疫等这么一个病，那么"麻疹"就代表了这个病的本质。所以病名是中医学术体系中的重要内容，不能由辨证或者西医的病名所代替。为什么要强调这个问题？本来是不成问题的，就是现在有一种观点，认为中医只辨证，强调辨证论治，辨证论治是中医学的最大特色，这个强调得对。而相反的就认为，西医是辨病的、西医是诊病，这也是对的，这个观点也对，西医特别重视诊病，病已经诊断出来了，它的所有问题基本都可以带得出来。中医的证诊出来了，它下面的治法、处方、用药，也都可以带得出来。西医重视病，中医重视证，是这种情况。然而再一发展，那就是中医只辨证、不诊病，西医就是诊病、不辨证，所以中西医结合就是西医的病，加上中医的证，这种结合。于是，中医的病可以不要了，中医不诊病，认为中医的诊病没有意义，中医的诊病是一种形式上的、没有起到真正诊断作用的病。现在中医的杂志上非常普遍的是用西医的病名，而不是中医的病名，中医的杂志上那些报道，恐怕90%、95%的病名都是西医的病，没有几个用中医病名的。这样下去怎么得了！中医不诊病！中医没有疾病诊断！中医只会辨证，不会诊病！这完蛋了。几千年，到现在这个时候中医是不诊病的，病人都是来诊病的，中医却不会诊病，这个局面不是很危险吗？很危险！主张用西医的病名，并且道理还足得很，为什么足？你看中医的病都是些症状，病人说我咳嗽，你诊断是咳嗽；病人说我肚子痛，你诊断是胃脘痛；病人说我腰痛，你诊断是腰痛；病人说头晕，你诊断说是眩晕，这算什么诊病？所以中医诊病是假的、开玩笑，病人说什么，你诊断是什么，要你这医生干什么？你看西医诊断多好，高血压、糖尿病、风湿性心肌炎，诊断得多具体、多好。那个病人说什么，你就诊断是什么！所以中医诊病可以不要，可以用西医的病名来代替中医的诊病。实际上，这个问题在好几年前就争论得很厉害，比如皮肤科的病，是北京市中医院，就是宽街那个中医院，当时以他们为主，编的那个"皮肤病"，全部是西医的东西，基本上没有什么中医的内容在里面，并且是要作为国家标准，这个国家标准一发布出去，这就是根据！如果说余云岫要取缔中医、要消灭中医，没有实现的话，那现在的"国家标准"里面已经被取缔了、消灭了。为什么？中医没有病了、中医的病通通没有了，剩下一个辨证论治，只有这点东西，中医不诊病。当时因为我是课题负责人、国家标准起草的第一负责人，这个时候我怎么办？你们好说，到时候罪魁祸首就是朱文锋，就是他搞的那个疾病诊断、临床诊疗术语，那个上面、国家标准里面已经没有病了。《伤科学》现在全部是西医的病，他们说这个解剖位置不能再用过去的什么膈骨、什么枇杷骨，不能再用这名字了，股骨、肩胛骨，这是非常好的，所以全部是西医的，和中医的病名完全是一套了，所以在国家标准《中医临床诊疗术语·疾病》里面，伤科病名一个不收，不收进来。为什么？因为收进来以后，中医伤科病名取消了，是被我们取消的。这个结论现在别人讲起来好像很轻松，到时候过了几十年、一百年，好多人一看，中医的病名什么时候没有了呢？就是那本《中医临床诊疗术语》，国家标准上面没有中医的病名了！几千年的疾病诊断没有了行不行？中医是不是不诊病？虽然内科疾病有相当一部分是根据症状来的，这个是事实，因为机体内部的疾病中医当时还只能看到黄疸是个主症，这黄疸到底是什么原因引起来的？没办法弄清，只好根据黄疸这个主要症状来命名。那么其他的科是不是都是这样？比如皮肤科、疮疡科、外科有多少种病？我看比西医的病名认识要详细得多，什么癣、疣、疥、湿疹、疮、痈、疔、疽、疖，每一个下面有几十种，好几种疖，几十种痈，你说这不是中医的病？能够确定得了吧。就是内科里面，也不全是以症状作病名，感冒、顿咳、肺痿、肺痈、肺胀、痢疾、中风等，也是中医的病名嘛。只是中医的病名，可能有些不完整，有的定义不太准确，概念比较乱，有些病是这样，把它改正过来不就行了嘛。比如说咳嗽，围绕这一个咳嗽，我们现在把它分成很多个咳，那不就行了，为什么要取消？认为中医没有病，这不是一个可有可无的问题、不是一个小问题，这涉及中医的整个学术，今后向什么地方发展，承不承认中医的科学性的问题。中医的病有不好的地方，或者说不完整的地方，我们可以改进。西医的病就完整了、就绝对的好？西医发现好多临床问题，现在有所认识，实际上没有办法命名，只好说什么什么综合征。综合征是什么意思？现在甚至有什么电视综合征、空调综合征，有这种吧？各种各样的综合征，其实西医也在不断地发展、不断地认识，这个征现在还认识不清，有这么个现象，就把它称为某某综合征。有好多西医的病是用人名命名的、用某个人的名字来命名的，如库兴综合征，懂得外语的可能还知道一点，完全是一个人的名字，它反映了疾病的什么特征？那个病名就那么科学？说中医的病名是主症，没有反映本质，但是主症毕竟也还是疾病的一个特征，是这个病最主要的特征，不管哪一种咳嗽，咳嗽是当前的主要矛盾，它总还反映了一个特征，比起那个什么人的名字来，我看要反映得好一点。再说，西医有一些病的命名也不恰当，比如"肾炎"，如果说其他的"炎"还有点"炎"的话，那么这个肾炎的"炎"怎么体现呢？炎者热也，两个火加在一起，两个火在那里烧，而病人的水却越来越多，全身越肿越厉害，这和中医理论、和东方文化怎么挂上钩？两个火在那里烧还水肿，这个病就有点怪了！从中医理论看，肾炎这个名字是绝对不准确的，将它定到肾，是肾的病可以，但是不能叫作肾炎，应该叫作肾水。西医也认识到它本来不是一个炎性病变，是一种反应、一种变态反应状态。所以对于中医的病名，不是一个简单的可有可无，多一个病名、少一个病名，用一个西医病名、不用一个中医病名的问题，因此，我要强调这个问题，这是一个首先要明确的问题。至于为什么要病名诊断？诊断出病来有什么意义？这个大家都知道，古人也早已认识到了，如果说"能知一物制一气"，有某个问题，它就有一个东西来克制它，如果能够把那个病认识清楚，就有可能找到一种药去克制它，那就不必要君臣佐使加减品味之劳了。诊病是有好处的，这些认识古代都有。

二、疾病诊断的一般途径

第二个，疾病诊断的一般途径。一般途径是什么意思呢？就是说你怎样把疾病诊断出来。诊病实际上就是把各种各样的病，从"疾病"这个总框框里面把它不断地分出来。就像讲人，"人"是一个总框框，疾病也是个总框框。人，凡是有头有脑，有五官，有手脚，能够活动，有思维，能够直立的，这就是人，是个总框框。可以不断地分出男人、女人，老人、小孩，东方人、西方人、亚洲人、黄种人，哪个地方的人，以至是中国的湖南人还是湖北人，湖南里面是湘西人还是湘中人，在长沙人里边是哪个具体单位的人，不断地这样分下来，一直分到某人就是张三，这个人的名字就代表了这个具体的人，这就相当于某种具体的病。所以，疾病诊断实际上就是从疾病总概念里面区分开来，层层地分辨，一直到分出具体是一个什么病名，这就是一个疾病诊断的过程。按道理是这样分出来的，但这样分很麻烦，那么怎么分呢？一般的分法有这样几个。

1.据发病特点辨病

一个是根据发病特点。什么样的特点出现的是什么病，比如说黄疸，黄疸为突出表现，如果是一个婴儿，刚出生下来两三天，发黄了，这可能是新生儿黄疸；青年人出现黄疸的时候，二三十岁、十八九岁，可能是肝瘅、肝瘟，急性肝炎多半是青年人，老年人很少得这种病，突然一下子呕吐、黄疸、胁痛、发热，所以青年人的黄疸经常见到的是肝热病、肝瘟，肝瘟讲的是急性坏死性肝炎，肝热病就是急性病毒性肝炎，多半是见于这种情况；中年人，四十岁、五十岁时出现黄疸了，女同志多半是胆囊炎，四十岁左右的妇女身体胖一点，恐怕百分之五六十的人都有慢性胆囊炎，男的很可能是肝积，或者是肝癌；到了老年，肝癌出现的可能性就比较大。这就是根据发病特点，什么年龄出现了这样一个表现，这是一种诊病的思路，你怎么去诊断疾病？根据发病特点。

2. 据病因病史辨病

根据病因病史。有什么特殊的原因、病史没有？刚才讲到黄疸，如果是吃了蚕豆以后，北方叫大豆，南方叫蚕豆，有的人缺少一种叫作六磷酸葡萄糖的消化酶，他就不能够消化，他吃了蚕豆，特别是生的、还没有熟的蚕豆，吃了就出现黄疸、就溶血，这种特殊病叫作蚕豆黄，就和病史有关。一个神志昏迷的病人，为什么神志昏迷呢？了解病史，喝酒、喝了一斤多酒，喝酒引起来的；汽车撞伤，那是外伤引起来的；原来有肝积、肝硬化，那是肝昏迷；原来有消渴，那是消渴厥。与它原来的病种、病史有关，这是根据病因病史诊断疾病，怎么诊断？通过既往的病史这条途径。

3. 据主症、特征症辨病

根据主要症状和特征症状。就是前面讲过的，它的主症、特征症符合哪一种病的表现。比如说哮病，喉咙里面有一种哮鸣音，如水鸡声，病人的突出表现，呼吸很困难，胸部紧闷，这是哮病，特征性很明显。像这样的，是根据主症和特征症来进行诊断。

4. 据发病人群辨病

第四个，根据发病的人群。什么样的人容易得什么病，如妇女有妇科的疾病；男人有男科的疾病；老年人可能容易得高血压，就是风眩、癌症、冠心病，就是胸痹等这些病；小孩子有麻、痘、惊、疳，根据发病人群的特点不同来辨病。

这些都是诊断疾病，病怎么诊断？大约是从这么一些途径来考虑，不然几千种病，怎么能够诊断得出来！你从哪个地方下手？往往有时候感到茫然一片，不知道从何考虑起，那么我们就提示他可以从这些方面来进行考虑。

三、疾病分类的诊断意义

第三个问题要讲疾病分类的诊断意义。把疾病按照一定的特点进行分类的方法，叫作疾病分类。疾病分类的目的，为什么要对疾病进行分类？是为了认识它的共性和个性，从共性和个性里面来认识疾病的本质。从它的共性，这些病都有一个共同的表现，比如说这个病人就是咳嗽，所有这样的病人都出现咳嗽，那咳嗽就是共有的表现。咳嗽，看看咳嗽下面有些什么样的病可以出现咳嗽，如果是阵发的、一阵阵地咳嗽，咳完了以后有一种鸡鸣样的回声，具有这样的特点，那是顿咳；咳嗽的同时喉中有哮鸣音，这是哮病；咳嗽吐出来的是脓血痰、吐脓痰，这是肺痈。所有的病都有不同的共性，从它的共性里面找个性，通过抓住疾病共同的矛盾和特有的矛盾来进行诊断，这就是按疾病进行分类的目的。

这里要注意一个问题，病与病类的不同、病类和具体的病是不同的概念，就是每一类疾病下面包括若干个具体疾病，所以不能够将病类作为一个具体的病。比如说，"痹"，就是病字旁，风寒湿痹、痹阻的那一个痹，痹这类病有它共同的特点，什么特点？都是讲的关节疼痛、肌肉疼痛等，以这样为突出表现的，称为什么病？痹病。但是痹病是一大类疾病，里面包括了若干种痹，有风痹，有风，也叫行痹；有湿，叫作着痹吧；有寒，叫作痛痹吧；还有尪痹、偏痹、肩痹、项痹等。每一类下面有若干种病，因此就不要把一类疾病当成某一种疾病。患的什么病？痹病，诊断不确切，大体是这一类病，但是哪一种痹你没有讲清。水肿可以是一类疾病，好多病出现水肿，什么问题？水肿病，应该说是以水肿为主要表现的这一类疾病，是水肿病类，有好多种病都出现水肿，是这个意思。这两个概念，病类和某一个具体的病名，要把它分开来，"白马非马"，马是类，白马是具体的马。某类病、某病类，和具体的某种病，在概念上要区别开来。

疾病的分类方法。疾病怎么分类呢？要分类事物，是根据它的特性，根据它的本质，事物的本质属性来进行区分的。那么疾病里面有些什么本质呢？作为疾病的本质是些什么呢？有病因，有病位，有病性，有病状，还有什么时令等，都可以作为分类的根据。因此，疾病的分类方法也就存在着有按病位来分类的，有按病性来分类的，有按病状来分类的，有按性别、年龄等进行分类的，这就是不同的分类方法。比如说暑温、冬温，温病里面最常见的吧，冬温、暑温、湿温、风温、春温，它是一个具体的病还是一类病？大家说，温病里面最常见的是这几个温吧，暑温、湿温、风温、春温，温病有这么几大类，这是类还是一个具体病？应该说是一类，这个类是根据什么问题？结合了时令气候、根据时令气候来分的类。是不是一个具体病？我们说暑温，暑温到底是指的哪一种病？中暑是不是属于暑温的范围？伤暑、夏季热可不可以？疰夏，还有一种疰夏的病，可以说都属于暑温这个范围。凡是暑天得的病，先夏至日为病温，后夏至日为病暑，夏至以后到立秋、处暑以前，这段时间得的热性病都叫作暑温。因此，暑温是一类疾病，我刚才前面讲到的，要把病类和具体的病种区别开来。暑温这是一类，它包括了伤暑、中暑、夏季热、疰夏等，夏天出现的这一类热性病。

但是任何一个疾病都存在着病位、病性、病因、病状，都有症状，都有病位，都有病性，都有原因，因此就出现了一个问题，一个病可以按照不同的属性进行分类、去命名。不同的病、不同的证，可以从不同的角度进行分类，而每一种分类方法都不是十全十美的，都有其好的地方，又有不好的地方，各有利弊。有几种分类方法呢？

1. 病性分类法

一种是病性分类方法。按照疾病的性质进行分类，这是最好的分类方法。常见的病类性质，有些什么性质？"疫病类"，把凡是出现传染性的那一类的疾病称为什么病？疫病。现在西医也采用这个概念，也是报告疫情，报告疫情就是有传染病才报告疫情吧，所以是疫病类。"时行病类"，什么是时行病类？有时令关系，但是不等于都是传染病。春天容易得麻疹，暑天容易得伤暑、中暑、疰夏，这是有时令关系的。"劳病类"，这个劳病类是讲虚劳，下面包括若干种劳，如血劳、髓劳、神劳。这个"痨病类"，是讲的结核，如肺痨、肠痨、乳痨。"瘅病类"，瘅者热也，瘅病指温热等外邪内侵，以致某些内脏出现的急性实热性非化脓性疾病。"胀（著）病类"，"胀"，膨胀、胀闷；"著"，又作"着"，附著不移之义。胀病指病邪留著内脏，阻遏不散，以致气血瘀滞，病势缠绵，临床以邪著部位的胀闷不舒，甚至胀痛而欲按压为主要表现的一类慢性迁延性疾病，主要有肺胀、胃胀、肝著（胀）、胆胀、胰胀、肾著（着）等。"郁病类"，多半是讲情志因素引起来的。"绝病类"，讲的是虚脱、心功能衰竭、肾功能衰竭、肺功能衰竭等这些病。"厥病类"，厥病类是讲的什么问题？一定是有神志昏迷，神识不清的才称为厥病类，而不是四肢厥冷，有的病人可以出现四肢厥冷，但是不是每个病人都会出现四肢厥冷，而强调的是神志。"积聚病类"，癥积，那是里面有肿块，腹部癥、瘤。"痹病类"，这是一大类，我们刚才讲过，痹是一大类疾病。"痿病类"，也是一大类疾病。"淋病类"，是讲的小便淋沥、涩痛在内的疾病。寄生虫病类、中毒、痈、疽、疔、癣、湿疹、痔疮、疝气、骨折、脱位、损伤、外障、内障、翳病等，常见到的病类，按照疾病的性质，这都是按照疾病的性质来进行分类的。

这种分类方法好在什么地方呢？就是它的性质相同，都有共同的性质。比如说痨病类，都是因为痨虫感染所导致的，所以治疗的时候，都可以用抗痨的方法，用抗痨药来进行治疗。各种痨病的不同在于这个痨虫跑到肺的时候就叫作肺痨，跑到肝的时候就叫肝痨，跑到骨头里面就叫作骨痨、骨髓痨，它是病位不同而已，那么痨病就有共同的特性，可以采用共同的基本治法。虚劳都要采用补法，厥病类就要开窍醒神，它有共同的特点。好处就在这个地方，它的病因、病机、演变趋势、预后基本相同，可以用共同的方法进行治疗，这是它好的地方。不好的地方就是以性质分类的，使病的系统性不很强，每一个系统里面，呼吸系统、消化系统、脾胃、肺，每一个里面有各种各样的病，不同性质的病，这是一种。

2. 病位分类法

第二种分类方法，是按照病位来进行分类的。这个比较简单，古人都是按照五脏六腑，心的病、肝的病、肺的病、眼睛的病、鼻子的病，这个分类方法比较容易掌握。每一类下面，比如说眼睛的病专门是眼科病，眼科病下面又分几类，眼科这是一大类，又可分成几小类，什么病？起码可以分为白睛的病、黑睛的病、眼底的病、眼睑的病、外伤性的病等，它又分为好几类，可以分为胞睑病，就是眼睑；白睛的病；瞳神的病；外伤等，分为好多类。这个比较容易掌握，每一类下面有若干种病，比如说我们讲肺，这个系统的病，原来肺有一个咳嗽，有一个肺痈，还有肺痿，好像就是那么两三种病，还有一个哮病，它并没有说哮病，还有一个痨瘵——痨病，往往病位在肺。我们现在分肺病就有肺热病——肺瘅；肺咳——就是气管支气管炎，急性气管支气管炎叫暴咳，慢性气管支气管炎叫久咳；哮病；肺胀——是讲肺气肿、肺扩张；支气管扩张；肺痿——那种纤维化什么的，大约相当于这种情况，肺不张、肺纤维化，可能是相当于肺痿；肺痈——肺脓肿；肺痨——肺结核；肺癌；肺水；肺厥——肺有病出现了神志昏迷的时候，肺性脑病，有这个提法吧，相当于这种；肺衰——肺呼吸功能衰竭；尘肺等。我们现在就把肺分为十多种病，不是简单的一个咳嗽，原来就是一个咳嗽，我们现在分了十多种病。所以中医还是有病的，不是没有病，这就是按病位进行分类。按病位分的好处就是它的病位非常明确，这一个系统，比如肾系统的病，眼睛这个系统的病、眼科病明确。但是这个病里面它有各种性质，不同性质的病，怎么诊断，怎么治疗？就难找！所有眼科病不是一种治疗方法，不同的病是不同的治疗方法，那往往是根据性质来的。所以病性更重要的是什么？它对治疗的指导更有重要意义。

3. 按科分类法

第三种分类方法是按科分的。这是临床内科病、外科病、妇科病、儿科病、骨伤科病，这样的一些科。从古代分科到现在分科，不断在演变，过去明朝、清朝那时候是十二科，我们现在到底分几科？你别看怎样分科，实际上这里面有很大的问题，这就是疾病分类的问题，按什么来分？内科、外科、妇科、儿科，好像很明确，有的病就在扯皮，比如说急腹痛，过去是内科病还是外科病？肠痈、肠结、肠痹、肠梗阻，像这些病是内科还是外科？是内科病。后来西医传过来，大家喜欢开刀，就变成了外科病，内科病里面不讲了。中国的急腹症，中西医结合治疗急腹症有突破性进展，这种病可以不开刀，那现在应该说又回到内科来了。我就发现五版教材里面居然没有疝气，内科也没有疝气，它以为是外科讲，外科要开刀，外科也没有疝气，以为是内科，如果不信可以去查查，整个五版教材没有疝气这个病，内科也不讲，外科也不讲，这应该是个常见的病吧，不讲。为什么呢？这个按科分病有时候就不好分，也有时候打架，这是一个问题。第二个问题，现在的分科，如内科病，这个内科病太大了，在门诊可能就有一二十个诊室是内科诊室，三四十个医生都坐在内科，内科下面要分，又怎么分呢？病房里面甲等医院、三甲医院，五六个病房都是内科病房、内科病室，那怎么办呢？有的叫消化内科、呼吸内科、内分泌科，什么肾病科、肝病科，分得就很杂了，有的分不下来就是内一科、内二科、内三科，这说明分类没有解决问题。按照中医的分类，应该是按照心、肝、脾、肺、肾来分，应该不存在什么内分泌科吧！所以这个分类方法里面也是一个学问，别看就是一个分类问题，它里面实际所包含着病种怎么样分才科学的问题。

4. 病状分类法

第四种是病状分类。按照疾病的症状、突出表现来进行分类的方法叫作病状分类法。病状分类法，主症突出、很明显，这是它好的地方，但是它没有说明疾病的本质，是一个症状，毕竟是症状，所以要进一步来了解它。病状，常见的病状分法有些什么？比如说水肿，很多病有水肿，我们可以把水肿为主的病集中在一起，称为水肿类疾病，因此，内科里面讲的水肿应该是个病类的概念，这一类疾病；黄疸也是一类的疾病，黄疸类疾病；眩晕是眩晕类疾病；腹泻以泻肚子为主，很多病都可以出现腹泻，泄泻，那是泄泻类疾病，应该是一类疾病；外科的出疹、瘙痒等，这都是按疾病的症状来进行分类的。

四、疾病命名的诊断意义

第四点，疾病命名的诊断意义。疾病的名称，怎么给疾病命名？总是根据主症、病因、病性，以及形象、寓意等来命名的。病名里面本身就带有一种诊断意义，见到这个名字就反映了它的主要特征，它就有诊断意义，比如"破伤风"这个病名，就命得非常好，为什么？它属于损伤、破伤了，感染了风毒，有动风的表现，它的病因、症状特征，三个字就把它概括进去了，看到破伤风，就大体知道这个病是怎么回事、就理解了。所以疾病命名有很重要的诊断意义、有科学意义。

疾病命名的形式有很多种，各科的疾病命名形式也可能不太一样。按照疾病的本质，如按照主症、按照病因、按照病理性质、按照时令气候来命名，属于本质属性式病名。按形象寓意，打比喻来命名的，如绣球风、雀目、乳蛾、疟疾，为什么叫疟啊？是什么本质？古代认为这种病非常之痛苦，寒起来其身如冰，热起来如坐火山，头痛起来是痛如刀劈，非常酷疟、残酷，这属于形象寓意式病名。很多病名是将若干个特征组合在一起，比如说胸痹、肺痈，这是特征组合式病名。还有一种附加条件式病名，是讲的新久急慢等条件，比如休息痢、急黄、走马牙疳、真心痛、厥心痛等。

中医病名非常精炼。这是中医病名的一个特点，一般是 1 ～ 4 个字，比如癫病、狂病、痫病、哮病、疟疾、痢疾，有实质意义的只有一个字，一二个字，就点到了关键、要害，非常精炼、简明，这是它的优点。但是它也就存在一个问题，一个字要把病位、病性、病因、主症都能概括进去，不可能，没有那么高的水平，只能抓住其中一二个问题定名，这就是它不足的地方。

最后，附带讲一下病历书写与要求。

中医病历书写，有几个重要问题，要请大家注意。

一是主诉的确定和正确书写。主诉是病人就诊时最感痛苦的症状、体征及其持续时间。主诉一定要定准，只能有 1～3 个。主诉一定有持续时间，并且时间要写准。主诉要简明扼要，不能用诊断术语。

二是现病史与既往史的划分。什么是既往史？什么是现病史？强调一下，主诉所讲的那种病情及其所写的时间，这就是现在病、现病史。主诉所讲的时间以外的那个时间、其他疾病，就是既往史。主诉是黄疸 5 天，现病史就是从 5 天之前这个时候开始，有点发烧、胁痛，出现黄疸 5 天了。5 天以前的病，原来经常有胁痛，那就属于既往史了。要以主诉所定的时间为标准进行区分。

第三，病历中的"诊断"内容。中医应该有疾病诊断、证名诊断，这是没问题的。问题是中医的病名诊断不会用，不用中医病名，比如不写乳癖，而写乳腺小叶增生，这不行，要用中医的病名。也有的不知道中医的病名，还是诊断为发热、咳嗽、腹痛、呕吐等，这些是症状，不是真正的病名，不会用，西医的病知道，但不知中医叫什么。要熟悉中医病名，正确书写。